全国高职高专护理专业教改规划教材

护理伦理与法规

秦红兵　李　燕　主编

中国科学技术出版社
CHINA SCIENCE AND TECHNOLOGY PRESS
·北　京·
BEIJING

图书在版编目(CIP)数据

护理伦理与法规／秦红兵,李燕主编.—北京:中国科学技术
出版社,2011.1(2015.8 重印)
全国高职高专护理专业教改规划教材
ISBN 978-7-5046-5775-6

Ⅰ.①护… Ⅱ.①秦…②李… Ⅲ.①护理学:医学伦理学-
高等学校:技术学校-教材②卫生法-法规-中国-高等学校:技术
学校-教材 Ⅳ.①R47②D922.161

中国版本图书馆 CIP 数据核字(2011)第 000841 号

内 容 提 要

本书主要由护理伦理和卫生法律法规两部分构成。护理伦理主要介绍护理道德的基本理论、护理关系伦理、整体护理和基础护理伦理、临床护理伦理、计划生育及人类辅助生殖技术护理伦理、护理道德评价、修养和教育及死亡护理伦理等;卫生法律法规主要介绍卫生法律法规的基本理论、医疗机构管理法律制度、护士执业法律制度、医疗事故处理法律制度、传染病防治法律制度、突发公共卫生事件应急处理法律制度及其他卫生法律制度等。本书的主要读者是高专高职护理专业师生。

中国科学技术出版社出版

北京市海淀区中关村南大街 16 号 邮政编码:100081

策划编辑	林 培 李惠兴	**责任校对**	赵丽英
责任编辑	李惠兴 符晓静	**责任印制**	徐 飞

发行部电话:010 - 62179148 编辑室电话:010 - 84120695
http://www.kjpbooks.com.cn
科学普及出版社发行部发行
北京长宁印刷有限公司印刷

*

开本:787 毫米×1092 毫米 1/16 印张:17.75 字数:387 千字
2011 年 1 月第 1 版 2015 年 8 月第 9 次印刷 定价:30.00 元
ISBN 978-7-5046-5775-6/R·1496

全国高职高专护理专业教改规划教材
丛书编委会

顾　问　谢　俐

主　任　徐　红

副主任　张　彤　　王开贞　　秦红兵

策　划　林　培　　晏志勇　　刘桂美　　李惠兴

编　委　（以汉语拼音为序）

白桂春　　陈爱娣　　陈翠香　　程　伟　　崔玉宝　　丁运良

冯玉英　　高明灿　　高清源　　郭树榜　　黄加忠　　李春英

李国贵　　李　燕　　李正姐　　刘福青　　刘光艳　　路陶生

马新基　　潘年松　　秦红兵　　任传忠　　申文龙　　沈海文

苏莉芬　　孙殿凤　　孙红梅　　王开贞　　王　群　　王英姿

肖建武　　徐　红　　晏志勇　　杨朝晔　　袁爱娣　　张连辉

周菊芝　　周朋进

秘　书　李惠兴

本书编委会

主　编　秦红兵　李　燕

副主编　郝军燕　颜景霞　辛芳芳

编　委　（按姓氏笔画为序）

马凌锋（安徽中医药高等专科学校）

王　卉（泰州职业技术学院）

李　燕（滨州职业学院）

辛芳芳（泰州职业技术学院）

郝军燕（盐城卫生职业技术学院）

秦红兵（盐城卫生职业技术学院）

袁金勇（盐城卫生职业技术学院）

颜景霞（大庆医学高等专科学校）

魏洪娟（黑龙江中医药大学）

序

为适应我国高职高专护理专业教育发展与改革的需要，全面反映高职高专护理教育教学改革的最新成果，在教育部职业教育与成人教育司有关领导的支持与指导下，在职教科研院所教改和课程设计专家的帮助下，在广泛调研现有教材使用情况及多方征求教学一线专家意见和建议的基础上，中国科学技术出版社组织全国几十所高职高专院校编写了这套全国高职高专护理专业教改规划教材，该套教材计划出版 20 余种。

该套教材紧紧围绕"培养在医疗卫生服务第一线，德、智、体全面发展，具有综合职业能力的高素质高级技能型护理专门人才"这一目标，在对各级各类医疗卫生机构护理岗位需求调研的基础上，聘请职业教育课程开发专家和护理行业知名专家对护理专业岗位工作任务、岗位能力进行分析，重构了基于护理岗位能力需求的课程体系。

该套教材在编写过程中始终坚持以下原则。

一、在体现思想性、科学性和启发性的基础上，更着重体现教材的易教性和易学性，使其更加贴近当前社会需要、贴近职业岗位需求、贴近学生现状、贴近护士执业资格考试需求。

二、充分体现职业教育特色和护理专业特色。打破学科体系，重新序化教学内容，按生命周期设置课程；教学内容改革从"以人的健康为中心"的护理理念出发，以护理程序为主线，以整体护理观为指导，以培养学生的护理职业能力为核心，突出护理实践操作能力培养，加强人文素质课程内容。

三、注重全套教材的整体优化和不同课程内容的联系与衔接，避免不必要的重复或遗漏。

四、力求反映高职高专护理教育教学改革的最新成果及护理专业的新进展、新技术、新方法，注重培养学生的综合素质和创新能力。

五、体现教材的职业性和实践性。专业课教材均是由学院教师和医院护理专家合作开发完成，所有实训项目均来自于护理临床，使教材实用性尤为突显。

好的教材需要不断地通过教学实践的检验，不断地吸纳新知识、新技术、新成果，为此，我们真诚地希望一线教学的老师在使用本套教材的过程中发现问题和提出解决问题的办法或建议，同时欢迎有志于教材建设的老师加入我们的编写队伍。

最后，我们要感谢各级领导、专家的指导和支持，感谢编委会各成员学校领导的积极参与和真诚合作，感谢各位主编以高度负责的态度，与编写组全体同志齐心协力，奉献了一套教学改革的精品教材。

丛书编委会
2010 年 8 月

前　言

　　医学模式的转变，人们对健康需求的不断增加，促使医疗护理服务向高质量、多元化和人性化方向发展，这些变化对护理人才的综合素质提出了新的、更高的要求。加强护生的人文教育，对于提高护生的综合素质具有极其重要的意义。人文教育可通过人文课程教学、专业教育渗透人文教育及隐形课程的教育教学活动来实施，其中，人文课程教学是实施人文教育的重要环节。近年来，我国护理教育教学改革不断深入，相当多的院校根据护理职业岗位对人才的要求，重新构建护理专业的课程体系，尤其是在课程设置中提高护理人文课程的比重，加强护生的人文素质教育。为满足护理人文课程教学的需要，保证护理人文教学的实施，我们组织编写了这本《护理伦理与法规》教材。

　　本书的编写坚持遵循护理人才培养目标要求的原则，从护理岗位实际需要出发，突出专业特殊性；内容的选取坚持"必需、够用、实用"的原则。本教材主要由护理伦理和卫生法律法规两部分构成。护理伦理主要介绍护理道德的基本理论、护理关系伦理、整体护理和基础护理伦理、临床护理伦理、计划生育及人类辅助生殖技术护理伦理、护理道德评价、修养和教育及死亡护理伦理等；卫生法律法规主要介绍卫生法律法规的基本理论、医疗机构管理法律制度、护士执业法律制度、医疗事故处理法律制度、传染病防治法律制度、突发公共卫生事件应急处理法律制度及其他卫生法律制度等。

　　在教材编写过程中，我们汲取和借鉴了相关著作、教材的研究成果，得到了各编写单位的大力支持，在此一并致以崇高的敬意和衷心的感谢。

　　我们虽已尽心尽力，但限于学术水平和多种因素，本教材难免存在不足之处，恳请广大师生批评指正。

编　者

2010 年 11 月 30 日

目　录

护理伦理篇

卫生法律法规篇

绪 论

护理伦理与法规是研究护理行为中的护理道德与卫生法律规范的课程。护理道德与卫生法律法规是两类重要的社会规范，是制约护理行为的重要因素，两者的根本宗旨是保证医疗护理活动的顺利开展，提高医疗护理质量，维护和增进人类的健康。

一、护理伦理与卫生法律法规的概念和研究对象

（一）护理伦理的概念和研究对象

护理伦理是护理人员在执行护理工作的过程中调整医、护、患三者关系及其与社会之间关系的行为准则和规范的总和。护理伦理是在护理学基础上依据一定社会职业道德要求建立起来的，担负着教育、培养护理人员高尚道德的重要任务。护理伦理旨在研究护理领域中的道德现象，揭示在探索人类生命与疾病作斗争的护理活动中，人们相互关系的道德准则与规范。

护理伦理的研究对象主要是护理领域中的道德现象，它是由护理实践中特殊人际关系所决定的。这种特殊的人际关系概括起来主要有：①护理人员与患者之间的关系，这是护理伦理的核心问题和主要研究对象；②护理人员与其他医务人员之间的关系，即护理人员与医生、医技人员、行政管理人员以及后勤人员之间的多维关系，它直接影响着医生、护士、患者三者正常关系的确立；③护理人员与社会的关系，这是因为护理人员在护理实践中，对许多问题的处理不仅要考虑某个患者或局部的利益，而且还要顾及对他人和社会的责任；④护理人员与护理科学的关系，这是由于护理科学的发展和医学高科技在临床护理实践中的广泛应用，现代医学科学发展中出现的许多伦理难题，护理人员在研究探讨过程中所引发的关系。

（二）卫生法律法规的概念和研究对象

卫生法律法规有广义和狭义之分。广义的卫生法律法规是指由国家制定或认可，并由国家强制力保证实施的，旨在调整卫生活动过程中所

形成的各种社会关系的法律规范的总和。它包括宪法中有关卫生的条款、卫生法律、卫生行政法规、卫生地方性法规以及卫生规章等。狭义的卫生法律法规特指国务院及省、自治区、直辖市人民代表大会及其常务委员会根据宪法和法律制定的有关卫生方面的规范性文件。本书所指的卫生法律法规取其广义。

卫生法律法规以卫生法的现象及其发展规律作为研究对象，研究的内容主要包括：卫生法律法规的产生及其发展规律，卫生法律法规的特征、渊源、调整对象，卫生法的基本原则，卫生法律关系，卫生法律制度，卫生法律法规的制定与实施，卫生争议的解决以及如何运用卫生法律法规理论来解决卫生改革和医学高科技发展中出现的新情况和新问题等。

二、护理伦理与卫生法律法规的关系

护理伦理与卫生法律法规都是以调整护理实践中人们的相互关系为目的的行为规范。两者的共同使命就是在协调人们关系的基础上，使得护理工作能在护理道德与卫生法规约束和保护的前提下顺利进行，更好地维护人们的健康利益和社会秩序。护理伦理与卫生法律法规一方面相互渗透、彼此包含；另一方面两者又相互作用、彼此补充。护理伦理包含着卫生法律法规的要求，是维护、加强和实施卫生法律法规的有效基础和重要精神力量；卫生法律法规又包含着护理伦理的内涵，是培养、坚持、传播和实现护理道德的有力武器和有效保障。护理伦理为卫生法律法规的先导，卫生法律法规是护理伦理的依靠。一般情况下，护理伦理观念的普及与宣传是为了更好地贯彻和执行卫生法律法规，卫生法律法规的制定则是为了更好地促使人们选择符合护理伦理的行为。

护理伦理与卫生法律法规有明显的区别，主要有以下几方面：①表现形式不同。护理伦理一般是不成文的，存在于人们的意识和社会舆论之中；卫生法律法规是拥有立法权的国家机关依照法定程序制定的，一般都是成文的。②研究对象不同。护理伦理是以护理活动中的职业道德为研究对象；卫生法律法规则是以护理活动中的法律、法规为主要研究对象。③调整范围不同。护理伦理适用于护理职业的所有方面，其调整范围要宽于卫生法律法规，凡是卫生法律法规所禁止的行为，也是护理道德所谴责的行为；卫生法律法规则主要针对违法者，对违反护理道德的行为不一定要受到卫生法律法规的制裁。④实施手段不同。护理伦理主要是靠社会舆论、内心信念和传统习惯来维持，它是通过人们对某种道德观念的接受，转化为个人的内在需求而自觉遵守的行为规范；卫生法律法规实施则是以国家强制力为后盾，通过追究法律责任来制止一切损害人体健康的行为。

三、学习护理伦理与法规的意义

（一）有利于提高护生的职业素质

护理工作服务的对象是人的生命和健康，护理岗位的特殊性，决定了对护理人员的职业素质有着特殊的要求。护理道德与卫生法律法规是两类重要的社会规范。实践表明，护理人员的职业素质的高低，直接影响着医疗护理质量。学习护理伦理与法规，有助于学生从伦理和法律两个方面来理解和掌握社会主义医德和卫生法律规范的基本要求，提高自我管理、自我约束和辨别是非、善恶的能力，使自己的行为符合护理道德和卫生法律法规的要求，提高护生的职业素质，以满足护理职业岗位的要求。

（二）有利于维护公民的健康权利

在现代文明社会，人的生命健康权是人类社会最高的价值，在社会的其他利益与生命健康利益发生冲突时，就必须让位于人的生命健康利益。护生是未来医疗卫生事业一线的劳动者，是人类健康的守护神。护理人员如果缺乏良好的护理道德观念，不懂得基本的卫生法律法规知识，不具有较强的卫生法律意识和法制观念，就不能做好本职工作，维护公民的生命健康也就不能实现。护生通过学习护理伦理与法规，培养良好的职业道德，增强卫生法律意识和法制观念，明确自己在未来工作中的权利与义务，提高护理道德水平和依法执业和遵守卫生法律法规的自觉性，以更好地维护公民的健康权利。

（三）有利于保证医疗护理的质量

护理技术具有法律化的特征。在临床护理工作中，护理人员必须严格执行相关的医疗标准、操作规程、规范制度等，这是保证医疗护理质量的基本要求。同时，护理人员还必须具有良好的护理道德。只有这样，护理人员才会以高度的社会责任感、优质的服务去对待各项护理工作，促进患者的康复，增进人类的健康。此外，护理人员的服务态度和言行对疾病的发展和转归有很大影响，良好的护理、美好的语言、和蔼可亲的态度可稳定患者的情绪，坚定患者的治疗信心，从而有利于疾病的治疗和康复，以促进医疗护理质量的提高。

（四）有利于推动护理科学的发展

护理道德和卫生法律法规与护理科学的发展是相互影响、相互制约、相互促进的。护理道德观念的转变及卫生法律法规建设水平的高低受到护理科学发展水平的制约；护理科学的发展又受到护理道德观念和卫生法律法规水平的束缚。新的护理观念的提出和建立，必然推动护理科学理论和护理实践的发展，而护理科学的发展和新的护理技术的应用，又对传统的护理道德和卫生法律法规提出了挑战。在护理科学研究中，经常遇到一些和传统伦理相矛盾及卫生法律法规的盲点问题，如人工流产、器官移植、严重缺陷新生儿的处理及"克隆人"等。学习护理伦理与法规，建立和形成科学的护理伦理观念和卫生法律法规观念，这将有利于学生正确认识和理解现代医学发展中所面临的伦理问题和法律问题。

（五）有利于促进社会主义精神文明建设

道德建设和法治建设是社会主义精神文明建设的重要内容。护理道德作为一种职业道德是构成整个社会道德体系的一个重要方面；卫生法律法规是社会主义法律体系的重要组成部分。加强护生的护理道德和卫生法律法规教育，是落实精神文明建设的具体表现。它不仅是精神文明建设的客观要求，也是护理教育的必然要求。医疗护理工作是一个特殊的行业，涉及千家万户，关系到每个人的生老病死和家庭的悲欢离合，与人民群众有着密切的关系，具有广泛的社会性。护理人员以高尚的护理道德和精湛而严谨规范的技术，一丝不苟地为患者提供一流的护理，不仅能使患者获得安全感、安慰感，促使患者早日康复，而且患者和家属还可以从优质的服务中得到启迪，受到感染，产生情感上的共鸣，并通过他们把这种情感传递到家庭和社会，促进全社会的精神文明建设。

四、学习护理伦理与法规的方法

（一）辩证唯物主义和历史唯物主义的方法

护理道德和卫生法律法规作为上层建筑，具有较强的历史性和时代性，必将受到一定社会阶段经济关系和政治制度的制约。我们必须用辩证唯物主义的观点，即实事求是的观点去学习和研究护理伦理和卫生法律法规所涉及的具体问题。同时，现在的护理伦理和卫生法律法规理论，都是建立在以往的伦理和法学基础之上的，是传统的护理道德和卫生法律法规的继承和发展。这就告诉我们，在学习和研究护理伦理与法规时，必须坚持历史唯物主义的原则。即必须把护理道德问题和卫生法律法规问题的研究与当时的历史现状联系起来，与当时的政治、经济、社会风俗和医疗护理发展水平联系起来。

（二）理论联系实际的方法

理论联系实际是马克思主义的精髓。学习和研究护理伦理与法规的基本方法就是理论联系实际。护理道德和卫生法律法规必须与临床护理实践紧密地联系起来，才能互为补充，相得益彰。学习护理伦理与法规，除了研究其基本理论外，必须与护理科学的发展动态、我国的护理道德和卫生法学现状及医学和护理实践中所遇到的新的伦理问题和法律问题相联系。只有紧密地联系临床护理工作的实际，才能更加准确地理解和把握护理伦理与法规的内涵。

（三）案例分析讨论的方法

案例分析讨论是学习护理伦理与法规的重要方法。以某一典型案例作为切入点，从护理、伦理、法律、政治、经济和文化等领域进行分析和讨论，最后作出综合评判。例如：严重缺陷新生儿的处理、器官移植、安乐死等问题，这些都涉及伦理问题和法律问题。通过对典型案例分析讨论，不仅可以加深对护理伦理与法规基本理论和基本知识的理解和掌握，同时可以提高和培养学生分析问题和解决问题的能力。

习　题

1. 简述护理伦理与卫生法律法规两者之间的关系。
2. 简述护生学习护理伦理与法规的意义。

（秦红兵）

护理伦理篇

第一章　护理伦理的基本理论

学海导航

1. 理解生命论、人道论、义务论、公益论的含义、意义和局限性。
2. 掌握护理伦理基本原则的内容和要求。
3. 熟悉护理伦理基本原则的内容和要求。
4. 掌握护理伦理具体规范的内容和要求。
5. 理解护理伦理基本范畴的含义、内容，理解各范畴在护理行为中的重要作用。

护理伦理学如同其他学科一样有一定的理论基础的支撑，它是在生命论、人道论、道义论和功利论等理论基础的指导下建立起来的。护理伦理原则、规范和范畴，共同组成了护理伦理学准则体系，在护理伦理学中占有重要地位，是护理伦理学的核心内容。护理伦理基本原则是具体原则、规范和范畴的总纲和精髓，在护理伦理理论体系中处于首要地位，起着主导作用。具体原则、规范和范畴是基本原则的展开和具体化。

第一节　护理伦理学的理论基础

一、生命论

生命论是关于人生命的本质和意义的理论，包含着人们如何认识生与死、如何处理生与死的矛盾等对生命的认识和看法，生命论是随着社会进步与医学科学发展而不断发展变化的，先后经历了生命神圣论、生命质量论和生命价值论三个不同的伦理认识阶段。

（一）生命神圣论

1. 含义

生命神圣论是强调人的生命神圣不可侵犯和具有至高无上的道德价值的一种伦理观念。这是一种古老的传统的生命观，认为生命具有至高无上的道德价值，所以人们应无条件保护生命，不惜任何代价维护和延长生命，一切人为终止生命的行为都是不道德的。

2. 意义

生命神圣论促使人们珍重生命。正如生命神圣论所强调的，人的生命是宝贵的、神圣的，生的权利是人的基本权利。人的生命是人类社会存在和发展的前提。生命神圣论在一定时期无疑对人类生存和推动社会发展具有重要意义。生命神圣论在促使医学职业和医学科学的产生和发展上也具有重要意义。它激励人们认识和掌握医学知识和方法，竭尽全力维护生命，不遗余力挽救生命、延缓死亡。

3. 局限性

生命神圣论片面强调生命神圣，缺乏辩证性。它片面强调生命至上，主张不惜一切代价进行抢救、治疗和护理，甚至是已丧失社会价值的生命也不惜耗费资源去抢救和维持。这是脱离现实的片面的抽象的观点，在解决当今一些社会问题时会受到严重挑战。

（二）生命质量论

1. 含义

生命质量论是以人的自然素质的高低、优劣为依据来衡量生命对自身、他人和社会存在的价值的一种伦理观。这种生命观强调生命的价值不在于生命存在本身，而在于生命存在的质量。认为人们不应单纯追求生命的数量，更应关注生命的质量，重视如何增强和发挥人的潜能。一般从三个层次上来衡量生命质量：主要质量，指个体生命的体力和智力状态等自然素质状态；根本质量，指生命的目的、意义及与他人在社会和道德上的相互作用；操作质量，指用客观方法测定的生命质量。如用智力测定法测得人的智商。

2. 意义

生命质量论的产生，标志着人类生命观发生了重大转变。由传统的生命神圣论转向生命价值论，由数量向质量的转变无疑是人对自身认识的一次飞跃；生命质量论的形成和发展为人们认识和处理生命问题提供了重要的理论依据。医护人员可以为控制无生命质量的生命产生而采取避孕、人工流产等措施，同时也为临床治疗决策提供了理论依据。

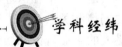
学科经纬

WHO 对生命质量的定义

生命质量是指"处在不同的文化背景和价值体系中的个体，对那些与他们的生活目标、期望、标准以及所关心的事情有关的生活状态的体验，它包括个体的生理、心理、社会功能及物质状态四个方面"。

3. 局限性

生命质量论仅就人的自然素质谈生命的存在价值也有其局限性。事实上往往存在人的生命质量与存在价值不一致。有的人生命质量很高，其存在价值却很小。而有的人生命价值很低，但存在的价值却超人。所以单凭生命质量决定对某一个体生命有无必要加以保护和保存就存在不合理和不科学的一面。

（三）生命价值论

1. 含义

生命价值论是根据生命对自身、他人和社会的效用如何而采取不同态度的生命伦理观。它产生于 20 世纪 70 年代，是对生命质量论的进一步发展。生命价值论认为判断人的生命质量的高低和大小主要取决于两个方面的因素：一是生命本身的质量，二是生命对他人、对社会和人类的意义。前者决定生命的内在价值，后者是生命价值的目的和归宿。所以，判定人的生命价值要把内在价值和外在价值相结合，不仅重视生命的内在质量，更应重视生命的社会价值。衡量人的生命价值，主要是看他的外在价值，即看他对他人、对社会和人类的意义。

2. 意义

生命价值论完善了人类对于生命的医学伦理理论，为全面认识人的生命提供了科学的论据。它使生命神圣论、生命质量论和生命价值论有机地统一起来，从三者的辩证统一中看待生命，生命之所以神圣就在于生命是有质量的、有价值的，只有具有一定质量和价值的生命才是真正神圣的生命。这种生命观使医护道德从传统的维护生命上升到提高生命的质量和价值，使医护道德从关注人的生理价值和医学价值，扩展为关注人的社会价值。这不仅为计划生育、优生优育提供了理论支持，也为处理临床工作的一系列难题，如不可逆转患者的抢救、严重缺陷新生儿的处置、节育技术的推广等提供了新的思路。

二、人道论

（一）医学人道论的含义

人道主义是以人类利益和价值为中心的一种学说，包含着肯定人的尊严和价值、尊重人的权利的思想和精神。医学人道主义指在医疗护理活动中，特别是在医患、护患关系中表现出来的同情和关心患者，尊重和维护患者的人格和权利，维护患者利益，珍惜人的生命价值和质量的伦理思想。

（二）医学人道论的主要内容

1. 尊重患者的生命

尊重患者的生命是医学人道主义最基本的思想，人是天地万物间最有价值的生命个体，生命对任何人来说只有一次，生命是不可逆转的。因此生命是神圣的、最宝贵的，珍重生命，尽全力治病救人是医护人员的天职。

2. 尊重患者的人格

患者作为人应有人的尊严，理应得到医护人员的尊重和维护。尤其是在患者这一特殊角色前提下，应得到医护人员的特别尊重，以使患者心理得到安慰。对待患者应真诚同情、关心、爱护，绝不能有任何的冷漠、歧视，特别是对待精神病患者、传染病患者和残疾患者更是如此。

3. 尊重患者的生命价值

尊重患者的生命价值，就是在尊重患者生命的前提下，能从生命的内在、外在价值联系地、全面地衡量其生命的价值和意义。对新生患者要重视生命质量，对丧失社会属性、带来巨大经济支出又自身遭受痛苦折磨且不可逆转的患者，要综合衡量其生命质量和价值。

4. 尊重患者平等的医疗权利

人人享有医疗保健的权利，在医学面前人人平等是医学人道论追求的理想。护理人员必须尊重患者平等享受医疗护理的权利，对患者一视同仁。无论患者的政治、经济、文化、宗教、社会地位有什么差别，都必须平等对待，给予同样的护理服务，让每一位患者都能人道地平等地实现医疗目的。同时，对于特殊患者的医疗权利，如战俘、犯人也要给予尊重。

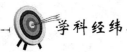 学科经纬

宗教与护理

在美国，常见的宗教有天主教、基督教和犹太教三种。约2/3～9/10的美国人信奉宗教。此外，还有为数众多的人在患病期间以宗教的哲理解释疾病，并寻求上帝的精神援助。为达到整体护理，满足这部分患者的宗教需要成为护理人员的职责。这种职责主要表现有：为住院患者及其家属介绍如何求见宗教顾问，帮助患者读圣经和祈祷，了解患者在饮食方面的戒律并及时与营养部联系等。

在大医院常住有不同教派的牧师，他们随时接受患者的请求，作忏悔，接受圣礼、洗礼及各种宗教仪式，目的是帮患者通过信仰和精神寄托树立战胜疾患的信心和勇气。

但并非宗教的所有教义都对患者有帮助，如有的宗教教义不允许输血，有的一味提倡精神治疗而贻误病情。

三、义务论

（一）义务论的含义

义务论又称道义论，是关于义务、责任和应当的理论。义务论主张医护人员应当把遵循某种既定道德原则或规范作为一种道德责任来约束自身行为。义务论研究的是准则和规范，即根据哪些标准来判断行为者的某个行为的是非，以及行为者的道德责任。在医疗领域，义务论把对患者负责视为绝对的义务和责任，强调医护人员对患者的生命和健康的责任。在护理伦理学中，义务论确定护士的行为准则和规范，即回答什么是护士的道德责任。义务论的具体表达形式是应该做什么、不应该做

什么、如何做才是道德的。

（二）义务论的核心内容

1. 人应以遵守道德规范为义务

道义论认为个体履行社会群体提出的道德规范是不可推卸的道德义务，遵守道德规范就是尽义务，而不是出自个人爱好、情感和欲望及个人自身利害考虑。所以人的行为应该与人的利益、欲望无关，而纯粹是按照道德要求行事。

2. 重视社会道德规范体系的构建

道义论以维护社会群体利益为重，重视社会道德规范体系的构建，并把是否遵守这些道德规范作为评价个体行为正当性的重要依据。

3. 重视社会群体利益

道义论强调社群利益高于或先于个人利益，坚持重群体轻个体或先群体后个体的价值导向。在道德实践上，重视道德教育和道德评价的作用。

（三）义务论的伦理意义及局限性

1. 义务论的伦理意义

在过去相当长的历史时期内，义务论在护理道德建设上产生了积极的影响。它强调护理人员对患者的责任，注重培养护理人员的良好动机和行为谨慎，指导他们在护理过程中遵循某种责任和义务，由此培养了一代代具有优良护理道德的护士，也在促进护士为促进、维护人类健康和护理科学的发展作出贡献。

2. 义务论的局限性

（1）忽视了行为动机与效果的统一。义务论只是强调护理人员行为的纯正动机，不重视护理行为本身的价值及其导致的结果，忽视了行为动机与效果的统一性。但是按照这种观点行事，往往会出现愿望和动机都是良好的，却并不能给患者带来真正的利益。

（2）忽视了护患义务的双向性。义务论强调护理人员对患者尽义务的决定性和无条件性，却没有提出患者的义务，忽视了护患义务的双向关系，这种双方权利义务的失衡，在市场经济的时代会面临严峻的挑战。

（3）忽视了对患者尽义务和对他人、社会尽义务的统一。在护理道德中，义务论是以护患关系为基础，以对患者负责为中心，忽视了护理人员对他人、社会的义务。

四、公益论

（一）公益论的含义

公益即公共利益，大多数人的利益。公益论是从社会和人类的利益出发，主张在医疗卫生事业中合理分配利益，以公正态度对待社会成员并从人类长远利益和社会整体利益出发来考虑行为的一种道德理论。在护理伦理学中，公益是指护士从社会和人类的利益出发，公正合理地解决护理活动中出现的各种矛盾，使护理活动不仅有利于患者，还有利于社会、人类和后代，有利于生态环境，有利于医学与技术的发展。

（二）公益论的内容及意义

1. 公益论的兼容观念

我国医疗卫生服务的目标集中体现了公益论的兼容观念。我国的医疗卫生事业作为一项社会性、公益性的事业，体现着社会利益、集体利益和个人利益的一致性。它客观上要求，医护人员将对患者的责任同对社会、他人、后代的责任统一起来。

2. 公益论的兼顾观念

任何医疗服务行为都应该兼顾到社会、集体和个人的利益。当三者发生冲突时，如果是不可调和的排斥矛盾，社会和集体无权轻易否定个人利益，而应该尽力满足和实现个人利益。当冲突是非排斥性矛盾时，应做到个人利益与社会利益兼顾，以集体利益为重；集体利益与社会利益兼顾，以社会利益为重；当前利益与长远利益兼顾，以长远利益为重。总之，公益论的兼顾观念要求尽可能地对利益进行公平、合理的分配。

3. 公益论的社会效益观念

公益论强调在医疗卫生服务中坚持经济效益与社会效益并重、社会效益优先的原则。医疗卫生服务要以患者为中心，但并不排斥医护人员的利益，重视医护人员利益有利于更好为患者服务。医疗卫生服务效果不仅体现在经济效益上，还体现在社会效益上，要处理好经济效益与社会效益的辩证统一。

第二节　护理伦理的原则

一、护理伦理的基本原则

（一）护理伦理基本原则的含义和地位

1. 护理伦理基本原则的含义

原则是人们观察和处理问题的标准。护理伦理基本原则是在护理活动中调整护理人员与患者、护理人员与其他医护人员、护理人员与社会相互关系的根本准则和最高要求，是衡量护理人员道德品质和道德行为的最高标准。

2. 护理伦理基本原则的地位和作用

护理伦理基本原则是社会主义道德原则在护理领域中的具体运用和体现，是护理伦理学具体原则、规范、范畴的总纲和精髓，在护理伦理体系中处于首要地位，起着主导作用。它既提供了护理伦理学的价值取向，又体现了社会主义卫生事业的性质，同时高度概括了社会主义社会护理伦理关系及其要求。

（二）护理伦理基本原则的主要内容和要求

1. 护理伦理基本原则的主要内容

"防病治病，救死扶伤。实行社会主义人道主义，全心全意为人民的身心健康服务。"是护理伦理的基本原则。

2. 护理伦理基本原则对护理人员的要求

（1）"救死扶伤，防病治病"的要求。首先，护理人员要正确认识护理的职责。护士的基本职责是：增进健康，预防疾病，恢复健康，减轻痛苦。这要求护士树立正确的护理价值观，在实践中，克服重治轻防的传统价值观，把临床护理和预防保健护理相结合，躯体护理和精神保健护理相结合。其次，要求护理人员要爱岗敬业，时刻把人民的病痛、安危、生死放在首位，运用自己的专业知识和技能，竭尽全力救治患者，并能刻苦学习，积极实践，不断提高护理水平。

（2）"实行社会主义人道主义"的要求。首先，尊重人的生命价值。生命的不可逆性、有限性和唯一性赋予了人的生命至高无上的价值。护理人员只有理解和尊重人的生命价值才能真正做到尊重生命、关爱生命，对处于不幸、痛苦、灾难中的患者，给予同情、关心、爱护。其次，要树立和践行新的医学模式观。新医学模式不仅重视人的生物存在状态，而且更重视人的社会存在状态，把人看作不仅具有生物属性更具有社会属性的人；强调人的权利、人格和尊严。只有树立新的医学模式观，才能在护理实践中真正做到以"人"为中心，尊重和维护患者的权利、人格和尊严，对患者一视同仁，平等对待。

（3）"全心全意为人民的身心健康服务"的要求。"全心全意为人民的身心健康服务"包含着深刻的含义。首先，服务的对象不是少数人，也不是某一阶层的人，而是广大人民群众。其次，服务的目标，不仅为人民群众的躯体健康服务，还要为他们的心理、精神健康服务，帮助他们获得生理、心理、社会诸方面的良好适应能力和状态。再次，服务的态度是全心全意，即要认真负责，一丝不苟，不怕困难，任劳任怨。"全心全意为人民的身心健康服务"的深刻含义已经蕴含了它的规范要求：把为人民解除病痛作为自己的天职，认真负责、一丝不苟地为患者提供生物、心理、社会方面的全方位的照护。

案例

"人民健康好卫士"叶欣

科室里似乎仍回荡着她那爽朗的笑声，患者似乎仍记得她那永远穿梭忙碌的身影和那春风般的关切与抚慰。然而，在万物复苏的阳春三月，47岁的叶欣——广东省中医院二沙分院急诊科护士长却永远地走了。她倒在了与非典型肺炎昼夜拼搏的战场上。

"这里危险，让我来吧"这是叶欣在抗击非典期间说得最多的一句话。2003年2月中旬开始，广东省中医院二沙急诊科就开始收治"非典"或疑似"非典"患者，面对增加了两倍的工作量，护士长叶欣身先士卒，从2月8日起便开始加班，忙起来甚至不接听家人的来电。她以高度的责任心、精湛的技术和与同事的通力合作，把一个又一个患者从死神手中夺了回来，她像一台永不疲倦的机器全速运转着，可谁能想到，此刻的叶欣，是强忍着自身病痛的折磨完成着一次次的抢救和护理。一个"非典"重症患者的抢救往往伴随多名医护人员的倒下。面对肆虐的非典型肺炎，危险和死亡那么真切地走向医务人员。"这里危险，让我来吧！"叶欣和二沙急诊科主任张忠德默默地作出一个真情无悔的选择——尽量包揽对急危重"非典"患者的检查、抢救、治疗、护理工作，有时甚至把同事关在门外，声色俱厉，毫无协商的可能。他们深知，也许有一天自己可能倒下，但能够不让或少让自己的同事受感染，他们心甘情愿！

"不要靠近我，会传染"这是叶欣倒下后对同事说得最多的一句话。2月24日对于叶欣来说是个紧张又寻常的日子。连日的加班加点，她的体力严重透支，各种老毛病凑热闹般一齐袭来，可急诊科有太多的事需要她，她放不下，她更不敢将自己的病痛告诉同事和领导，否则她又要被强迫休息了。从上午开始叶欣和同事们一起抢救病情紧急的非典患者，气管插管、上呼吸机……时间一分一秒过去，患者终于从死亡线上被拉了回来。可"非典"病毒就在这个时候闯进了已经在一线连续奋战了好多天的叶欣身体。

3月4日清晨，叶欣仍像往常一样早早来到科室：巡视病房，了解危重患者病情，布置隔离病房……虽然上班前她就感觉到身体疲倦不适，但还是坚持在科室里忙碌着，密切注意着每一个患者的病情。劳累了一上午，水没喝一口，饭没吃一口，只觉得周身疼痛，不得不费力地爬到床上休息。中午刚过，极度疲倦的叶护士长开始出现发热症状，不得不到病房隔离留观。经确诊，叶欣染上了非典型性肺炎。

多少人的努力和呼唤，都没能挽留住叶欣匆匆离去的脚步！就在她最后所抢救的、也是传染给她"非典"的那位患者健康出院后不到一个星期，3月25日凌晨1：30，叶欣永远离开了她所热爱的岗位、战友和亲人！

二、护理伦理的具体原则

护理伦理基本原则是比较概括和具有指导性的根本原则，在具体运用时要借助具体原则来实现其要求。具体原则包括行善、自主、不伤害和公正原则，这是更具有可操作性且被广泛认同的四原则。

（一）行善原则

1. 行善原则的含义

行善原则也称为有利原则，是指对患者实行仁慈、善良和有利的行为，把有利于患者健康放在第一位并切实为患者谋利益的伦理行为。

2. 行善原则的要求

行善原则要求护士的行为对患者有利，而且在利害共存的情况下要进行权衡做出选择。

（1）关心患者全面利益，努力使患者受益。护理人员要真诚关心患者以生命和健康为核心的客观利益和主观利益，如止痛、康复和节省医疗费用及正当心理需求和社会需求的满足等。积极做对患者有益的事，解除他们的痛苦和不幸。

（2）努力预防和减少伤害。护理人员要采取措施，防止可能发生的伤害；努力排除既存的损伤和伤害；当手段对患者利害共存时，要权衡利害大小，尽力减轻患者受伤害的程度。

（3）坚持公益原则。医护人员采取的诊断、治疗和护理行为、措施，首先使患者受益，同时不会给他人和社会带来太大的伤害。

（二）自主原则

1. 自主原则的含义

自主原则是尊重患者自己做决定的原则，指医护人员在为患者提供医疗照护活动之前，先说明医疗照护活动的目的、作用和可能的结果，然后由患者自己选择和决定。即使患者能自己做主，理性选择诊疗决策。自主原则的实质是对患者的自主权利、知情同意权的尊重和维护，更适用于能做出理性决定的患者。

2. 自主原则的要求

（1）尊重患者及其自主权。自主原则承认患者有权根据自己的考虑就自己的事情做出理性的决定。尊重患者自主权，具有重要的伦理和法律意义。医护人员应帮助患者充分行使自主权，治疗护理前做到经患者知情同意，同时要保守患者的医疗秘密、保护患者的隐私、尊重患者的人格。

（2）履行责任协助患者行使自主权。医护人员尊重患者自主权，不意味着放弃自己的责任。护理人员有责任向患者说明、解释，提供选择的信息，并了解患者的愿望和需求，帮助患者进行诊疗护理方案的选择。

（3）正确行使护理干涉权。护理人员要将尊重患者自主权与正确行使护理干涉权辩证统一起来，这意味着在特定的条件下，医护人员有为患者做主或对患者的自主权进行干涉的权利。如当患者病情危急需要立即处置和抢救，又来不及或没有条件获取患者及家属的知情同意；"无主"患者需要急诊、急救，本人不能行使自主权；这时需要护士行使护理自主权。当患者的选择对自身、他人的健康和生命构成危害或对社会产生危害，如传染患者拒绝隔离，这时护理人员有责任协助医生对患者的自主性进行限制。

（三）不伤害原则

1. 不伤害原则的含义

不伤害原则是指在医疗护理实践中不给患者带来本来完全可以避免的肉体或精神上的痛苦、损伤、疾病甚至死亡。

应当指出，医疗伤害带有一定的必然性，临床上某些检查治疗手段不可避免会给患者带来某些程度的伤害，如侵入性检查和化疗。不伤害原则的真正意义不在于消除医疗伤害，而在于树立不伤害的伦理理念，对患者负责、保护患者健康和生命，从而能以患者利益为中心，在实践中能仔细评估、审慎行事，把医疗的伤害性降低到最小限度，积极预防可避免的伤害或将伤害减至最低，做到以最小的损伤代价获取患者的最大利益。另外，作为护理人员必须考虑到，并无恶意甚至无意造成的伤害也是违反不伤害原则的，工作中应加以避免。

2. 不伤害原则的要求

随着医学科技的快速发展，很多高科技的检查、治疗、护理手段被广泛应用，这些手段无疑有利于拯救患者，但如果运用不当就会给患者带来某些伤害。为预防护理活动中对患者的不当伤害或使医疗伤害减低到最低限度，不伤害原则对护士提出如下要求：

（1）强化以患者健康和利益为中心的意识和动机。

（2）权衡利害。积极评估各项护理活动可能对患者造成的影响，进行危险与利益分析和伤害与利益分析，选择利益大于危险或利益大于伤害的行为，努力防止和避免风险。在权衡利害和轻重之后作出最佳选择。

（3）重视患者的利益和愿望，提供应有的最佳护理。

（四）公正原则

1. 公正原则的含义

公正即公平和正义的意思。"公"是无私，"正"是不偏不倚，公正即是公平正直，没有偏私。医疗上的公正，从现代医学伦理分析，应包含两方面的内容：一是平等对待患者，二是合理分配医疗资源。

2. 公正原则的要求

（1）交往公正对医护人员的要求。与患方平等交往，对患者一视同仁，平等待患。具体做到：不管患者身份、职业、文化程度、宗教信仰如何，一律尽职尽责地平等对待；对精神患者和传染患者等特殊患者，要向对待其他患者一样尊重；尊重和维护患者平等的基本医疗照护权。

（2）公正分配医疗卫生资源对护理人员的要求。医疗卫生资源是指满足人们健康需要可用的人力、物力、财力资源的总和。卫生资源通过宏观分配和微观分配进行配置，卫生资源的宏观分配包括，国家确定卫生保健投入占国民总支出的合理比例，在预防医学与临床医学、基础研究与应用研究、基本医疗与特需医疗等各层次、各领域合理分配这项总投入的比例等。而微观分配是由医院和医护人员针对特定患者在临床诊疗中对住院床位、手术机会以及贵重稀缺医疗资源等的分配。医护人员在微观分配中，应以公平优先、兼顾效率为基本原则，确保分配的公平性与合理性。一般应按照医学标准－社会价值标准－家庭角色标准－科研价值标准－余年寿命标准进行综合平衡，在比较中进行优化筛选，以确定稀缺医疗卫生资源优先享用者资格。

案例

重症监护室里的最后一张床

70 岁的王老太太，患有严重的肺气肿。更糟糕的是，由于一次重感冒她的病情迅速恶化，只好被送到急救室进行辅助呼吸以挽救生命。这之前她曾经因为呼吸困难而在医院里进行过五次长期治疗，在最后一次住院时，她有 4 个星期是住在加强病房的。现在是她出院 5 个月后又一次患感冒，但这一次主管的赵医生并未将她转入重症监护室，也没有上呼吸机。王老太的两个儿子一直与医务人员联系，希望母亲能够接受最好的治疗。面对王老太太不断恶化的病情以及他儿子的担忧，医生也感到了很大的压力。凌晨两点，赵医生巡诊时发现王老太太近乎昏迷，呼吸困难。可是，医院规定呼吸机只能在重症监护室使用。现在重症监护室只有一张床位还空着，这是为急救预留出来的。尽管患者的子女再三要求，医生最终还是没有让王老太太进入重症监护室。

第三节　护理伦理的规范

一、护理伦理基本规范的含义和作用

护理伦理基本规范是在护理伦理基本原则指导下制定的，协调护理人员与患者、护理人员与各类医务人员、护理人员与社会之间关系应遵循的行为准则和具体要求，也是评价护理行为善恶的准则。护理伦理基本规范在形式上一般以"应当怎样、不应当怎样"表示，把护理伦理

的理论、原则转换成在护理活动中可遵循的具体标准。

护理伦理基本规范是护理伦理学准则体系中的构成主体。护理伦理学基本原则、规范和范畴共同构成护理伦理学准则体系。护理伦理基本规范是社会主义护理伦理基本原则的表现、展开和补充，也是对护理人员的基本要求，它是进行护理伦理评价的直接尺度，也是进行护理伦理修养的主要内容。

二、护理伦理基本规范的内容

（一）爱岗敬业，自尊自强

"增进健康，预防疾病，恢复健康，减轻痛苦"是国际护理学会制定的《国际护士守则》中对护士职责的描述，这一神圣的职责决定着护理工作是为人类的健康和幸福所不可或缺的高尚职业和神圣岗位，是值得自豪的职业。选择了护理专业，就要端正对护理工作的认识，深刻认识护理工作的意义和价值，认识护理专业所具有的科学性、技术性、服务性、艺术性的特点，首先尊重自己的护理职业，热爱护理工作，忠诚护理事业，在护理岗位上执著追求，以自尊、自强、爱业、敬业的精神为平凡而崇高的护理事业尽己所能。

（二）认真负责，技术求精

护理工作是一种科学性、技术性较强的实践活动，直接关系到人的健康和生命。它要求护理人员在工作中尽心竭力，对待工作既有严格性、主动性、灵活性，又有高度的责任感与事业心，始终能认真负责地将患者的安危放在首位。

1. 精心、谨慎，一丝不苟

护理工作的任何疏忽大意都有可能酿成差错、事故，如打错针、发错药、输错液以及呼吸、血压、体温等生命体征观测不准，轻则影响疗效或延误治疗，重则失去抢救机会，甚至危及患者生命。因此，护理人员应自觉意识到自己的职业责任，审慎对待任何一项具体护理工作，严格执行各项规章制度和操作规程，工作时专心致志，一丝不苟谨慎防止任何差错事故。逐渐养成审慎、严肃的工作作风和科学态度。

2. 细致观察、善于发现问题，及时处理

严密、细致地观察病情，及时掌握病情变化信息是进行科学有效的治疗和护理的条件。护士是与患者接触最直接、广泛和经常的人，如能严密、细致地观察病情，可以及早发现病情变化，及时进行处理。护理工作需要护士养成勤于观察的习惯，做到勤于巡视病房，勤于观察病情变化和治疗护理效果，勤为患者解决护理问题；勤于思考，有计划、有条理地处理发现的问题。

3. 积极进取，精益求精

熟练掌握护理业务知识和各项护理操作技能，是护理工作所必需的。不断追求熟练的业务技能，追求精益求精是对患者负责的表现，也是护理道德的要求。现代医学和护理学的发展使护理工作的内容和范围不断扩大，对护理人员的知识和技能要求也更高，这客观上需要护理人员不断学习和完善知识结构，掌握新的护理技能，主动适应护理科学的发展与进步。

> ### 案例
>
> **从事护理工作 26 年无差错**
>
> 《健康报》1980 年 8 月 14 日报道，浙江省中医院护师丁玉芬，工作一贯认真负责，连续 26 年无差错。一次，她上后夜班，经查对发现前夜护士多给一位患者挂了 500mL 静脉注射液，而且该注射液是未经消毒的灌肠用药，她立即将刚开始滴注的液体取下，避免了一场重大事故发生。这提醒护士一定要严格遵守"三查七对"制度，接受口头医嘱时，一定要当时复述一遍，要经另一人核对后，才可执行，千万不能马虎大意。

（三）尊重、同情、关心患者

被尊重是人的基本精神需要，作为患者则更需要得到尊重、同情和关心。尊重患者、同情和关心患者，是护理人员最基本的道德规范和道德品质，也是建立良好的护患关系的前提。尊重患者就是要尊重患者的人格，维护患者应有的尊严，对患者一视同仁；尊重患者的权利，维护患者的利益；尊重患者的生命价值，努力提高患者生命质量。同情和关心患者就是对患者的痛苦与不幸要在思想感情上引起共鸣，时时把患者的安危放在心上，关心体贴患者，设身处地地为患者着想，尽量满足患者的需要，给患者以安慰和温暖。

（四）举止端庄，语言文明

护士的言语、行为举止直接影响着护患关系、护理质量和护士自身的形象。护士端庄文雅的气度，关怀体贴的态度，和蔼礼貌的语言，对患者犹如良药，恰似春风，同时也体现一种职业美。护士这种良好的职业形象具体表现为三个方面。一是具有良好的精神状态和心理品质。自信可靠、善于合作，乐于为患者服务，善于控制自我和进行自我调试，无论遇到什么样的情绪挫折都不向患者发泄；二是举止稳重，仪表文雅，处处表现出训练有素：走路步态轻、稳、快，遇紧急情况镇定不慌乱。姿态文静有朝气，仪表整洁健美。精神饱满，亲切自然；三是良好的语言修养。护士应深刻认识到"语言既可治病，也可致病"的道理，注重和加强语言修养，在不同的情境下选择使用礼貌性语言、鼓励性语言、安慰性语言和解释性语言。

（五）廉洁奉公，遵纪守法

祖国医学自古推崇"医乃仁术"，谴责把行医作为谋取私利的手段。

清代名医费伯雄说："欲救人而学医则可，欲牟利而学医则不可，我若有疾，望医之相救者何如？我之父母妻儿有疾，望医之相救者何如？异地以观，则利心自淡矣！"这告诉我们，救死扶伤，防病治病是医者的神圣使命，单纯以牟利为目的有损医护天职。在社会主义市场经济条件下，医护人员凭借自己的劳动获取物质利益是正当的，但以医疗护理作为谋取私利的手段则是不道德的。护理人员应时刻牢记自己的责任和患者的利益，坚持正直廉洁，不接受患者和家属的钱物，更不能向患者索要或暗示性索要财物；如实记录患者住院期间使用的药品及医疗用品的数量；遵守劳动纪律和法律、法规。

（六）团结协作，互尊互学

团结协作、正当竞争是处理好护际关系的基本准则。护理工作是个系统工程，既需要分工，又需要协作。护理人员在工作中应树立整体观念，从维护患者利益和社会公益出发，平等协作、密切配合，互相支持和帮助，共同完成工作职责。在工作中，要尊重同行的人格，尊重他人的劳动成果，虚心向他人学习，正确对待同行中的缺点和错误，不随便在患者面前评论其他医务人员或谈论他人工作的缺点。

第四节　护理伦理的基本范畴

范畴是构成一门学科的基本概念，是人们对客观事物和现象普遍本质的概括和反映。伦理范畴是反应伦理道德现象的一些基本概念。护理伦理范畴是对护理实践中最普遍的道德关系的概括和反映，也是反映护理过程中人们之间相互关系的最本质、最重要、最普遍的道德关系的概念。它是护理伦理原则与规范的必要补充，同时也受护理道德原则和规范的制约和影响。护理伦理的基本范畴有权利、义务、情感、良心、审慎、保密、荣誉和幸福。

一、权利与义务

（一）护理伦理权利

权利通常指两方面的含义，一是指法律上的权利，即公民或法人依法行使的权力和享受的利益。二是伦理学所讲的权利，即伦理上允许行使的权力和应享受的利益。护理伦理权利是指在护理活动中道德主体所拥有的正当权利和利益，主要包括两个方面的内容：一是患者在护理关系中所享有的权利和应该享受的利益。二是在医疗服务过程中护理人员应该享受的利益和可以行使的权利。

（二）护理伦理义务

义务是指个人对他人、对社会应尽的责任。义务也有法律义务和道德义务之分。道德义务是一定社会的道德原则和规范对人们的道德要求，是人们对社会和他人所应负的道德责任。护理伦理义务是指护理人员对患者、社会和他人应承担的道德责任。护理伦理义务是由护理伦理基本原则和规范所确定的，是实现原则和规范的具体要求，是调整护理道德关系的重要手段。

护患双方都是权利与义务的统一体。双方都享有一定的权利，同时也承担一定的对社会的责任和义务。护士作为一种社会职业，首先必须享有一定的权利才能承担护理职责；同时护士也必须履行一定的义务，患者应享有的相应权利才可能实现。同样，患者在享有权利的同时，也必须承担一定的义务，护理工作才能正常进行。（护患双方权利和义务的具体内容将在第二章和第十章论述）

二、情感与良心

（一）护理伦理情感

1. 护理伦理情感的含义

情感是人们内心世界的自然流露，是对客观事物和周围环境的一种感受反映和态度体验。情感具有独特的主观体验形式和外部表现形式，通常以喜、怒、哀、乐、悲、恐、惊、愤等形式表现出来。伦理学范畴的情感指道德情感，即人们依据一定社会的道德原则和规范对自身和他人之间行为关系的态度体验。护理伦理情感是指护理人员在护理活动中对患者、对他人、对集体、对社会和国家所持态度的内心体验，是建立在对人的生命价值、人格和权利的尊重基础上所表现出的对患者、对护理事业的真挚热爱，是一种高尚的情感。

2. 护理伦理情感的内容

（1）同情感：南丁格尔说过，"护士必须要有一颗同情的心和一双愿意工作的手"，同情感是护士应该具有的最起码的情感。同情感就是对患者的遭遇、病痛和不幸，在自己的情感上发生共鸣，能够给予关切和道义上的帮助。护士的同情感在护理工作中表现为急患者所急，痛患者所痛，关心患者，想方设法减轻或消除患者的痛苦，竭力帮助患者恢复健康。

（2）责任感：把挽救患者的生命、为促进患者的身心健康服务视为自己义不容辞的职责的情感。它是同情感的进一步升华，是较高层次的情感。责任感使护理人员对护理工作、对患者、对社会高度负责，自觉维护患者利益，在工作中认真负责，严谨细致，为了挽救患者，可以不分白天黑夜，不分节假日，不计有无报酬，不惜牺牲个人利益。

（3）事业感：是把本职工作与发展护理事业和人类健康事业密切联系，把护理事业看得高于一切并为之执著追求的情感。事业感是责任感的进一步升华，是高层次的道德情感。护理人员只有把护理工作作为一项事业，把职业责任上升为事业心，才能在对患者高度负责的基础上，还把本职工作作为一项神圣的事业，作为自己生命中最主要的部分和为之奋斗终生的目标，并因而树立起强烈的事业自豪感和荣誉感，无怨无悔地为护理事业的发展奉献自己的精力和心血。我国护理界的许多杰出代表，如刘振华、叶欣等人，正是在这种情感的推动下，为护理事业付出了自己的所有。

3. 护理伦理情感对护士行为的作用

良好的护理伦理情感对护理人员的道德行为有促进作用。同情感作为最基本的伦理情感，是促使护理人员为患者服务的原动力；责任感在提升同情感的基础上，使护理行为更具有稳定性，能真正履行对患者的道德责任；强烈的事业感能激励护理人员为提高自身业务技术，为护理科学和护理事业的发展而刻苦学习、勤奋工作，为护理事业的发展做出有益贡献。

（二）护理伦理良心

1. 护理伦理良心的含义

良心是人们在履行对社会、他人的义务过程中所形成的道德责任意识和自我评价能力。良心是道德情感的深化，是人们道德认识、情感和意志在意识中的统一，具有稳定性和深刻性。护理伦理良心是护理人员的职业良心，是指护理人员在履行对患者、对集体和对社会义务的过程中，对自己行为应付道德责任的自觉认知和自我评价能力，它是护理道德原则、规范在个人意识中形成的稳定信念和意志。

2. 护理伦理良心的内容

（1）忠实于患者。护理伦理良心要求护理人员在任何情况下都要忠实于患者，都要重视和维护患者的利益。在无外界监督、存在利益诱惑等情况下，能不做伤害患者的事，并能把患者的利益放在首位，尊重患者的人格与生命价值，选择最有利于患者利益的方案。

（2）忠实于护理事业。护理人员不仅要认识到对患者的责任，忠实于患者，还要使自己的行为有利于护理事业的发展，不仅要从小处着手，做好本职，还必须树立全局观念，放弃私心杂念和个人名利，自觉维护护理职业形象，甘愿为护理事业奉献自己的精力。

（3）忠实于社会。护理人员既负有对患者的责任，也负有对社会的责任，因此需要把忠实于患者与忠实于社会统一起来，正确处理患者利益与社会利益的关系。在市场经济的大潮中，遵守职业道德，抵制不正之风，维护白衣天使的美好形象。

3. 良心对护士行为的作用

（1）在护理行为之前的导向、选择作用：在护理行为之前，良心支配护理人员的动机选择。良心依据伦理义务的要求，对行为动机进行自我检查，对符合伦理要求的动机予以肯定，对不符合伦理要求的动机予以否定，从而按照护理伦理要求作出正确的选择。

（2）在护理行为之中的监督、保证作用：良心在护理行为过程中，能扬善抑恶，起到激励、调整和控制的作用。护理伦理良心对符合护理伦理原则和规范要求的情感、信念和行为，总是给予内心的支持和肯定；反之，则给予批评、制止、纠正，从而避免不良行为发生。

（3）在护理行为之后的评价、矫正作用：良心能自发评价自己和他人的行为。比较完善的良心机制会帮助护理人员正确评价自己。当护理人员意识到自己的行为给患者带来健康和幸福，给社会带来利益和贡献时，内心感到满足和欣慰；当意识到自己的行为违反了护理伦理要求，有损于患者和社会的利益，就会因受到良心的谴责而内疚和悔恨。

三、审慎与保密

（一）护理伦理审慎

1. 护理伦理审慎的含义

审慎即周密而谨慎，是指人在行动之前的周密思考和行为过程中的小心谨慎。护理伦理审慎是指护理人员在内心树立起来的，在行动上付诸实践的详尽周密的思考和小心谨慎的服务。护理伦理审慎的深层本质是对患者高度负责的精神和严谨的科学作风。我国古代医家的"用药如用兵"、"用药如用刑"从一个侧面为审慎及其价值做了很好的诠释。

2. 护理伦理审慎的内容

（1）行为审慎：护理人员在护理实践的各个环节都需要行为审慎。护理工作的特殊性决定了护理人员的一言一行、一针一线、一刀一剪都直接关系到患者的苦乐安危和悲欢离合。这要求护士在护理工作中，严肃认真、一丝不苟地按规章制度和操作规程进行工作，严格执行"三查七对"，严格按无菌原则操作，以审慎的态度选择最佳医疗护理措施，做到疗效最佳、伤害最小、痛苦最轻、耗费最少。

（2）语言审慎：语言"既能治病，也能致病"，在医疗实践中，保护性用语，可以使患者心情愉快，症状减轻；刺激性语言，可导致患者病情加重甚至恶化。因此医护人员使用的语言要有科学性和艺术性。在与患者沟通和交谈时，使用尊重患者的礼貌性语言和给予患者精神支持的鼓励性、安慰性语言，避免使用刺激患者心理、影响患者情绪的语言。同时要科学严谨、通俗易懂地使用解释性语言，为患者说明、解释病情信息。

3. 护理伦理审慎的作用

（1）审慎有助于防止医疗差错和医疗事故的发生。审慎建立在医护人员高度的工作责任心基础之上，可以有效防止由于疏忽、马虎而酿成医疗差错和医疗事故。许多事实说明，差错事故的发生，除少数是技术原因之外，大多数是由于医护人员缺乏应有的责任心和审慎的医疗作风造成的。医护工作者良好审慎的工作作风，是提高医护质量、保证患者生命健康和安全的重要条件。

（2）审慎有助于护理人员提高业务技能和综合素质。在临床护理中能否做到审慎、周密，能否及时发现和处理问题，与护理人员的业务技能和综合素质有密切关系。业务知识贫乏，技术水平低下，综合素质不高，就难以做到审慎。因此，审慎的道德要求，促使护理人员不断钻研业务知识，提高技术水平和综合素质。

（二）护理伦理保密

1. 护理伦理保密的含义

保密即保守秘密，不对外泄露。护理伦理保密一方面是指护理人员应为患者保守医疗秘密和隐私，不对外泄露和传播；另一方面是指出于对患者的保护性目的而对患者保密。

2. 护理伦理保密的内容

（1）保守患者的隐私和秘密。医疗职业的特殊性决定了医护人员保密的重要性。为了治疗疾病，患者愿意把自己不能向别人公开的身心方面的秘密和隐私告诉医护人员；医护人员为了查明病情、选择恰当的治疗护理方案，也需要询问和掌握患者的家庭病史、个人病史、婚姻史、治疗史等不便公开的秘密。但医护工作者必须履行对患者保密的义务，这是起码的职业道德。应该保密的内容主要有：患者不愿公开透露的信息，包括：病因、病史、治疗史；一些特殊疾病如性病、妇科病、精神病的诊断、进展及预后；疾病的特殊检查结果和化验报告；特殊体征等；还包括患者不愿向外泄露的其他情况。泄露医密可能造成一些严重后果，如引起针对患者的歧视和嘲讽，引发某些未知的伤害；引起医患关系紧张，增加医疗工作的难度；引起某些医源性疾病等。医护工作者一定要把保守医密作为自身的职业美德加以重视和修炼。

 进步阶梯

是否应为琼斯保密？

28 岁的琼斯到附属于一家大型医院的社区健康中心进行体检。检测显示，他的 HIV（引起艾滋病的病原体）抗体测试呈阳性。医生史密斯告诉琼斯，虽然目前尚未发病，但在接下来的 5 年内，他将有 5%～35% 的可能性发病，同时，琼斯也可能通过性接触、与他人共用针头、鲜血等方式感染他人。史密斯医生建议琼斯不要献血，并且性行为要安全，例如性交时要带安全套或精液不进入女性体内。

琼斯随即透露，他是一位双性恋者，并肯定自己是与同性伙伴发生性关系时被感染的，史密斯医生建议琼斯将诊断结果告诉他的未婚妻，但遭到拒绝，因为琼斯认为这有可能毁了他的结婚计划，并对他今后的生活造成很大的影响。

此时，史密斯医生是否应将此信息透露给琼斯的未婚妻呢？是保护琼斯的隐私，还是保护其未婚妻的利益呢？

（2）对患者保守秘密。这是一种"保护性"医疗措施，指医护人员对某些患预后不良疾病、目前无法治愈的患者善意保密，目的是避免如实告知后引起不良刺激而影响治疗甚至加速死亡。但医护人员必须对患者家属或单位负责人如实讲明病情，以免造成不必要的医疗纠纷。此外，其他医护人员的隐私和秘密也不应向患者透露。

3. 护理伦理保密的作用

医护人员慎言守密，在护理实践中具有十分重要的作用。首先有利于建立护患之间的信赖关系，避免护患矛盾和医疗纠纷；其次有利于患者在接受治疗中保持良好的精神状态，提高和调动患者自身的抗病能力和战胜疾病的勇气。再次，保守患者秘密还有利于家庭和社会稳定，增进家庭和睦与社会和谐。

四、荣誉与幸福

（一）护理伦理荣誉

1. 护理伦理荣誉的含义

荣誉是指人们履行了社会义务之后，得到社会的赞许、表扬和奖励。护理伦理荣誉是指护理人员履行了自己的职业义务之后，获得他人、集体或社会的赞许、表扬和奖励，以及个人感到的自我满足和欣慰。

2. 护理伦理荣誉的内容

护理伦理荣誉包括客观评价和自我肯定两个方面的内容。客观评价指因护理工作者为护理事业贡献自己的智慧和力量，他人、集体和社会对其高尚行为予以肯定和赞扬；自我肯定是指护理工作者对自己较好履行社会义务的肯定性评价以及对社会评价的自我认同。

护理工作者应在社会主义道德原则和规范的指导下，树立正确的荣誉观，荣誉观的主要内容应包括以下方面。

（1）以全心全意为患者服务为思想基础。只有忠于自己的职责，热爱自己的事业，努力履行护理伦理义务，关心体贴患者，提高护理质量，为人民的身心健康作出贡献，才会得到人们和社会的赞扬与尊敬。

（2）个人荣誉与集体荣誉统一。个人荣誉包含着集体的智慧和力量，是集体荣誉的体现和组成部分。离开了集体，个人的才能再大也会成为无源之水；集体的荣誉也离不开每个护理人员的辛勤付出，个人荣誉与集体荣誉是辩证统一的。

（3）在荣誉面前应头脑清醒。在荣誉加身时切不可目空一切，居功自傲，忘乎所以，而应把荣誉看做是社会和他人对自己过去工作的肯定，是对自己的鞭策和鼓励。在荣誉面前做到谦虚谨慎，戒骄戒躁，继续前进。

3. 护理伦理荣誉的作用

荣誉对护理工作者起到激励和评价的作用。首先荣誉是社会对医护人员的一种评价，这种评价是一种无形的力量，社会评价中的肯定和赞扬，可以促使医护人员严格要求自己，不断努力，保持荣誉。其次这种荣誉感会对医护工作者形成内在的精神激励，得到肯定是人的心理需要，社会评价对医护人员形成一种无形的精神力量，使他们从荣誉这种评价中得到激励，从而获得一种继续做好本职工作，不断争取荣誉的精神力量。

（二）护理伦理幸福

1. 护理伦理幸福的含义

幸福是指人们在物质生活和精神生活中，由于感知和理解到目标和理想的实现而得到精神上的满足。护理伦理幸福是指护理工作者在职业生活中由于感受或理解到职业目标和理想的实现和从事护理职业的人生价值的实现而得到的精神上的满足。

2. 护理伦理幸福的内容

（1）护理伦理幸福是物质生活和精神生活的统一。护理工作者在救死扶伤、防病治病的护理实践中，既获得应有的物质报偿，又因患者的康复和安乐感受到自身工作的意义和价值，获得精神上的满足，从而感受到幸福和快乐。精神生活的充实高于物质生活的满足。

（2）护理伦理幸福是个人幸福与集体幸福的统一。集体幸福是个人幸福的基础，离开了国家的稳定与繁荣，离开了集体事业的兴旺发达，个人的幸福是无法实现的。个人幸福体现着集体幸福，护理工作者的个人幸福也应得到关心和维护，管理者应积极创造条件，保障个人幸福的实现，并追求个人幸福与集体幸福的统一。

（3）护理伦理幸福是创造幸福和享受幸福的统一。劳动和创造是幸福的源泉。护理人员在护理工作中的辛勤劳动造福于无数患者和家庭，自己从中体会到自身工作的意义和价值，同时得到社会的肯定，从而感受到莫大的欣慰和幸福。幸福寓于享受创造的成果之中，更寓于创造与奋斗的过程之中。

3. 护理伦理幸福的作用

树立护理伦理幸福观，促使护理工作者自觉履行道德义务，把幸福融入平凡而伟大的护理事业中，把个人幸福建立在职业理想的追求和人生价值的实现上；树立护理伦理幸福观，有利于护理工作者以高尚的精神生活为基础，促进物质生活与精神生活的统一；树立护理伦理幸福观，有利于护理工作者认识到创造幸福是获得幸福的源泉，促进创造幸福和享受幸福的统一。

习　题

1. 与生命神圣论和生命质量论相比较，生命价值论有何积极意义？
2. 医学人道论包含哪些主要内容？

3. 护理伦理基本原则的内容和要求是什么？

4. 护理伦理的行善、自主、不伤害、公正原则的内容和要求有哪些？

5. 护理伦理基本规范的主要内容是什么？

6. 护理伦理审慎范畴的含义和主要内容是什么？

（郝军燕）

第二章 护理关系伦理

 学海导航

1. 深刻理解护患关系中患者所拥有的伦理权利，认识患者的义务。
2. 掌握护患技术关系的模式和护患非技术关系的内容，认识影响护患关系的因素。
3. 理解护理人员之间、护士与医生之间、护士与医技科室人员之间相互关系的性质，掌握处理这些护理关系的伦理要求。
4. 掌握社区卫生服务护理伦理、家庭病床护理伦理、康复护理伦理的特点和护理的伦理要求。

护理关系指在医疗护理实践中，同护理有直接联系的人与人之间的交往关系，它包括护患关系、护际关系（护理人员之间、护理人员与其他医事人员之间）及护理人员与社会的关系。这几方面的关系有着不同的具体内容：护患关系主要是服务与被服务的关系；护际关系以平等协作、团结互助、互相监督为主；护理人员与社会的关系是在新的医学模式背景下护理社会化日益深入，客观要求护理人员履行社会义务和承担社会道德责任而产生的护理关系。探讨如何处理好这些关系是护理伦理学的重要课题。

第一节 护患关系伦理

一、患者的权利和义务

护患双方都是权利与义务的统一体，能否建立良好的护患关系，很大程度上取决于护患双方能否按照伦理要求去维护彼此的权利，履行各自的义务。护理人员尊重并维护患者的权利，督促患者履行相应的义务是建立和谐护患关系、提高护理质量必不可少的一个重要方面。

（一）患者的权利

患者的权利可分为法律权利和伦理权利，法律权利是已经被法律确认的法定权利，伦理权利是指主体在道德意义上允许行使的权利和应享受到的利益，通常法律权利都是伦理权利，而伦理权利不一定是法律权利，这里主要分析伦理权利。患者的伦理权利是指患者在接受医疗护理服务过程中应该得以行使的权利和应享有的利益。患者的伦理权利主要有以下几个方面的内容。

1. 被尊重的权利

患者在就医过程中，人格尊严应受到尊重，这是一项最基本的权利。

2. 获得平等的医疗和护理服务的权利

获得平等的医疗和护理服务的权利指患者享有同样良好的医疗护理服务和基本、合理的医疗卫生资源。即任何患者在接受医疗护理服务时，医疗护理享有权是平等的。因此，作为以照顾患者为职业的护理人员，应该对所有求护的患者一视同仁，平等的对待每位患者，不论患者贫富贵贱、亲疏好恶，应该一视同仁，给予患者相同的医护服务质量和服务态度，在任何环境下坚持不歧视、无偏见的护理，自觉维护一切患者的权利。

3. 疾病的认知权

患者有权获知有关的诊断、治疗及预后的信息，这是强调患者"知"的权利，患者通常都希望获知自己所患疾病的性质、严重程度、治疗方案和预后等情况，医护人员要在不损害患者利益和不影响治疗护理效果的前提下，提供有关疾病信息。

4. 知情同意权

知情同意权指患者对医护人员给予自己的诊治护理方案有了解知情的权利以及在此基础上有自主决定接受或拒绝该项诊治护理方案的权利。这里强调在知情基础上的"同意"。

（1）患者有权在接受治疗前获知有关的详情：患者有权获知相关的诊断、治疗及预后的信息，包括特定的手术治疗、医疗上的重大危险、可能失去或受损的功能等。当医疗处置上有重大改变，或当患者要求改变治疗时，患者也有权利得到正确的信息。只有当患者完全了解可选择的治疗护理方案并取得同意后，各种医疗护理计划才可以执行。我国的《执业医师法》、《医疗机构管理条例》等相关法律法规规定了医师应如实向患者和家属介绍病情；施行手术、特殊检查和特殊治疗时，应取得患者家属或关系人的同意并签字。因此，在告知过程中护理人员要积极配合医生，争取既维护患者的知情同意权又不伤害患者。

（2）患者有权在法律允许的范围内拒绝接受治疗：患者有权利拒绝接受治疗，同时有权利被告知拒绝治疗的后果，医护人员有责任向患者说明拒绝治疗后对生命健康产生的危险性。但如果患者由于缺乏医学知识或出于某种特殊原因拒绝治疗护理并对自身健康带来不利影响时，医护人员有责任劝解和疏导，尽可能使者能接受治疗和护理。

（3）人体试验的知情同意权：如果医院执行和患者治疗有关的人体试验，必须事先告知患者详情，患者有权利决定参加和不参加此项研究计划，医方不可强迫患者接受人体试验。

5. 要求保护隐私的权利

在医疗护理过程中，可能需要医护人员了解和掌握患者某些隐私和有关生理和心理特征等情况，患者有权要求医护人员为其保密，医护人员也有为患者保守秘密的义务。患者的病情资料和记录等不经本人同意不能随意公开和使用；不可任意将患者姓名、身体等私人事务于公共场合中公开；对患者的有关病案讨论、会诊、检查及治疗，不可未经同意而泄露，不可与其他不相关的人讨论患者的病情与治疗。

6. 监督医疗和护理的权利

就医患关系讲，患者可以对医院的医疗、护理、管理、医德医风等各个方面进行监督。因为从患者入院就诊的时刻起，患者就纳入了医疗服务监督者的行列，有监督医疗服务质量的权利。一旦患者发现自己的医疗护理权受到侵犯时，就有权向医院及施加损害的医护人员提出质疑、寻求解释、提出批评并要求改正。

7. 因病获得休息和免除一定社会责任的权利

疾病会影响患者机体的正常生理功能，使其承担社会责任能力减弱。因此患者在获得医疗机构出具的合法诊疗证明后，获得暂时或长期休息；暂时或长期免除如服兵役、献血等社会责任和义务，可免除正常工作责任并同时享有合法的工资及其他福利待遇；精神疾病患者凭医疗诊断可免除在病情发作期间的法律责任和道德责任。

8. 有了解医疗费用支配情况的权利

患者有义务向医院支付医疗费用，也有权利了解费用实际开支情况，患者有权核对账单，并要求解释付费情形及内容。

（二）患者的义务

1. 积极配合医疗和护理的义务

患者在接受医疗护理过程中应尊重医护人员的执业自主权，为了共同的目标积极与医护人员合作。包括：诚实表达找医护人员帮助的目的；如实讲清病情体验及与之有关的疾病信息；如实回答医护人员有关病情、病因的询问，尽可能详细、真实地提供病史；在同意接受某种治疗方案后，按医护人员的要求配合完成医疗护理等。

2. 自觉遵守医院规章制度的义务

医院的各项规章制度是保证医疗秩序、提高医护质量的必要措施，不仅需要医护人员同时也需要患者及家属的自觉遵守。如患者及家属须遵守：就诊及住院制度、探视制度、陪护制度、术前签字制度、缴费制度、出院制度等。同时对于医院秩序方面的制度，如安静、清洁、不损坏医院财产、不干扰医护人员的正常医疗活动等，患者理应遵守。

3. 保持和恢复健康的义务

维护身体健康既是患者的权利，也是患者的义务。提高医疗护理服务的主要目标也是帮助患者减轻痛苦，增进健康。如今许多疾病与人们的生活方式和生活习惯有密切关系，需要患者自律才能避免或减少发病率。因此，患者有责任选择合理的生活方式，养成良好的生活习惯，对自己的健康负责。

4. 自觉缴纳医疗费的义务

医院提供医疗服务产生成本和服务消耗,患者就诊、治疗需要承担一定的医疗护理费用,不应以任何借口拒付医疗费用。尽管在遇到危重患者时,应允许先抢救后交费,但在事后应及时补交医疗费用。

5. 支持医学科研发展的义务

为了医学科学的发展,患者有义务在自己不受伤害的情况下,经自愿知情同意支持、配合医护人员开展科研、教学、公益等活动。如配合疑难病、罕见病的专项研究以探索诊治方法;为新药、新技术的实验和使用提供合作、信息;为医学生临床实习提供示教支持;对尸体解剖研究给予支持等。发展医学科学是造福人类的公益事业,患者应予以支持。

二、护患关系的内容和模式

护患关系是护士与患者之间的关系,是在医疗护理活动中建立起来的特定人际关系,护患之间是平等的交往关系,是以尊重彼此权利和相互履行义务为前提的。护患关系可分为技术关系和非技术关系两个方面,护理活动的完成是通过护患之间技术方面和非技术方面的交往实现的。

(一) 护患技术关系及其模式

护患技术关系是指护患双方在护理技术实践中的行为关系,反映护患双方对护理技术本身的认识和态度。是极为重要的护患关系,也是护患非技术关系的基础。1976年美国学者萨斯和荷伦德提出了医师与患者技术关系中存在的三种不同模式:主动—被动型、指导—合作型、共同参与型,这些模式同样适用于护患关系。

1. 主动—被动型

这是一种古老而普遍的模式,它主要强调医护方面的作用,忽视了患者在诊疗过程中的能动作用。这种关系模式的特征是,医护方是主动的,患者是被动的,治疗和处置的权利全部掌握在医护人员的手中,而患者只是被动承受。这种模式对处于休克、全麻、昏迷状态的患者和婴幼儿、精神病等不能表达主观意志的患者可适用,但对于其他可以自由表达主观意志的患者就暴露了其局限性。该模式的缺陷:强调医护的权威,忽略患方的主动性,易引发护患冲突,影响治疗效果,甚至出现护理差错难以得到及时纠正与修补。

2. 指导—合作型

这种医护交往模式在一定程度上重视了患者的主动性,但医护一方仍占据主导地位,具有权威性,医护人员以其医疗权威为患者提供指导,患者主动配合并执行医护方的指导。这种配合的具体表现是:主动提供病情,接受和配合诊治,配合检查和治疗,反映诊治中的情况,提出与自己病情相关的问题,并得到医护方的解答。但起决定作用的一直是医护方面，患者的合作是以执行医嘱为前提的。这种模式与主动—被动型关系相比，前进了一大步，患者被看做有意识、有思想的人，这有利于提高诊疗效果，有利于协调医患、护患关系，也有利于及时避免和纠正一些医疗差错的发生。

3. 共同参与型

共同参与型护患关系是指护士和患者共同参与护理过程的计划和实施，双方居于相对平等的地位，有大体相等的权利和义务。患者可以参与自己的治疗护理讨论，向护士提供治疗护理效果的信息，并提出自己的意见和要求，帮助护士作出正确的判断。这种护患关系可以调动护患双方的主动性和积极性，患者在治疗护理中的人格和权利得到充分的尊重，可以明显减少护患矛盾和冲突，有利于患者保持良好的心理状态和恢复身心健康。这种模式对护患双方的要求都比较高，护方需要对患者的社会生活、心理状态等有全面的把握，能够有充分的时间和患者进行顺畅的沟通交流；患方需要有较高的文化水平并对医学知识较为熟悉。这是一种理想的护患关系模式，目前适用于慢性病患者和有一定文化知识水平及医学知识的患者。

护理实践中应根据不同的护理对象选择不同的护理模式，应提倡指导—合作型、共同参与型的护患关系，以提高护理质量。

（二）护患非技术关系及其模式

非技术关系是指护患双方除护理技术关系以外，由于受社会的、心理的、经济的等因素的影响，所形成的道德关系、利益关系、价值关系、法律和文化关系。这些关系相互联系、相互作用，共同影响着护理的质量。

1. 道德关系

道德关系是非技术关系中最重要的内容。护理活动中，护患双方由于所处地位不同、利益不同，文化水平和道德修养等方面均存在差异，对护理技术及其行为方式的理解上也存在一定差距，护患双方会产生各种不同的矛盾。为了协调关系，双方必须按照一定的道德原则和规范约束自己的行为，彼此尊重对方的人格、权利和利益，才能建立一种趋向和谐的护患关系。护患道德关系中，护士的道德水准起着主导作用。

2. 利益关系

利益关系是指在护理活动中护患双方发生的物质和精神利益的关系。护士通过自己的技术服务和劳动获得经济报酬，同时因感受到自己劳动的价值而获得精神上、心理上的满足和愉悦，这是护士的物质利益和精神利益；患者支付了规定的医疗费，接受了医疗服务，解除了病痛，恢复了健康得以重返社会，也满足了身体、精神利益的需要。护患双方的利益关系在社会主义条件下是平等、互助的人际关系的反映。

3. 价值关系

价值关系是指在护理活动中，护患双方相互作用、相互影响，在实现或体现各自价值中形成的价值关系。护理人员运用职业知识和技术为患者提供优质服务，帮助患者重获健康，实现了护理职业和自身的社会价值，患者重返社会后又为他人和社会做出贡献，护士的价值实现离不开患者，患者的价值实现也离不开护士。

4. **法律关系**

在护理活动中，护患双方行为活动都受法律的制约和保护，要在法律范围内行使各自的权利和履行义务，一切侵犯护士和患者正当权利的行为都是国家法律所不允许的。护患之间的这种法律关系是国家保护每个公民正当权益的体现，也是社会文明进步的标志。

5. **文化关系**

护患双方会有不同的文化背景，即宗教、信仰、风俗、生活习惯等方面的差异，这使护患双方在道德行为上的表现也有所不同，这时护患关系表现为一种文化关系，存在彼此之间相互尊重、相互学习、相互体谅的问题。对于不同文化背景的患者，应采用不同的沟通和交往方式，这对建立良好的护患关系十分重要。

三、护患关系的改善

（一）护患关系发展趋势

伴随医学模式的转变和医学高新技术设备的应用以及经济市场化的冲击，护患关系也相应发生了很多变化，出现了几个方面的发展趋势。

（1）护患关系的物化趋势。随着越来越多的先进医疗仪器的使用，护患之间更多地增加了物的因素，护患关系由"护士—患者"模式向"护士—机器—患者"模式转变，物的因素如同屏障一样，使护患之间的直接交流被淡化，出现"高技术、低情感"的倾向，护患关系在某种程度上被物化了。

（2）护患关系的经济化趋势。市场经济背景下的现代医疗体制改革逐步把医疗服务和经济报酬合并为一条线，自主经营、自负盈亏的管理模式，使医疗部门在一定程度上把为人的生命健康服务的宗旨异化为以经济利益为宗旨，使得护患关系中经济因素明显增强。

（3）护患关系的社会化和多元化趋势。现代护理工作已由医院扩大到社区，由单纯的疾病护理扩展到以人的健康为中心的全面护理，社区卫生保健、康复护理保健、家庭护理保健等需要护士走出医院、走向社会、走向家庭，这种社会化趋势对护士的知识、能力等素质提出了更高的要求。同时，新的护理模式下，护士的角色不再是医生的助手，而是独立、主动地开展整体护理工作的护理活动执行者、护理计划者、管理者和健康教育者、协调者、护理研究者等多重角色，护士必须不断学习新的专业知识和技能并学习伦理、心理、沟通技巧等人文科学知识，才能满足护理的社会化、多元化需要。

（二）影响护患关系的因素

1. 医疗管理体制方面因素

从上述护患关系发展趋势也可以看到，进入市场经济阶段后，医疗管理体制不可避免地带有市场经济的印记，医疗机构服务的宗旨更多地转向以经济利益为中心，医疗机构管理中也把医护工作与个人经济利益挂钩，使得护患关系的经济化、物化趋势明显加强，在很大程度上消解了护患之间的伦理道德关系。一些医院护理管理不到位，护士数量严重不足等情况也成为影响护患关系和谐的不利因素。

2. 护方因素

护方因素是影响护患关系的主要方面，可以从技术因素和非技术因素两个方面考察。

（1）技术因素。护理工作是护理技术和护理道德的统一，护理技术是基础，护理道德是灵魂。护士如果缺乏扎实的专业理论知识和熟练精湛的操作技能，在实施护理的过程中就会给患者造成不必要的痛苦和麻烦，引起患者的不适与怀疑，不仅影响护理效果，还会造成护患关系的紧张甚至恶化。

（2）非技术因素。据有关调查显示，医疗纠纷中因技术原因引起的不到20%，超过80%是因为服务态度、言语沟通和医德医风等方面原因引起。所以非技术因素在护患关系中是不可忽视的重要因素。主要包括：职业道德因素，如服务态度、工作责任心、同情心、对患者是否尊重与关爱；护士人文修养，如护士对关爱生命精神的执著追求、对护理科学与护理人文精神的一致性的认同和体验，协调护理人际关系的技能、沟通的技能与技巧。

3. 患方因素

（1）就医行为不文明。有的患者对护患双方权利和义务不甚了解，只强调护理人员的义务，而不能很好履行自己的义务，甚至不尊重护士的人格和劳动；有的患者无视医院规章制度，浪费药品、损坏公物，不配合诊疗护理工作；也有患者对医护人员不信任，隐瞒病史、不遵守医嘱，出现不良后果便将责任推给医护人员。因此，纠正患者的不良就医行为也是建立正常护患关系的重要一环。

（2）对医疗护理期望值过高。一些患者不理解医学的特殊性和局限性，对医疗和护理有过高的期望，一旦未达到预期目的，就认为是医院和医护人员不负责任；对医疗护理过程中不可避免出现的副作用不理解，对有的危重或疑难病例虽经积极救治、精心护理仍效果不好的情况不能正视，甚至对医护人员无端指责。这些都成为易引发护患纠纷的重要因素。

（三）建立和谐护患关系的对策思考

1. 完善医疗卫生管理制度

这需要政府明确公共医疗卫生的性质，并合理设计政府在医疗卫生事业中的责任，逐步改进和完善制度安排。这需要从我国实际出发，坚持以政府为主导，强化政府责任，坚持公共医疗卫生服务的公益性质。在提供医疗卫生服务方面，要坚持政府指导和适当采用市场机制相结合。这样才能从根本上改变医患关系、护患关系所面临的利益冲突和矛盾，使医患、护患关系朝着和谐方向发展。

2. 提高护士职业素质

护士应适应新的医学模式的要求，增强实施整体护理的能力，全面提高护理职业素质，包括护士的专业技术素质、职业道德素质和人文素质等。护士除了应具有精湛的护理技能、良好的职业道德精神：敬业、对患者负责、对生命负责，还要加强心理护理能力、增强沟通技能，努力把技术护理和心理护理结合起来，给患者以生理的、心理的、精神的、社会的多元化护理和关怀。

3. 加强文化建设，为和谐护患关系营造社会氛围

通过在全社会建设和谐文化，可以使和谐所包含的公平正义、团结友爱、和睦相处、求同存异等精神成为社会价值导向，渗透到广大社会成员的思想意识中，引导人们用宽容的态度来对待人、事，减少和避免思想认识的片面化和极端化，逐渐形成正义、宽容、关爱、互助的人际和社会氛围，这是构建和谐护患关系的重要社会基础。

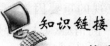
知识链接

构建和谐医患关系的创新举措

2003 年北京朝阳医院把已经退休的护士长向红笛请回呼吸科，专门在医者与患者之间架起一座沟通的桥梁。见患者情绪不好，向红笛马上上前劝慰；要是那个医护人员惹患者生气了，她立刻把相关的医护人员找来，当着患者的面批评；要是患者因为不了解情况和医生发生了口角，她向患者解释清楚；患者想知道自己的情况，她就帮助找来主治医生；患者出院，她代表医院把患者送到车上。在向红笛回到呼吸科的一年里，这个拥有 100 多张病床的大科室没有发生过一起患者投诉。

第二节　护际关系伦理

护际关系是指护理人员在护理业务领域中所发生的与同行之间的关系。包括护理人员之间的合作关系以及护理人员与其他医事人员之间的合作关系。良好的协调与合作的护际关系是保证护理质量、完成护理任务的重要条件。

一、护理人员之间关系伦理

（一）护理人员之间关系的性质和类型

护理人员之间的关系是基于共同工作目标的平等、协作的关系。这种关系包含着上下级关系、同级关系和教与学的关系。上下级关系主要是护理副院长、护理部主任、护士长与护士之间的关系，尽管这些关系含有领导与被领导的关系，具体职责与工作方式也不同，但为患者服务的目标是一致的，所以上下级关系本质上仍然是相互尊重、相互沟通、团结一致、相互支持的同事关系；同级护士之间是协调一致的工作关系，护理工作的整体性使得护士工作的分工与协作性都很强，这客观上要求每个人首先要认真负责地做好自己所承担的工作，同时要协助和配合其他人的工作；教与学的关系主要存在于护士长、护士和实习护士之间，这种关系是带教与被教的关系。

（二）建立良好护理人员之间关系的伦理要求

1. 彼此尊重，互帮互学

护理工作具有目的同一性、工作衔接性和协作性、业务的技术性等特点，护士之间是同行、同事，彼此间应相互尊重、相互学习、取长补短、共同提高。同事有困难，应热情帮助、以诚相待；同事取得成绩应认真学习、虚心请教；有经验的资深护士有责任关心、帮带年轻护士，年轻护士应尊重年长护士，虚心学习、诚恳求教。

2. 团结协作，密切配合

不管护士如何分工，护理工作为患者健康服务的目标是一致的，这决定了护理工作协作、配合的特点。无论是责任护士、治疗护士、辅助护士还是日班护士、夜班护士，都要树立团队精神和协作意识才能够保证护理工作的延续性和及时性。当遇到突发事件，不应计较分内分外，而是把患者利益放在第一位，主动配合积极参与救治。工作中发现必须完成的护理措施被疏漏时，应立即采取补救措施，不能事不关己而等闲视之。

3. 明确分工，尽职尽责

护理工作既要强调团结协作，也要强调分工明确、各尽其责。护士往往按临床护理的需要和不同工作内容有明确的分工，如主班护士、责任护士、治疗护士和药疗护士，不同部门又分门诊护士、病房护士、手术室护士、供应室护士、营养室护士等，不同责任的护士都应明确自己的职责和分工，在各自的岗位上尽职尽责，才能使护理工作协调一致，达到科学化、制度化、规范化和整体化的要求。

二、护医关系伦理

（一）护医关系的性质

这里护医关系特指护士和医生之间的关系，根据现代护理在临床工作中的地位和作用，护医关系是并列—互补型关系。"并列"是指医、护工作完全处于平等的地位，医疗和护理是两个并列的要素，在促进患者康复过程中发挥同等重要的作用，无主次、从属之分，各自相互独立、不可相互代替。"互补"是指医护之间相互交流信息，互相协作，互为补充的关系。医疗和护理既相互独立，又相互依存，所以在临床工作中，医疗和护理需要相互监督、互相促进、互补不足。

（二）建立和谐护医关系的伦理要求

1. 平等、尊重

医生和护士虽然分工不同，但工作目的一致，地位是平等的，彼此应该相互尊重与信任。护士要积极主动地协助医生工作，认真、能动地执行医嘱，及时为医生提供患者病情变化信息。医生要重视、信任并尊重护士临床哨兵的角色作用，尊重护士的劳动并重视护士提出的建议和反映的情况，积极支持护理工作。

2. 协作、配合

医疗和护理在共同对患者健康负责的基础上是有机统一的，医生的诊断和治疗方案需要护士创造性的工作才能得以实施和落实，而且诊疗的效果还与护理方案的制订与实施有密切关系。因此，医生和护士的团结协作是患者康复的前提，在治疗过程中，医护双方需要不断交流信息，补充、完善医护工作，密切交流互补。

3. 监督、制约

为了维护患者利益，防止差错事故的发生，医护双方必须相互制约和监督。无论是护理过程还是诊疗过程，双方都有责任按有关规定进行相互约束与监督。在诊疗护理过程中，医生、护士都可能会因认识原因或工作头绪繁多而忽略细节或忘记执行某项必要措施，双方均有责任互相监督。护士应当能动地而不是机械地执行医嘱，一旦发现问题，应本着对患者负责的态度，及时指出。医护都应虚心接受对方的提醒和监督，出现问题，不应相互责难或相互拆台。

🔲 案例

谁应对患儿之死负责

患儿李某某，男，3岁。因误服5mL炉甘石洗剂到某医院急诊。急诊医生准备25%硫酸镁20mL导泻，但将口服误写成静脉注射。治疗护士心想："25%硫酸镁能静脉注射吗？似乎不能，但又拿不准。"又想："反正是医嘱，执行医嘱是护士的责任。"于是予以静脉注射，致使患儿死于高血镁的呼吸麻痹。

三、护理人员与医技科室人员关系伦理

（一）团结互助，合作共事

护理人员与医技科室人员的工作是相互联系和衔接的，双方有较多的工作接触，需要合作共事。如送检标本、核对检查结果、领取药品、协助患者做特殊检查，护士都需要医技科室工作人员的合作和支持。护士要了解各医技科室的工作特点和规律，主动与其协作。医技科室也需要为诊疗、护理提供依据、提供方便，双方应本着团结互助、合作共事的原则相互支持相互配合。

（二）以诚相待，及时沟通

护理人员与医技科室人员是平等的合作共事关系，要相互尊重、以诚相待。"敬"与"诚"是合作的伦理基础，"敬"是尊重，即尊重对方的身份、人格、自主判断和专业角色；"诚"即坦诚相待，信守诚信与承诺。护理人员与医技科室人员应在以诚相待的基础上，以患者利益为中心协调共事、及时沟通，保证信息通畅，才能提高医疗护理工作质量，尽可能减少医疗差错事故。若双方因信息沟通不畅而产生不同意见和矛盾，应按实事求是原则协商解决，不可互相推诿责任，更不应影响患者利益。

第三节　护士与社会关系伦理

一、社区卫生服务护理伦理

（一）社区卫生服务及其特点

目前在我国，社区是指城市的街道或社区居民委员会的辖区。社区卫生服务是指以社区群体为一整体，在运用多学科方法进行社区调查的基础上进行社区诊断，确定社区存在的主要健康问题和相应的医疗、预防和保健需求，有针对性地提供卫生保健服务，以达到在社区范围防病治病、促进健康的目的。

社区卫生服务是以健康为中心的综合性卫生服务。它综合运用预防、医疗、康复、保健、计划生育技术指导等手段，以健康为中心，充分利用社区资源，动员社区力量，在新的医学模式下积极开展社区卫生服务；社区卫生服务的整体健康观和综合服务观是在生物—心理—社会医学模式基础上形成的，这一服务模式不仅重视生物因素而且也重视心理和社会因素在疾病发生、发展过程中的作用，把治疗和预防疾病、促进社区居民健康、提高社区居民生活质量结合起来，并从居民个人、家庭和社会背景中全面考虑居民的健康和疾病问题。

社区卫生服务是促进新的医学模式得以落实的有效途径，也是体现

和保证人人享有医疗保健权利的重要形式，它有益于卫生资源的合理配置和充分利用，也有助于建立新型的医患关系。

（二）社区卫生服务护理伦理要求

社区卫生服务护理是社区卫生服务和全科医疗的重要组成部分，是运用健康促进、健康维护和健康教育等手段，进行管理、协调和连续性的照顾，直接对社区中个体、家庭和群体进行护理，以促进和维护人群健康。

1. 更新观念，适应角色转换

社区卫生护理服务体现新的医学模式和护理理念，护理人员要做好工作，首先必须转变观念，树立预防为主、防治结合的思想，树立大卫生观，扭转疾病护理为中心的思想，树立以健康为中心的护理理念，逐步践行新的医学模式。同时，社区卫生护理服务涉及面宽，服务内容多，需要独立面对和处理问题的机会也多，有时甚至需要护士超越护士角色承担更多的责任，对护理人员的专业素质和伦理素质都提出了更高的要求。

2. 尊重权利，保护隐私

社区居民在生活习惯、文化水平、道德修养及年龄方面会存在很大差异，对待社区卫生服务的认识、态度、接受程度各不相同，从事社区护理应尊重每位护理对象，无论其身份、地位、学识、修养，一律尊重其人格，维护其权利，提供服务时要告知护理对象相关信息，说明医疗护理的目的和利弊，尊重他们的选择。社区护理更有条件与社区居民建立起熟悉、密切的关系，会有机会了解护理对象个人、家庭、生理、心理等多方面的信息，护理人员应注意对护理对象提供的信息严格保密，避免因疏忽泄密影响护患关系甚至导致更大的伤害和痛苦。

3. 一专多能，综合服务

社区护理是一专多能的综合性服务，涉及身心护理、预防保健、康复锻炼等领域，客观要求护理人员掌握多学科知识。既能进行身心整体护理，又可承担伤病现场初步急救；既能进行康复锻炼指导，又能开展健康教育、卫生科普知识和疾病预防宣传；既能开展社区卫生防疫，又熟悉药品、医疗器械的使用。

4. 自律慎独，优质服务

社区护理中常常是护理人员独自出诊，深入到街道和家庭，单独完成整个工作过程。由于管理层次少，监督作用小，客观要求护士自我约束，做到"慎独"。这需要护理人员不断自律，加强自我修养，自觉追求高尚的道德情操。同时能在具体、繁琐、紧张的工作中保持清醒的头脑，在每项护理工作中遵守严格具体的操作规范，为社区居民提供优质高效的卫生服务。

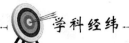
学科经纬

整体护理在社区卫生服务中发挥重大作用

社区卫生服务是以健康为中心，以家庭为单位，以社区为范围，以需要为导向，以老人、妇女、儿童和残疾人为重点服务对象，融预防、保健、医疗、康复、健康教育及计划生育技术服务为一体的具有综合性和连续性的健康服务。在社区卫生服务中运用整体护理的理念，以现代护理观为指导，以护理程序为框架，根据人的生理、心理、社会、文化、精神等多方面的需要，制定个性化护理计划，提供适合个人的最佳护理。这是完善社区卫生服务护理的重要途径。社区卫生服务护理要对就诊人群建立家庭健康档案，对每个需要上门服务的患者建立家庭护理病历，以患者为中心、以提高人的生存质量为目的，突出护理工作的整体性。社区护士不只是给患者打针、发药和执行医嘱，而是给服务对象提供全过程的连续服务，整体护理涉及患者的身心整体，护士在工作中需要转变护理观念，强化社区服务的整体护理意识，才能适应社区卫生服务护理的要求和发展。

二、家庭病床护理伦理

（一）家庭病床护理的含义及其特点

1. 含义

家庭病床是医疗单位为适合在家庭进行计划治疗和管理而就地建立的病床。家庭病床融预防、保健、医疗、康复为一体，向社区家庭提供综合医疗卫生服务。适宜提供家庭病床服务的对象主要有：年老体弱行动不便，去医院连续就医有困难的人；经住院治疗或急诊留观后病情稳定仍需继续治疗的人；需要住院治疗因种种困难不能住院有符合家庭病床收治条件的患者；其他适合和需要在家庭治疗的患者。

2. 特点

与医院护理相比，家庭病床具有以下特点。

（1）护理内容全面。因其体现预防、保健、医疗、康复为一体的综合性特征，家庭病床护理不像医院病床护理那样有明确具体的分工，护理人员除做好必要的辅助治疗外，还要进行心理及健康的咨询和调节；协助患者和家属，改善治疗环境，安排康复训练和合理的饮食起居；向家属做好护理示教；做好健康教育，宣传疾病预防和康复保健的知识，提高家庭互助保健和自我护理的能力等。

（2）护患关系密切。护理人员在家庭环境中为患者进行护理服务，在与患者的语言沟通和密切接触中，能较深入地了解患者的生活环境、习惯、病情和心理状态，不仅为有效的治疗和护理提供了依据，还有益于患者和家属及时表达治疗效果、感受和自己的愿望、要求，便于建立相互交流、信任、合作的良好护患关系。

（3）宜于心理护理。家庭病床患者同样存在这样那样的心理问题，家庭护理深入患者家庭，对患者心理问题能有比较深入的了解，患者的心理需要和心理问题也易于向护理人员倾诉，从而为心理护理提供了极好的条件，护理人员要充分重视心理护理的重要作用，认真履行心理护理的责任，根据患者的具体情况，有的放矢地进行心理护理和心理教育，帮助患者克服影响治疗康复的心理障碍，同时努力做好家属工作，帮助患者获得温暖亲情和舒适的家庭治疗环境，使患者处于最佳心理状态接受治疗和护理。

（二）家庭病床护理的伦理要求

1. 诚实守信，及时服务

家庭病床地点分散，护士往往要走街串户地登门服务，有时交通和天气等条件会给工作带来许多阻碍，这时护士要不辞辛苦，信守约定，按时定点上门服务，不因天气和交通等原因延误治疗和护理。要把患者的健康利益放在首位，严格执行护理计划，万一改变计划，应事先征得患者同意。特别是当个人利益与患者利益发生冲突时，应以患者利益为重，切实维护患者利益。

2. 尊重信仰，慎言守密

从事家庭病床护理服务更有可能了解和接触到患者及其家属的隐私，护士决不可对此任意宣扬，说长道短甚至搬弄是非，要恪守秘密，维护患者的隐私。有的患者或家属会有不同的信仰，护士应尊重他们的信仰，不妄加评论，不褒贬患者或其家庭成员的信仰。

3. 明确目标，密切协作

家庭病床的病种范围广，也有患者集多种疾病于一身，病情多变，处理起来需要各学科的密切配合，护士除应加强与患者及家属的密切协作和相互支持，还要及时与相关的医务人员传递信息，沟通协调、密切配合，形成一致的目标，明确各自的职责，规范医疗护理程序，提供及时的、高效的医疗护理服务，促进患者早日康复。

三、康复护理伦理

（一）康复护理的含义和特点

1. 康复及康复护理的含义

作为现代医学的一个组成部分，康复是指采取各种有效的措施，减轻残疾的影响和使残疾人重返社会。康复医学是围绕残疾人的康复发展起来的，是促进病、伤、残者康复的医学学科。康复医学以健康为目的，对有关功能障碍进行预防、诊断、评估和处理，并调整周围环境和条件，以促进伤病者和伤残者在身体功能上、精神上和职业上进行康复。

康复护理是根据伤残者的康复医疗计划，通过护士与康复医师及有关的专业人员共同协作，对康复对象进行专门护理和各种专门的功能训练，以预防残疾的发生与发展及继发性残疾，减轻伤残的影响，达到最大限度的康复并重返社会。

2. 康复护理的特点

（1）康复护理的协调性　当代康复医学是包含医疗康复、教育康复、职业康复和社会康复的全面康复。其中医疗康复是基础，是为达到康复目的而采取的功能诊断、治疗、训练和预防技术；教育康复是针对幼儿和青少年所患的听力、视力、智力、语言等方面的缺陷儿进行的特殊教育，目的是为他们适应社会创造条件；职业康复是为康复对象从事某种职业提供的帮助；社会康复是全面康复的最高要求，是要全社会推进和保证对康复治疗对象医疗、教育、职业康复的进行，依法创造良好的社会环境。例如，尊重伤残者应有的人格尊严、权利和使之得到公正的待遇。可见，全面康复需要社会的协同努力，包括护理人员、医生、工程技术人员、特殊教育工作者、家庭、社会工作者及政府部门的共同协调，才能使康复更有成效。

（2）康复护理的整体性　康复是身心整体的康复，康复护理是身心整体护理，必须同时重视生理功能的护理和心理护理。对于轻度心理障碍的伤残者，护士要通过心理护理帮助伤残者保持心理平衡、稳定；对严重心理障碍的伤残者，护士要配合心理医生制定心理康复计划，运用各种心理技术和方法开展心理治疗护理，使伤残者心理功能得到补偿，减轻和消除症状，改善心理状态，达到身心整体康复。

（3）康复护理的连续性　伤残者的康复是个慢性、长期的过程，心理和生理功能的逐渐恢复都是复杂、长期的过程，不能寄希望于住在医院的时间内就能达到完全康复，除了短期住院治疗外，大多需要出院后继续康复治疗，包括采用门诊治疗、社区治疗、家庭病床治疗和家庭康复指导。随着护理的社会化，康复护理将随着康复服务系统发展成为一个连续的纵向服务过程。

（二）康复护理的伦理要求

1. 理解同情，尊重患者

伤残者由于身心功能障碍而降低甚至丧失了获得自己应有的某些权利的能力，会表现出焦虑、烦躁、愤怒、痛恨、抑郁等情绪反映，特别是后天致残者，遭受了意外的严重挫折，不但承受着躯体的痛苦，而且由于意外的打击、正常生活的中断等带来严重精神创伤，甚至导致人格障碍或神经症，他们会有不同程度的孤独感和自卑感，可能丧失对生活的勇气和信心，他们需要理解和帮助。护士在护理中要特别理解和尊重他们，要用关爱之心和诚恳态度对待他们，尽量满足其生活需求和心理需求，关怀体贴，精心护理，增强他们生活的信心和勇气。同时通过努力和宣传，消除周边环境对残疾人的冷落和歧视，维护他们的自尊，帮助他们和正常人一样在作出自己力所能及的贡献的基础上享受社会发展的成果。

2. 热心帮助，耐心尽责

伤残者完全或部分地丧失了生活自理能力，有的甚至穿衣、洗脸、漱口、吃饭、大小便、读报刊、读信件等日常生活小事也都有困难，护士要有针对性地关怀和帮助他们，如为视力障碍者读报、读信件和代写书信；耐心地用手势、用笔书写与耳聋人交谈；常为卧床患者变换体位、活动关节等。一般情况下，功能恢复是个比较缓慢的过程，需要有耐心、毅力和恒心，坚持长期治疗和护理。护士首先要有耐心，康复训练耐心指导、做好示范，循序渐进，恢复一项、巩固一项，不能有急躁情绪，更不能在治疗者面前暴露自己信心不足，避免打击伤残者的信心，要及时给他们鼓励，增强其康复信心。同时，护士要在业务上努力进取，加强康复医学知识的学习，熟练掌握各项康复护理技术，不断提高自身的护理水平。

3. 谨慎周密，重视心理

因康复具有整体性和连续性的特征，康复护理也具有综合性和连续性，护理面广，护理难度较大，更加需要细致、谨慎、周到地进行护理。要细心观察病情变化和心理状态，注意患者的安全，准确无误执行医嘱，严格执行操作规程，及时与康复医师和相关人员沟通协调。同时，伤残者心理状态复杂，特别是后天伤残者，心理变化剧烈、情绪波动大，护士必须及时了解伤残者的心理状态，针对伤残者的心理特点进行心理护理。

习　题

1. 患者享有哪些道德权利？
2. 简述三种护患技术关系的含义和适用范围。
3. 护患关系呈现哪些新的发展趋势？影响护患关系的因素主要有哪些？
4. 护士与医生的关系具有怎样的性质？建立和谐护医关系应遵循哪些伦理规范？
5. 简述康复护理的特点和伦理要求。
6. 社区卫生服务护理应遵守哪些伦理要求？

（郝军燕）

第三章　整体护理和基础护理伦理

学海导航

1. 掌握整体护理、心理护理、基础护理的伦理规范。
2. 熟悉整体护理、心理护理、基础护理的含义、特点和意义。
3. 了解心理护理对护士素质要求。

整体护理是一种护理行为的指导思想或称护理观念，是以人为中心，以现代护理观为指导，以护理程序为基础框架，并且把护理程序系统化地运用到临床护理和护理管理中去的指导思想。基础护理是护理学实践范畴中重要的组成部分之一，对培养具有扎实基本知识和娴熟基本技能的合格护理人才起着举足轻重的作用。整体护理和基础护理伦理的研究，有利于整体护理模式的发展，有利于为患者提供优质的整体化服务，有利于护理学科理论体系的丰富和完善。

第一节　整体护理伦理

整体护理是在生物－心理－社会医学模式的指导下，国际上正在推广的一种新型的护理工作模式。探讨整体护理的伦理问题，有利于整体护理模式的发展，有利于为患者提供优质的整体化服务，有利于护理学科理论体系的丰富和完善。整体护理是护理学历史发展的必然。

一、整体护理的含义、特点和意义

（一）整体护理的含义

整体护理是以现代护理观为指导、以人为中心、以护理程序为核心，根据人的生理、心理、社会、文化、精神等多方面的需要，将临床护理和护理管理的各个环节系统化的工作模式。整体护理是以现代护理观为指导，以护理程序为基础框架，并且把护理程序系统化地运用到临床护理和护理管理中去的指导思想，提供适合人的最佳护理，重视人的整体健康的促进，为个人提供最优化的护理服务。

（二）整体护理的特点

整体护理是以现代护理观念为指导，以护理程序为基础，将临床业务和护理管理的各个环节系统化的护理工作模式。

1. 护理理念的整体性

整体护理以患者为中心，重视患者的生理、心理、社会、精神等各方面的需要。护理理念的整体性要求医护人员对患者全面负责,注重患者身心健康的统一及注重人与人的个性差异,根据患者的具体情况安排护理工作内容,解决患者的整体健康问题。同时,整体护理的开展是护理业务、护理管理、护理制度、护理科研、护理教育等各个环节的整体配合,从整体上提高护理水平。

2. 护理手段的科学性

整体护理以护理程序为基本思想和工作框架。护理程序包括护理评估、护理诊断、护理计划的制订、护理措施的实施、护理效果的评价和反馈,循环有序。它是一种科学的工作方法,使护理服务工作有条不紊,环环相扣,改变了护理工作执行医嘱加常规的方法,突出了护理工作的专业性、独立性和科学性。

3. 护理对象的参与性

整体护理十分重视患者及其家属的自我护理潜能,强调通过健康教育,提高患者及家属的自我护理能力,并提供机会让他们参与自身的护理活动,成为对自己健康负责的主体。

4. 患者满意的服务作为优质服务的评判标准

整体护理对优质护理提出了新的标准,既除了有效的解决患者的躯体问题外,还应从患者的心理、社会和文化需要出发,因人施护,发挥患者及家属的能动性,有效地利用各种资源,促进患者身心健康才是优质护理,而患者的满意度就是一项反映优质护理的重要指标。

(三) 整体护理的意义

整体护理是护理思想和护理学科发展的一次重大跨越,是护理工作的一项重大变革,具体表现在以下几方面。

1. 丰富了护理理论与实践内容

整体护理把护理服务对象为生物的、心理的、社会的、文化的、发展的人,强调人的整体性。因此,在护理理论与实践中充分发展了许多有关人的心理、社会、伦理、道德等方面的内容。

2. 树立了"以患者为中心"的护理理念

整体护理要求护理人员、护理管理者改变传统的护理过程中过多地强调技术因素的整齐划一、漠视患者的感受。强调增进和恢复患者健康为目的,树立"以患者为中心"的护理理念。

3. 密切了护患关系

整体护理加强对患者的身心全面护理,注重调动患者的主观能动性。护患双方共同参与护理计划的制订和实施,使护理人员与患者之间的关系更加密切。

4. 调动了护士的工作积极性

整体护理运用系统护理程序为患者解决问题,摒弃了传统的机械执行医嘱的被动工作局面,变被动护理为主动护理,体现护士的自身价值,护理人员的主动性、积极性和潜能将得到充分发挥。

5. 改变了护士的角色，拓宽了护理的服务范围

整体护理的实施，改变了护士的角色，由单纯的护理操作者向健康教育者、咨询者、协调者、管理者、研究者等多重角色转变。使护理范围不断地扩充。

6. 促进了护理教育的发展

整体护理的实施，要求护士不仅应具备疾病护理的能力，而且应当具有丰富的人文科学知识和沟通技巧，对护理教育提出了新的要求。为了培养能从事整体护理的高素质的护理人才，需要对现有护理专业的课程设置、教学内容和方法进行改革和完善，从而推动了护理教育的变革与发展。

二、整体护理伦理规范

（一）树立以人为本的理念

护理观念的转变是实施整体护理的前提。整体护理理念的核心是以人为本，即以患者为中心，以促进人的健康为目标，视患者为生理、心理、社会、文化及发展的多层次需要的统一整体。整体护理的实施要求护理人员必须树立以人为本的护理理念，一切从患者出发，全面提供优质的护理服务，切实做到让患者满意，让社会满意。

（二）团队协作的精神

整体护理的实施，有利于为患者提供全方位的优质护理服务，有利于护理质量的提高。但是整体护理工作的开展，需要护理人员树立团队合作精神，各司其职，互相配合，互相支持，共同实施。同时，也需要护理、医疗、管理的各部门的团结协作、密切配合。设计好整体护理的每一个环节，做好整体护理的每一项工作，都体现整体护理的运作有序、协调、顺畅的优越性。

（三）树立个性化服务的观点

生物－心理－社会医学模式认为，疾病和健康变化发展涉及人的生理、心理及社会各种因素的影响，也就是人的疾病和健康存在着个性化差异。整体护理应该注重患者之间的个性化差异。要求护理人员从整体护理的观点出发，深入了解、分析影响患者的各种生理变化、心理变化、社会背景、生活习惯等各种因素，做出准确的诊断，制定出相应的个性化的护理计划并实施，真正达到治疗疾病、恢复健康的目的。

（四）重视自身素质修养

整体护理使护理工作的重点从疾病护理转向以患者为中心的身心护理。它不仅扩大了护理学的范畴，也丰富了护理学的内容；不仅有利于患者身心健康，也对护理人员提出更高的要求。护理人员不仅要掌握临床护理知识而且还要掌握心理学、社会学等人文学科知识；不仅要具备娴熟的护理操作技能，又要具备良好的语言表达能力、有效的人际沟通

和解决问题的能力。因此,护理人员应当努力学习护理专业及相关人文学科知识和技能,同时注重在整体化护理实践中锻炼提高自己的素质和能力。重视自身素质的修养是整体护理对护理人员提出的伦理要求,也是每位护理人员追求人生价值、自我完善所不可缺少的道德品质。

第二节 心理护理伦理

心理护理是护理伦理的基础。护理人员在向患者提供护理的全过程中,针对患者现存的或潜在的心理问题,分析患者的心理需要、把握患者的心理状态、发现患者的心理问题。心理护理的伦理要求,体现的是护理人员高度的事业心和强烈的责任感,以及良好的护患关系。心理护理伦理有助于护理人员建立高尚的道德情操。

一、心理护理的含义、特点和意义

(一)心理护理的含义

心理护理是护理的重要手段,是整体护理中必不可少的重要组成部分。它依据身心相互联系、相互影响的机制,通过心理护理,满足患者心理上的需求,消除其紧张情绪,充分调动患者的主观能动性,提高其社会的适应能力,使患者在生理、心理方面处于最佳状态,从而促进康复和保持健康。

(二)心理护理的特点

1. 身心相关性与心理能动性

人是心理和生理的复合体,同时有生理活动和心理活动。心身是互相联系的,心理行为活动通过心身中介机制影响生理功能。同样,生理活动也影响个体心理功能。因此,做好心理护理,有利于改善患者的心理状态。

2. 复杂性与个体性

心理护理需要根据患者疾病的情况及个人方面的情况,如年龄、性别、职业、文化、个性、情绪、家庭关系及经济状况、文化背景等来设计相应的护理方案。而且患者许多信息的收集还需要通过观察、交谈,向患者家庭、单位了解情况,通过心理测量和各种生理仪器的观测、分析来判断来认识,因此,心理护理是复杂的。心理护理的个体性,在于它需要根据每一个患者的情况来设计方案,要根据患者心理生理情况的变化而随时调整改变,不能千篇一律。

3. 广泛性与社会性

心理护理的范围非常广泛,护士与患者接触的每时每刻、每项护理操作中都包含着心理护理的内容。患者从入院到出院的每项活动,都需要心理护理的参与。心理护理不可忽视社会环境因素对患者身心健康的影响，经常需要改善环境条件，减少压力，协调人际关系，做好家属工作，做好单位领导和同事的工作，请他们多给予关心、支持和帮助。

（三）心理护理的意义

1. 解除患者对疾病的紧张、焦虑、悲观、抑郁等情绪，增强战胜疾病的信心

一个人生病后，其社会角色也随之而发生改变。由于突然充当患者角色以及生活环境、人际关系的改变，患者往往难以一下子适应，会出现一些心理问题，这就需要通过心理护理，帮助患者创造有利于治疗和康复的最佳心理状态。

2. 正确及时的健康教育，使患者尽早适应新的角色及住院环境

让患者适当了解有关疾病发生、发展，以及康复治疗的知识，使其有正确的认识。通过改善病室内的环境，来调节患者的心情，是患者感到生活在一个有生活气息的环境中，起到良好的心理调节作用。

3. 帮助患者建立新的人际关系，特别是护患关系，以适应新的社会环境

心理护理是在护理人员与患者的相互交往中进行的，是心理护理能否取得成效的关键。护理人员通过礼貌、诚恳自然、友好的交谈，帮助患者正确认识和对待自己的疾病，减轻和消除消极情绪，使患者得到精神上的支持，增强战胜疾病的信心。

二、心理护理对护士素质的要求

（一）加强心理护理理论知识的学习

通过学习理论，掌握行为医学知识能够帮助护理人员对患者特殊行为方式的理解，掌握心理护理技巧。临床上护士每天面对不同阶层、不同层次、不同职业、不同年龄、性别以及不同接受能力的各种各样的人。如何正确判断患者的心理现象是心理护理的前提，如何正确有效地解决患者的心理问题是心理护理成败的关键，所以，要不断积累临床心理护理的工作经验，不断加强理论知识的学习。

（二）正确应用人际沟通的技巧

护士不仅要有良好的心理素质，还应具备良好的人际沟通技巧，加强交流，了解患者心理需要，减少孤独，消除患者心理障碍，是做好心理护理的重要手段。沟通是护士为了了解病情全部过程以及在此过程中的心理状态，与患者面对面的交流。通过语言和非语言的沟通交流，对患者的心理产生一定得影响，从而达到和患者沟通的目的。护士和患者交流时，距离不宜太远，实现尽量平行，神情尽量专注，真心倾听患者的诉说，同时以点头答应等表示同情、关心、体贴，让患者体会到在医院的安全感和信任感。

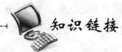

知识链接

如何告诉患者坏消息

告诉患者一些坏消息，如像确诊为癌症这样的病情，医生和护士都会感到为难。这需要特别注意：①选择好时间，要在明确诊断后再告诉患者。护士应从各个侧面了解患者对自己疾病的知情情况，然后根据患者的心理特点予以疏导。②注意谈话方式，最好选择在安静、无人打扰、便于与患者交谈的地方使其知情。在与患者交谈时，要做到语言和蔼，态度诚恳。询问患者内心的真实感受，并向患者介绍疾病的内容，用事实说明同类病成功的案例，帮助患者树立信心，战胜疾病。护士要给予患者同情、理解和支持，帮助患者度过心理危机。

（三）关注患者，尊重患者

作为护士，要及时主动向新入院患者介绍医院环境、主管医生和护士，介绍住院须知，帮助患者尽早熟悉所处环境，摆脱孤独无助的感觉，同时就病情进行必要的健康教育，在生活上尽量满足患者的需要，给予合理的帮助。护士要尊重患者的人格、信仰、爱好和隐私等，只有这样才能使患者对医护产生信任感，倾诉内心的情怀，护士才能够真正了解患者的心理和病情。

（四）准确提出心理问题

只有准确了解患者心理，及时准确提出心理问题，才能正确地对其实施心理护理，才能及时有效地解决患者的各种心理问题，所以不同的心理问题有不同的解决方法。

随着科学的发展，医学模式的转变，心理护理在临床上越来越重要，患者对护理人员的要求也越来越高。护士不仅要有扎实的医学理论知识和熟练地护理操作技能，还要有高尚的道德品质和医德医风；不仅要有扎实的护理心理学理论知识，还要有丰富的临床心理护理工作经验；不仅要有良好的人际关系和健康的心理状态，还要有良好的沟通技巧；不仅要有准确确立心理问题能力，还要有正确有效地实施心理护理的技能。只有这样，才能满足患者的合理需要，满足医学发展的需求，才能真正成为一名新时代护理模式所要求的合格护士。

三、心理护理伦理规范

随着医学模式的转变，心理护理的重要作用日益被人们所认识、做好心理护理工作，不仅对护士有较高的素质要求，还有较高的伦理要求。

（一）热爱护理专业，具有钻研护理业务的事业心

事业心表现为对工作的无比热爱和工作中的忘我精神，是道德信念的体现，是一种敬业精神。事业心是对工作高度负责、任劳任怨、充满深厚爱心、愿意为所从事的职业无私奉献的精神。护理事业是一门平凡而又伟大的事业，从事这个专业的护士要有较高的道德情操，热爱护理专业，立志献身护理事业，刻苦钻研护理技术。因此，树立正确的人生观、热爱自己神圣的职业，努力学习、不断加强护理道德修养，提高自身素质，正确处理个人、理想与事业的关系是心理护理的首要伦理要求。

（二）努力了解患者需求，具有高度负责的责任心

责任心是伦理意志的体现。高度的责任心是做好心理护理的关键。心理护理工作并不是可有可无的软指标，而是同护理技术规程一样必须认真落实的一项工作。每个患者都有各自心理需要。如对老年患者要耐心诚恳的解释有关问题；对儿科患者要表情亲切、说话温和；对女性患者应维护他们的尊严、保护其隐私。帮助患者克服困难、战胜疾病、有效地做好护理工作，需要护士有高度的责任心。

（三）关爱患者，具有理解患者的同情心

同情心是伦理情感的体现。护士对患者的各种疾苦及心理变化要深表同情和理解。在各项临床护理中都应以高度的同情心对待每一位患者，细心观察患者的心理变化，深切理解患者的各种心理需求，及时解决各种心理问题，关心患者的痛苦，减轻和消除患者的心理压力，耐心关怀患者、增强患者战胜疾病的信心，以高尚的伦理情操和精心的护理感化患者。

（四）为患者营造良好环境

患者住院不仅会因疾病引起躯体上的不适，同时也会因环境不适而引起心理及行为上的不适。护理人员要努力为患者营造一个整齐、清洁、安静、舒适、安全的环境，促进患者心理和身体的康复，提高护理质量。在陌生的医院中，安全和温馨的环境，能使患者感受到如在家一般被细心呵护，保证患者的睡眠和休养，有利于疾病的康复。

第三节　基础护理伦理

基础护理伦理是护理人员在进行基础护理过程中，应遵循的行为准则和规范。护理人员在进行基础护理时，应把自身的护理伦理修养，作为做好基础护理的内在驱动力。

一、基础护理的含义、特点

（一）基础护理的含义

基础护理是护理工作的重要组成部分，以护理基本理论、基本知识和基本技能为基础，结合人的生理、心理特点和治疗康复的需求，满足

患者的基本需要。基础护理的执行情况与护理人员的道德修养和道德行为密切相关。因此，护理人员应重视自己在基础护理方面的伦理修养。

（二）基础护理的特点

1. 基础护理工作的经常性和周期性

基础护理是为不同科室的各种患者提供安全和适合于治疗及康复的环境，提供基本的个人卫生护理，解除疼痛、不适和避免伤害，保证足够睡眠，维护合理的营养与正常的排泄，辅助检查和采集标本，给予心理护理，观察病情，监测生命体征及做好各种护理记录等。基础护理的各项工作都带有经常性和周期性的特点，可以用常规或制度的形式固定下来。

2. 基础护理工作的整体性和协调性

基础护理是整体医疗工作的一部分。护理人员在为患者提供医疗、休养环境的同时，还承担着为基本治疗工作提供必要的物质条件和技术协作的任务。如医生需要使用的一般器械、辅料、仪器设备，大多由护理人员支领、保管、消毒备用。医护之间必须相互配合，协调一致，方能完成医疗任务。另外，基础护理还对护际间、护患间、护士与各科室间的关系起着协调作用。

3. 护理工作的科学性和普及性

基础护理工作的内容即平凡、琐碎，又有很强的科学性。因为人在患病的过程中，由于不同的致病因素和疾病本身的特性，使病体的功能活动、生化代谢、形态结构等方面都可能发某种程度的变化，这些变化有可导致生理需要和生活上的变化。因此，在护理上特别注意要求护士必须运用所学的医学理论学知识来精心护理患者，向患者和家属宣传怎样认识疾病，怎样维护患者健康的知识以满足患者生理、心理的需要，保障患者生命健康或使患者早日康复生。

二、基础护理的伦理规范

（一）热爱专业，安心本职

当今中国的护理专业是一个高尚而欠稳定的专业，某些护理人员受社会上一些消极因素的影响，加上个别护理人员对基础护理的意义认识不足，以致不安心本职工作，影响基础护理工作的质量。广大护理人员应充分认识到基础护理是实现自己人身价值的一项人道的、有意义的科学性劳动，从而逐渐增强对护理事业的热心和安心。

（二）工作严谨，严防事故

基础护理的科学性很强，要求具有严格的工作作风、严密的工作方法、严肃认真的科学态度，才能保证护理质量和应有的护理效果。护理人员在基础护理中切不可草率行事，无视规章制度，机械的执行医嘱，且置患者利益不顾，以致酿成差错或事故。因此，护理人员要做到仔细观察、周密、审慎地对待每项工作，严格地执行"三查七对"制度和各项操作规程，注意周围环境和患者的变化，不放过任何有疑问的发现，时刻把患者的安危放在心上。

（三）刻苦学习，精通业务

护理学是一门理论性和实践性都很强的学科，同时又是一门自然科学和社会科学相结合的综合性应用科学。实践证明，只有掌握了丰富的护理知识、护理操作技术和医学人文科学知识，才能适应护理工作的发展和需要，才能胜任或出色地完成护理任务。如对待失眠的患者，一个好的护士，绝不是简单地让患者服用安眠药了事，而是综合运用社会学、心理学和医学等方面的知识，认真分析引起失眠的原因，采取适当的措施，方能使患者得到合理的治疗。

（四）团结合作，协同一致

为了达到治病救人的共同目的，护士与其他医务人员尤其是医护之间必须团结合作，协同一致地完成各项医疗护理任务。护际之间的协作是相互的、互利的，不能以自我为中心，要采取积极主动的态度，这样才能进行紧密、持久的合作。在医院内部医护之间也要开展监督和批评，医护人员对待别人的忠告、揭发和批评，应抱着虚心的态度认真对待，不能置若罔闻，更不能认为是有意刁难。

习　题

1. 什么是基础护理和整体护理？
2. 心理护理的伦理规范有哪些？
3. 简述整体护理和基础护理的伦理规范。

（魏洪娟　辛芳芳）

第四章　临床护理伦理

临床护理工作是医院工作的重要环节，是护理工作的主要组成部分。临床护理水平的高低直接影响着医院的医疗质量，关系到患者的健康利益。临床护理工作质量与护理人员的伦理道德素质息息相关。因此，护理人员必须以高度的责任心和事业心做好临床护理工作。临床护理中不同的护理模式存在着不同的护理特点，对护理人员有不同的道德要求。

第一节　门诊、急诊护理伦理

门诊、急诊是医疗工作的第一线，是医院面向社会服务的窗口，患者对医院的认识往往从门诊、急诊的工作开始，门诊、急诊工作的好坏直接影响到疾病的诊断、治疗，影响患者的生命安全、医院的声誉和护士形象。因此，提高护士的道德修养，做好门诊、急诊工作具有重大意义。

一、门诊护理的特点及其伦理规范

门诊是直接对患者进行诊断、治疗和预防保健的场所，门诊护理又是医院整个门诊工作的重要组成部分。门诊护士分工具体、详细，有明确的职责规范，每个岗位的护理人员都要认真履行其职责。护理人员落实这些职责就要掌握各科室的特点、具备相应的道德素质。

（一）门诊护理特点

1. 管理组织任务重

普通门诊是防治常见病、多发病的窗口，是患者就医最集中的地方。为了保证患者有序地就诊，满足患者能及时得到正确的诊断和有效的治疗的需要，为了缩短患者的候诊时间，护理人员既要做好分诊、检诊、巡诊，还要指引患者去化验、功能检查、取药、注射和处置各项具体工作，门诊的管理任务就显得特别重。

2. 预防交叉感染难度大

门诊人流量大，患者比较集中，急慢性传染病及其病菌携带者在就诊前难以及时鉴别和隔离，他们在就诊期间往往与其他人混在一起，极易造成交叉感染，因而，预防难度很大。医院感染是一个世界性的问题，已引起各国医学界的普遍关注。

3. 针对性和服务性强

门诊是各种疾病患者汇集的场所，患者的病情不同，这就要求护理人员提供有针对性的医疗保健服务。从另一个角度看，门诊护理虽然也有治疗工作，但大量的是服务性的工作，如初诊患者不熟悉医院的环境和工作，需要医护人员做好就诊指导，对复诊患者需要了解心理状态，做好心理疏导，增强其战胜疾病的信心。

4. 护患矛盾多

门诊患者多，流量大，特别是上午患者集中时，经常发生等候就医现象。患者都希望及时就医，候诊室易产生焦虑、急躁心理、易与护理人员发生矛盾。同时患者较为敏感，如果护理人员语言生硬、态度冷漠、安排就诊不当、服务不周则易产生护患矛盾，从而影响正常的医疗护理工作。因此，对护理人员提出了较高的伦理要求。

（二）门诊护理的伦理规范

1. 热情关怀，高度负责

门诊患者因病痛、心理紧张，加上对医院环境和制度的不熟悉及拥挤、嘈杂等情况，心理负担加重。尽管他们的病种、病情不同，但他们都有一个共同的心愿，就是希望得到医护人员热情的关怀，尽早解除病痛恢复健康。因此，门诊护理人员要充分理解、同情患者，主动热情地帮助患者就诊。

2. 作风严谨，按章操作

在治疗护理中，门诊护理人员必须尊重科学，实事求是，作风严谨，准确无误，严密观察治疗护理中微小变化，对可疑病情或治疗反应意外，绝不能轻易放过，要让患者留查直到无事。

3. 环境优美，安静舒适

保持门诊环境优美、安静和舒适，可使患者心理稳定，提高诊疗护理效果。护理人员应将环境管理作为门诊护理伦理要求，使门诊科室整洁化，门诊秩序规范化，以利于提高门诊医疗护理质量。

二、急诊护理的特点及其伦理规范

急诊是指对病情紧急的患者，及时给予诊治、处理。急诊是医院诊治急症患者的场所，是医院门诊的前线。急诊科护理人员的任务是做好急诊和急救工作。

急诊护士肩负多种角色、需要协调多种关系。护士在医生到达之前是主动角色，护士首接患者，设法快速通知医生，迅速、主动准备抢救药品，主动实施、及时拟定科学的急救护理程序，从而赢得抢救时间。护士在医生到达之后主要配合医生工作。在患者家属面前要注意恰当的语言安慰患者家属，使他们有安全感，并以良好的心态积极配合治疗。

（一）急诊护理的特点

1. 随机性强，必须常备不懈

急诊患者虽然发病也有一些的规律，但从总体上说急诊患者的就诊时间、人数、病种、病情危重等难以预料，需要急诊护士处于常备不懈的状态。其中包括思想上、业务上、急救设备和抢救药品的保障，随时都能很好应付任何情况下的急救需要。

2. 时间性强，必须一心赴救

急诊患者病情紧急，变化快，而且有的患者已神志不清、自我意识模糊或意识障碍，既不能详细提供病史，又不允许按部就班地进行体格检查，需要立刻投入抢救。对此，急诊护理必须突出一个"急"字，争分夺秒，全力以赴。因为赢得了时间，就赢得了生命。

3. 病情多变，主动性强

急诊患者发病急，病情变化迅速，往往涉及多系统、多器官、多学科。因此，要求急诊护理人员首先有准确的鉴别力，及时通知有关科室的医生进行诊治与抢救。其次，在医生到达之前，除做好必要的抢救准备工作之外，还要严密监护、细心观察病情的微小变化，为医生诊断、治疗提供可靠依据。

（二）急诊护理的伦理规范

急诊护理人员必须具备救死扶伤的高尚道德品质、熟练的急救技术和丰富的临床经验，养成"急而不燥"、"忙而不乱"的工作作风。

1. 要有时间紧迫感

急诊护士应树立"时间就是生命"、"抢救就是命令"的观念。做到急患者所急，争分夺秒，有条不紊，全力以赴，尽力缩短接诊时间，救人危机之中。急诊室护理人员要以冷静、敏捷、稳重的作风，配合医生抢救患者。

2. 要有深厚的同情心

急诊多为突发病，患者痛苦不堪，生命垂危、心里紧张。护理人员要理解同情患者的痛苦，尤其对自杀、意外伤害的患者不能埋怨或责怪，以最佳的抢救护理方案进行救治，争取最佳疗效。

3. 要有高度的责任感

急诊护士要从患者利益出发，不失时机地处理急症患者。及时给予合理处置，准确地做好抢救记录。对可疑患者要及时报告医院总值班，对因交通事故或打架斗殴致伤患者，护理人员应真实地反映病情，并以正确的态度对待他们。

第二节 手术护理伦理

手术是临床上治疗疾病的重要手段，与其他治疗方法相比，手术治疗具有见效快、不易复发等优点，但同时又存在不可避免的损伤性、较大的风险性、失误的不可逆性、较强的协作性等特点。护士虽说不是手术的决策者和直接执行者，但是，在手术前准备、手术中配合及手术后护理中护士发挥着重要的作用，并且因其特殊性有相应的护理伦理要求。

一、手术前的护理伦理规范

手术前护理是指从患者入院到手术开始前的护理过程。手术前护理是保证手术顺利进行的基础，护士要协助医生和患者做好手术的知情同意，并做好各项术前的心理和生理的准备。护士在术前护理中应遵循以下伦理要求。

（一）熟悉手术方案，加强医护沟通

由于手术具有创伤性和风险性等特点，医生在选择手术治疗方案时，必须严格掌握手术指征，应根据患者的病情，充分考虑患者对手术创伤的接受程度，考虑患者付出各种代价后所得的治疗效果是否满意，考虑手术的选择是否符合道德原则等。只有当手术治疗的效果在当时条件下是相对最佳的，代价相对是最小的，患者又是可以接受的，医生选择的手术才符合道德要求。目前有些医院为了追求手术数量，而不顾手术是否是患者目前治疗的最佳治疗方案，这是不符合道德要求的。虽然手术治疗的选择是医生工作的范畴，但是只有护士对此有了充分的了解和认同，才能更好地协助有关的手术准备和健康教育，才能更好地与医生进行沟通，形成良好的医护关系。

（二）深入了解患者，确保知情同意

《医疗机构管理条例》第三十三条规定："医疗机构施行手术、特殊检查或者特殊治疗时，必须征得患者同意，并应当取得患者或者关系人同意签字；无法取得患者意见时，应当取得家属或者关系人同意并签字；无法取得患者意见又无家属或者关系人在场，或者遇到其他特殊情

况时，经治医师应当提出医疗处置方案，在取得医疗机构负责人或者被授权人员的批准后实施。"《医院工作制度》中也有明确要求："施行手术前必须向患者家属或单位签字同意，紧急手术来不及征求家属或机关同意时，也由主治医师签字，经科主任或院长、业务院长批准执行。"这明确表示了医疗机构在为患者施行手术时有向患者及其家属说明的义务，患者及其家属有权知道自己的病情及手术的风险性，并有权决定同意或不同意执行手术。知情同意中的"知情"是指知道事实真相，手术前患者的知情应包括手术的目的、原因、过程、成功率、可能发生的危险与并发症等，并在患者充分了解后才签署手术同意书。

传统上，向患者解释有关检查和治疗的信息并取得其同意是医师的职责，但是护士的责任不应只停留在盲目地服从医生的安排对患者进行处置上。在手术前的知情同意工作中，护士的职责是确定患者是否了解真实的信息及同意接受手术的目的是什么。护士应主动询问患者已得知其了解的程度，倘若发现患者未能了解或充分得知有关信息，就应通知医师，请医生亲自向患者说明，以澄清疑点并取得患者同意。

（三）做好心理护理，消除紧张情绪

手术确定后，患者的心情往往很不平静，既盼尽快手术而解脱疾病的痛苦，又惧怕手术带来的疼痛和伤害而紧张不安，时常表现出焦虑、恐惧、烦躁等心理状态，因此，护士应主动地关心、体谅患者，耐心细致地做好心里指导，通过介绍手术相关知识，耐心解答患者提问，解除患者的顾虑；还可以指导患者做肢体的放松训练以及分散注意力的方法，消除患者紧张的情绪，避免恶性刺激，患者以愉快、稳定的情绪和乐观的态度接受手术。同时，由于手术需要手术医生、麻醉医生和手术室护士等多方共同协作完成，因此，患者的责任护士还要协调手术本身管理方面的各医疗系统之间的业务关系，更需要协调手术医生、麻醉医生、手术室护士等医护人员与患者及家属之间的人际关系。

（四）优化待术环境，做好术前准备

为患者创造一个安静、整洁、舒适的待术环境，是手术治疗顺利开展的必要条件。为此，护理人员要让患者舒适、安静地休息，要做到四轻：关门轻、走路轻、说话轻、操作轻。为确保患者的手术安全，护士要积极主动地做好术前准备，包括让患者洗澡、更衣；遵医嘱根据手术的区域进行皮肤准备；遵医嘱根据麻醉和手术部位，按时通知患者禁食或清洁灌肠；保证手术前患者有充足的睡眠；遵医嘱按时给患者术前用药等。术前的各项护理准备是保证手术顺利进行的基础，是手术成功必不可少的条件，护士一定要周密细致、认真负责地执行，不能疏漏和马虎了事。病房护士还应及时准备好患者手术后回病房需要使用的床单位和设备，并检查用于术后紧急情况抢救的仪器设备的完好情况。

（五）恪守查对制度，避免差错事故

病房护士送患者到手术室时，应认真与手术室护士进行交接班，配合手术室护士详细查对患者姓名、手术名称、手术部位等。手术室护士认真核对后，按照手术安排将患者送入正确的手术间。病房护士与手术室护士认真交接班及严格执行查对制度是防止手术差错的第一道防线，护士应该以高度的责任心严肃认真地对待，防止差错事故的发生。

> **案　例**
>
> ### 没有认真执行查对制度酿恶果
>
> 　　1993 年 12 月 22 日，山东省某医学院附属医院发生一起严重的医疗责任事故。由于值班护士的疏忽，把两个患儿领错了手术室，再加上其他医务人员没有认真查对，错把需动心脏手术的 4 岁患儿徐某当做刘某做了扁桃体摘除手术；错将需动扁桃体摘除手术的 5 岁患儿刘某当做徐冲做了心脏手术，并将为徐某备用的 "B" 型血输入了 "A" 型血的刘大龙体内，引起了严重的输液反应。事故发生后，医院采取措施全力以赴抢救患儿，终使两患儿转危为安。事后有关部门对这次医疗事故的 3 名主要责任者分别给予开除公职和留用察看处分，对医院的主要负责人及分管院长及其他有关人员也分别做了相应的严肃处理。

　　残酷的事实告诉我们，手术前严格执行查对制度是为患者负责的基本要求，也是手术护理伦理的基本要求。

二、手术中的护理伦理要求

　　手术中的护理是指手术开始至手术结束的护理过程。手术中护理的配合是保证手术顺利进行的重要环节，这对护理技术和护理道德提出了更高的要求。在手术中护士应遵循以下伦理要求。

（一）加强监督，认真核查

　　安全、肃静的手术环境是保证手术顺利进行的重要前提，是手术中护理伦理要求的重要内容。护士应严格遵守无菌操作规程，并督促检查进入手术室人员认真执行；抢救药物要准备齐全，而且位置固定、标签清楚；各种手术器械、电器设备等要认真检查，确保功能完善和安全运转。保持手术室内清洁、温湿度适宜等。巡回护士认真核对患者的手术名称、手术部位等，并询问核查术前是否按手术要求禁食等，确保手术的安全。

（二）安抚患者，保护自尊

　　手术室陌生的环境使患者产生紧张和害怕的情绪，并对医护人员有"生死相托"的心情。因此，护士应理解、关心患者，语言要温和，动作要体贴，耐心地指导和帮助患者配合手术。患者术中身体暴露往往感到羞怯，四肢固定也使其感到害怕，护士应理解患者并解释清楚，保护患者的自尊心。手术过程中护士应密切观察病情及尽量满足患者的需求，使患者在温暖的关心中度过手术。在手术在中，医护人员要避免谈论与手术无关的话题，对患者的病情不随意议论或窃窃私语，尤其对矫正、烧伤、妇科及乳房整形手术等患者，更要注意言辞损伤患者自尊心。

（三）操作熟练，敬业慎独

在手术过程中，护士要全神贯注，做到认真负责、一丝不苟。护士在手术台上与医师密切配合，做到技术熟练、反应敏捷、沉着冷静、果断细致、传递器械要眼明手快、准确无误；体腔关闭缝合前洗手护士和巡回护士要共同清点核对手术器械敷料等，防止遗留在患者体内。手术标本按照规定及时送检，手术切除的组织或器官等征求患者的同意后进行处理。手术室护理工作与患者生命息息相关，而且很多护理工作需要护士单独处理和完成。例如：洗手护士手的消毒是否合格，手术台上物品是否始终保持无菌，巡回护士是否认真观察患者；器械物品是否按规定保养，等等。所以敬业慎独是手术室护理工作的关键，这样护士才能自觉维护患者利益、严格执行各项规章制度、一丝不苟地工作才能保质保量地完成手术，提高手术室的工作质量。

（四）团结协作，勇担风险

手术是手术医生、麻醉师、器械护士、巡回护士等共同完成的一项协作技术活动。护士要从患者利益出发，树立一切为患者的服务理念，服从手术全局需要，尊重其他医护人员并互相支持、密切配合，及时向家属通报手术进展情况，手术不顺利时与家属保持联系，不仅安慰他们，更要取得他们的理解和支持。手术中一旦出现差错事故，应该实事求是，勇于承担责任，不得推卸责任，也不得包庇隐瞒，应及时采取补救措施，把给患者造成的损害降到最小。

三、手术后的护理伦理规范

手术后护理是指从手术结束到患者出院期间的护理。手术护理对患者的恢复和预防并发症等方面起着重要的作用。在手术后护理中，护士应遵循以下伦理要求。

（一）严格监护，勤于护理

患者回到病房后，护士要和麻醉师等在床边认真交接班，了解患者的手术过程，测量患者的生命体征，检查各种引流管是否通畅等。并按照护理常规要求严密监测患者术后的病情，特别应注意呼吸道有无梗阻、窒息，伤口有无渗血。脉搏、血压是否正常，有无休克、内出血等，一旦发现病情变化，就要立即报告医生并配合处理等。在患者自理能力恢复前，护士不能对患者的痛苦熟视无睹，或是把基础护理完全推给家属去做，这是不符合护理伦理要求的。

（二）关心体贴，心理疏导

希望了解"手术是否成功"是患者术后心理的最大需求，主管护士和手术医师沟通，了解手术情况，满足患者的心理需要。术后患者因为伤口疼痛和饮食、活动受限以及身上的各种插管等比较痛苦，有的患者还会因为手术暂时或永久丧失某些生理功能而产生焦虑和忧郁等心理问题。因此，护士应体察和理解患者的心情，主动关心和体贴患者，做好心理疏导，促进患者术后的康复。

（三）强化宣教，充分告知

手术后护士应教会患者有关配合治疗护理的知识和技能，在病情允许的情况下鼓励患者自我护理，但这并不等于护士不管不问，护士要积极帮助患者逐渐恢复自理能力。例如，手术后第一次下床，护士讲解早期下床活动对术后恢复的重要性，鼓励并协调患者下床活动，随时观察患者的情况，一旦出现病情变化要及时处理。出院前护士要告诉患者有关康复知识、复诊的时间、日常的注意事项，包括药物服用中的注意事项、身体锻炼中的注意事项等，这是护士认真负责的体现，也是良好护患关系的体现。

第三节　特殊患者护理伦理

不同的患者具有不同的心理特征和临床护理要求，在对妇产科患者、儿科患者、老年患者、精神病患者、传染病患者、危重病患者、器官移植患者的护理过程中，更应特别注意这些问题。要根据患者的不同生理、心理需要及疾病状况，履行护理职责，规范护理行为。

一、妇产科患者护理伦理规范

由于内分泌的变化以及各年龄段中人际关系和经济、社会问题的特殊性及其复杂性，使女性的生理、心理状态及行为方式出现相应变化。这些生理、心理及行为的变化特点具有一定的规律性，亦有不同程度的异常。了解妇产科患者的特点对全面、恰当地护理妇产科患者，促进患者的康复有重要意义。

（一）妇产科患者的特点

1. 妇科患者的特点

妇科疾病是困扰女性健康的重要问题。由于妇女在社会与家庭中的实际地位、传统文化的影响以及女性生殖系统的生理、病理的特点，其心理、行为、社会因素在妇科疾病中的作用突出，同时妇科疾病患者的表现在心理、行为、社会方面的特点日益复杂，二者之间相互影响，往往相互因果。

随着现代社会的发展，生活节奏的加快，人际交流增多和复杂化，妇科疾病中患者的特点也表现各异，应受到更多的重视。临床实践中常可以见到心理、精神方面的压力与紧张所致的疾病（如月经不调）；亦常可见到有些妇科器质性患者，由于过度紧张和内心的矛盾与冲突，使病情的判断与处理复杂化。心理因素可加剧或延缓疾病的发生和发展，影响患者对疾病的感受和反应，如夸大病情、过度反映对功能的影响；或是冷漠，对诊治缺乏信心。因此护理人员应通过有效沟通了解患者的病情以及患者对疾病的反应。该过程进展是否顺利，与护理人员在诊疗过程中对患者特点的把握有关系。

妇科患者的症状和功能异常往往涉及性、生殖、生育的问题。这类问题既敏感又有争议，更涉及患者隐私，还会影响患者的婚姻和家庭等社会问题。在某种程度上，妇科患者由个人及家庭所带来的精神痛苦负担往往比其疾病本身要严重。其心理状态与内心活动及行为表现也比一般患者复杂，且在问题的沟通上多存在顾虑，易出现无助、绝望。

2. 产科患者的特点

妊娠和分娩是生育年龄妇女正常的生理现象，亦是女性一生中的重大事件。在此过程中，孕产妇的神经、内分泌及其他系统，都经历生理的适应性变化。病理情况下，这些变化将对孕产妇心理、情绪、行动产生影响。此外，孕妇在社会、经济、家庭关系、自由角色和责任上，尚需要面对许多变化和随之而来的问题及矛盾，往往形成一定的压力和紧张。妊娠与分娩的转归是具有一定的未知性，更增加问题和矛盾的复杂程度。产科患者关注的两个焦点即胎儿的安危及自身的健康，存在沟通交流的欲望，渴望从他人尤其是医护人员那里获得相关信息。

（二）妇产科患者的特殊心理和道德要求

1. 害羞心理和道德要求

青少年女子的性征发育异常，女青年的未婚先孕，已婚妇女因病引起的性生活异常及不孕症等，常使患者在就诊时感到难以启齿，尤其在男医生面前表现更为明显，由于这种害羞心理、有时患者不愿坦率说出真情，甚至拒绝妇科检查，给诊治工作带来困难。因此，要求医护人员能体谅患者的心理，理解和同情其处境，尊重其人格，讲清尽早诊治的必要性，使她们感到亲切、体贴、值得信赖，乐意配合医护人员做好必要的检查。医护人员在检查时态度要严肃、切记粗鲁、轻浮、不得与患者或其他人员玩笑嬉戏，更不能有淫思邪念。总之，医务人员要以自己的实际行动，消除患者的害羞心理，以便顺利进行诊治活动。

2. 压抑心理和道德要求

由于女性患者患病部位受我国传统观念的影响，妇产科患者多不愿在众人场合诉说自己的病情，尤其是未婚怀孕和诱奸受害患者，因怕别人的评论讥笑，怕名声不好，常有隐瞒的情况，有的连自己的亲人也不告诉。因此，此类患者心理常处于压抑状态，甚至发生身心疾病。所以，医护人员对这类患者的病史、病情及个人隐私必须注意保密。对女性患者的某些病情，应尊重患者本人的意愿，不随便泄露给他们的恋人、丈夫和家属，以保护他们的名誉。否则，会因医护人员的不慎，造成他们夫妻或家庭的不和。有的医护人员对未婚怀孕者的态度冷漠或讽刺挖苦，以粗暴的操作进行惩罚，使她们身心受到创伤，甚至酿成悲剧，这是违背医德原则的，医护人员不应对哭叫的临产妇女给予训斥。另外，医护人员应理解不孕症妇女会遭受到家庭、社会的偏见。有的产妇没有满足家庭生男的要求，因而产生压抑心理。因此，医护人员必须改善服务态度，有责任同患者的家庭、社会一起破除旧的传统道德观念，以保护妇女的身心健康。

3. 恐惧心理和道德要求

和其他科室患者相比，妇产科患者担心疾病对健康、家庭和社会带来的不良影响更多，担心性生活障碍引起丈夫的不满，担心怀孕后胎儿畸形、胎位异常、早产、难产、分娩时疼痛或发生意外，担心因生育问题引起婆媳不和等等。

这些恐惧心理会进一步影响妇女疾病的康复，孕妇的病患还可能影响胎儿的生长发育，或导致难产和产后出血增多等。B. N. 兹德拉沃梅斯洛夫认为，分娩疼痛的患者，在治疗疼痛的基础上，对她们进行言语的暗示，可以获得百分之九十以上的效果。因此，医护人员应注意对患者的精神安慰，关心和体贴患者的痛苦，尽可能满足患者的合理要求，使她们对医护人员有信赖感。特别是对待产妇，切不可动辄训斥或不理睬她们的要求，也不能因缺乏耐心，轻率地予以剖宫产或者采取一些违反自然规律的干预措施，导致难以预料的后果，这都是道德责任感不强的表现，应予以杜绝。

（三）妇产科护理的伦理规范

1. 细致、全面地观察

在妇产科诊疗和护理工作中，要观察的项目比较多，既要严密观察阴道出血及排出物，又要观察呼吸、血压、脉搏等生命体征；既要观察孕妇的胎心、胎动、羊水、宫缩、产程进展、又要观察新生儿情况和产妇的恶露、出血、子宫恢复情况。护士要严格执行医嘱，不怕麻烦，观察仔细，全面又突出重点。

2. 尊重妇女的隐私

妇女（尤其是未婚妇女）对月经异常、未婚先孕、性功能障碍、性传播疾病等会产生害羞心理。特别是未婚女性多以自责、羞愧、尴尬的心情来到医院做人工流产手术，害怕遇见熟人，害怕医护人员的训斥和嘲笑，有的未婚先孕者处于羞愧心理常出现掩饰行为，暗自忍受，手术中出现不适时不吭声，应予以重视，注意观察其表情、面色、脉搏的变化，尊重他们，做好心理护理，严格执行保密程序，以最大限度地保护患者的隐私。

3. 尊重妇女的知情选择

在放取避孕环、选用避孕药物以及人工流产、绝育和复通手术、不孕症的检查等方面，护士要配合医生进行护理，同时兼有宣传、指导和咨询的任务。如向孕龄夫妻介绍、宣传各种避孕方法，向他们讲述性生理、性心理、性道德和性健康等方面的知识，使他们享有避孕方法的知情选择权，采取适宜的避孕措施，尽量减少人流和引产，实现生殖健康。现实中曾发生的乡级卫生院医生应乡长的要求为村里的育龄妇女都放避孕环的做法是对妇女知情权利的侵犯。

4. 强烈的工作责任感

妇产科，尤其是产科分娩时间没有规律，加之妇产科急诊比较多，工作任务重。产妇分娩时羊水、出血、粪便及产后恶露的观察，以及新生儿窒息时对口人工呼吸抢救等工作需要护士付出更多的不怕脏累的代价。同时，由于产科疾病有变化急剧的特点，如输卵管妊娠等，任何疏忽大意，犹豫拖延和处理不当，都会给母婴、家庭以及社会带来不良影响。护士应自觉地意识到自己的工作对患者、家庭和社会的责任，以高度责任的敬业精神对待每一个患者，兢兢业业地做好护理工作，做好妇女和孕妇的保健，做好围生期监护，按技术操作规程正规操作，确保母婴安全和家庭幸福。

5. 同情、关心、体贴患者

在一对夫妇只生一个孩子的情况下，多数夫妇的心理是担心胎儿畸形，城市中对生男生女的问题并不是十分看重。部分农村的妇女担心、恐惧心理在所难免，不能强迫她们做不愿做的检查，要耐心解释说明以取得她们的同意和合作。

二、儿科患者护理伦理规范

（一）儿科患者的身心特点

儿科护理工作的服务对象是处于不同生长发育阶段的小儿，各年龄段小儿之间有很大差异，其生理、心理行为、临床护理等方面也与成人有显著的不同。

1. 儿科患者的身体特点

儿科护理工作的服务对象主要是患儿，其身体的生长发育具有以下特点：①各系统组织器官发育不成熟，对环境适应性差，抗病能力较弱；②病情变化多端，发展迅速；③不能或不能准确地叙述病情，不能准确反映病痛所在部位，不能直接表达诊治护理要求；④缺乏自我保护能力和生活自理能力。

2. 儿科患者心理行为特点

由于小儿生理、心理发育尚不成熟，患病就医时往往表现出紧张、恐惧、不安和孤独等心理，医院陌生的环境使其习惯行为受到约束而产生消化紊乱、夜惊、哭闹、拒乳（拒食）、尿床、郁闷不语、叹气、行为退化等表现。

（二）儿科患者护理的特点

儿科的服务对象是从新生儿到 14 岁的患者。他们在生理、心理、病理、营养、代谢等方面，以及在疾病的发生和发展规律等方面，都与成人不尽相同。因此，儿科护理有其特殊性。

1. 护患关系特殊

由于婴儿缺乏语言表达力和理解力，即使年龄稍大的患儿也不会或不能完整准确地表达病情，患儿的家长又不能一直陪伴，护士既担负患儿的护理任务，又充当母亲或姐姐的角色，因此，在儿科护理中，护患关系具有特殊性，儿科护士是患儿直接护理者，是患儿的代言人，也是家长的教育者，更是康复和预防的指导者，必要时还需担当协调者。

2. 护理内容复杂

儿科护理不仅要为患儿进行技术指导、心理护理，而且还要为其进行生活护理。由于患儿生活不能自理，加之比较任性，因此，更加需要护理人员关心他们的饮食起居、衣着冷暖、卫生或服药，注意他们的安全等。哪一个环节照顾不好，哪方面管理不周，不但会影响原疾病的诊治和康复，而且会出现新的问题，甚至发生意外。所以，儿科护理工作内容复杂，工作量大。

3. 护理难度较大

患儿在治疗和护理中往往不予合作，甚至哭喊叫骂，给护理带来很大困难。婴幼儿的语言表达能力和理解能力较差，即使年龄稍大的患儿也不会或不能完整准确表达病情、陈述病史，许多情况需要家长叙述，带有间接性，可靠性差。同时，患者还不能主动、有效地配合体格检查、诊疗和护理。儿童往往接受医护操作的耐受力差，致使护理手段的选择范围小。加之小儿生长发育不成熟，免疫系统不完善，抵抗力差，易感染疾病，因而发病率高，起病急，进展快，病情变化大，给护理带来困难和风险。

4. 护理工作紧迫

儿童处于生长发育的阶段，其免疫力比成人差，较易感染疾病，而且发病急，病情变化快。因此，医护工作都有紧迫性，护士需要配合医生作出诊断，迅速地采取安全、有效的医护措施，以促进患儿的康复和防止并发症的发生。

（三）儿科护理的伦理规范

1. 密切观察，医护配合

由于疾病的紧迫性和患儿病情变化不能主动呼唤医务人员的特点，要求儿科护士善于观察患儿的病情变化，特别是夜间值班不能麻痹大意。通过观察患儿的精神状态、体温、脉搏、呼吸以及吸吮能力、大小便性状、啼哭的声音等变化，了解病情变化的先兆和征兆，并观察结果认真分析、做出判断，及时给医生提供病情变化的信息并共同采取处理措施，以免病情加重或因发现不及时而延误抢救。

孩子离开妈妈，大都恐惧、焦虑不安、经常哭闹、拒食及服药。如果可能，尽量安排母亲陪护。心理学家认为，人体间的接触和抚摸是婴儿天生的需要，有人把这种需求称为"皮肤饥饿"。儿童的皮肤饥饿现象，在家庭中可由父母的搂抱等方式满足。在医院里，护士对他们轻拍、抚摸及搂抱，可使其大脑兴奋和压抑变得自然协调，产生如在母亲怀中的安全感。不同年龄的儿童个性差异极大，其心理特点也不很相同。因此，他们的心理状态只能从其言语和非语言行为中仔细体会理解。护士只有爱孩子，才能切实地出于关心他们而观察到这一点。触摸和陪伴一般是最有效的、儿童更需要的非语言沟通。

2. 治病育人，尊重患儿

护士一定要做到"言而有信"，切忌为了患儿一时的配合打针、服药而哄骗孩子，要以高度的责任感在对患儿认真观察、耐心护理的过程中，为孩子们提供力所能及的教育，并注意自己的一言一行对患儿的道德品质形成的影响，如不哄骗、恐吓患儿，以免使其染上说谎、不诚实的习惯。总之，护士既要努力尽早使患儿痊愈，又要培养患儿良好的道德品质，即尽到治病育人的责任。常言："好孩子都是夸出来的"，儿科护士对儿童要多鼓励、不要训斥、保护儿童自尊心，注意自己的言行对患儿道德品质形成的影响，言而有信，治病育人。

3. 家属参与，加强沟通

我国当前现实生活中儿童大都是独生子女，一旦生病，父母格外紧张、焦虑。他们大都过分照顾，夸大患儿的病情，对医护人员提出过高要求，给护士带来很大的心理压力。所以，儿科的护患关系便显得更加复杂，护士要运用有效的沟通技巧，不断地与患儿及家人交流信息，全面了解患儿的生理、心理和生活环境情况。现代的儿科护理，不仅要挽救患儿的生命，同时还必须考虑到疾病的过程对儿童生理、心理及社会等方面发展的影响。所以，护士对儿童的心理护理，实际在很大程度上是对家属的心理支持。同样，家属的心理状态对患儿也有着直接影响。例如，父母对护士不满意可以变成患儿对护士的愤怒；父母的倾向性可以改变儿童的倾向性，如要某阿姨喂饭、不要某阿姨打针等等，往往正是这样形成的。儿科护患关系在绝大部分程度上是护士与孩子家属之间的关系，这是特别需要注意的。

案例

案例分析

某患儿，因"发病待查，不排除脑炎"被某医院儿科收治。值班护士凭多年经验，仔细观察患儿，发现精神越来越差，末梢循环不好，伴有谵语，但患儿颈部强直。于是，护士又仔细询问家长，怀疑是中毒性疾病，经肛门指诊大便检查，证实为痢疾，护士便及时报告给医生。经医护密切配合抢救，患儿得救。

请对值班护士的行为进行伦理分析，她符合哪些护理道德？

三、老年患者护理伦理规范

随着科学技术的发展，人民生活水平的不断改善，人的平均寿命不断延长，老年人在总人口的比例越来越大。人口老龄化，是人口类型从高出生、高死亡到低出生、低死亡转变过程中产生的必然趋势。老年人过去为国家做了很多有益的工作，并为社会、国家做了不少的贡献。因此，老年人患病理应得到最佳的医疗保健服务，从而健康长寿，安度晚年。

（一）老年患者护理特点

1. 护理任务重

老年人由于器官、组织、细胞生理性的自然衰老，生理功能和心理功能逐渐减退，躯体的适应力和抵抗力日益减低，发病率高，并发症多，恢复缓慢，易留下各种后遗症。老年人患高血压、冠心病、糖尿病等慢性疾病较多，患脑出血、肺心病、心肌梗死和脑动脉血栓、恶性肿瘤等危重疾病也较常见。因此，患者要求多、探问多、顾虑多，加之某些感官失灵，行走不便，生活自理能力差，这就使得老年患者的护理范围大，护理病种多，护理工作任务重。

2. 护理强度大

老年人听力下降，记忆力差，患病后主诉不确切，回答问题含糊；老年体温调节中枢功能降低和疼痛阈值增高，患病使体温增高不明显，对于疼痛的反应不敏感，从而造成症状和体征不典型；老年人病情复杂多变，有的人多种疾病集于一身等，这些特点均可造成误诊、漏诊或延误诊治。加之老年人器官功能衰退，自理能力弱，心理偏激、固执、不易合作等，致使老年人的护理强度大。因此，护理人员一定要掌握老年患者的生理、心理特点，掌握老年病的发病、护理规律，善于观察疾病变化，从不明显、不典型的症状和体征中做出正确的判断，及时实施有效的护理，才能保证护理质量。

3. 心理护理难

老年患者来院就诊或住院治疗，经常出现精神过度紧张、忧郁、焦虑、惊恐不安等心理变化，加之身体虚弱，行动不便，心理上常处于痛苦不堪的状态。老年患者健康需求多，问题多，顾虑多，甚至喋喋不休地询问治疗过程中出现的一些微小问题和预后情况，向医护人员提出质疑，甚至大发脾气。因此，医护人员必须正确对待患者的询问、质疑和发怒，实事求是地回答，尽量消除患者的疑虑，并根据老年人的心理变化特点，尽可能地满足他们对护理的较高心理需要。

（二）老年患者的护理伦理规范

1. 强化心理护理

老年人一般都有慢性或老化性疾病，所以当某种疾病较重而就医时，他们对病情估计多为悲观，心理上也突出表现为无价值感和孤独感。老年患者来院就诊或住院治疗，常常表现出精神过度紧张、瞻前顾后、忧虑、焦虑、惊恐不安等心理变化，加之五官失灵、行动不便。心理上常处于痛苦不堪的状态。在诊治、护理过程中，还经常向护理人员提出质疑；有的老年患者悲观失望，表现出沉默不语或拒绝治疗等。以上都给心理护理提出了更高的要求，从某种意义上说，对老年患者的心理护理比躯体护理更重要。要做好心理护理，需要切实了解老年患者的需求程度，例如：安静舒适的病房环境、解除疼痛、疾病有关信息、良好的护患关系等。老人和护士观念上差异非常大，老人要求及时告诉患者疾病的诊断、告诉并解释所做检查的结果、及时告诉患者情况的变化或治疗的效果等，护士主要从保护性医疗出发，担心不良的诊断信息对患者造成打击，但患者对自己的病情还是非常迫切需要了解。这说明，护士要完成高素质的护理，仅从自己对老人的理解是不够的，要根据实际情况切实针对老人的需求予以护理。

2. 突显尊敬尊重

老年患者对尊重的要求非常高，老年人阅历深、知识和生活经验丰富，工作上有成就，在社会、家庭中占有重要的地位，因而自尊心较强。有的老年患者情感变得幼稚起来，甚者和小孩子一样，为不顺心的小事而哭泣，为某处照顾不周而生气。他们的要求是被重视、受尊敬。因此，对老年患者的尊重是护士的重要品质。对他们的称呼须有尊敬之意，谈话要不怕麻烦，常常谈他们的往事；听他们说话时要专心，回答询问要慢，声音要大些。老年患者一般都盼望亲人来访，护士要有意识地告诉家人要多来看望，带来老年人喜欢吃的东西等。除了日常意义的尊重，还有让老年患者体会到自己是被家人和社会需要的。此外，尊重老年患者，就需要尊重老年患者的自主性，只要他们的视力、听力存在，哪怕不是全部，他们就不愿意依靠别人给她阅读或讲解；只要他安全不受到伤害，他更加愿意享受他个人的自由，但家人可能担心他没法照顾自己而总是试图"看管"他；他们的味觉和嗅觉还是非常敏感的，可通过鲜花或其他有芳香的气味使他们心情愉快。

3. 真诚关爱理解

爱和被爱同样重要，和其他人一样，老年人需要被人爱和爱别人；需要别人的赏识；需要有自我成就的感觉；需要经济上的保障和需要一份工作。老年人面临健康状况的减退、收入的减少、退休、好友逝去、丧偶等，特别需要亲戚和好友的支持。现实中，由于老年人缺乏自我谋生的能力，或由于成年子女不放心老人独自在家乡生活，他们经常要离开多年居住的城市和朋友，到另一个陌生的地方与子女生活在一起。老年适应新环境是较困难的，他不能去访问与他同龄的朋友。加上老年人与年轻人生活习惯不同时而会为子女的家庭带来不方便，因此，更加觉得自己是不被需要的；而子女由于自己工作较忙，或仅处于对老人生活不放心和自己的责任把老人接来，不能深入了解自己的爸爸妈妈，不明白为什么老人住得不舒适，又不要他们尽任何义务，不必工作，反倒不快乐、不满足？对此，护士要理解老年患者，在护理中切忌显出匆忙的样子，这样会加重他们的思想负担，认为自己是被讨厌的，是一个负担，不被人需要，不被人所爱。如果可能，可就此问题与老人的子女谈谈，可能效果比较好。

4. 耐心细致照顾

老年人一般都有不同程度的健忘、耳聋和眼花，护士要勤快、细心、耐心、周到、不怕麻烦。根据老年人的特点，在生活护理和医院设施方面做些改进，如在走廊上加扶手；房门不设门槛，或用斜坡代替门槛，以方便轮椅进出；配备标志明显的呼叫装置、便携式坐便器、活动餐桌灯等。

四、精神病患者护理伦理规范

案例

童某因精神状况异常，被其家属送到某精神病医院接受治疗。经诊断，童某患精神分裂症。医生嘱咐对童某要"反消极、防意外、防自杀"。在入院后，某精神病院未告知童某的家属童某需要护理，双方也未签订患者需要陪同的书面协议。某日晚，童某突然撞开值班护士办公室的门，将办公室内用于卫生消毒的敌敌畏200mL服下，经抢救无效死亡。童某的家属与某精神病医院就童某死亡的责任承担问题发生争议，向当地人民法院提起诉讼，双方各执其词。

请根据精神患者护理的伦理要求来评价本案。

（一）精神病患者的特点

精神病患者常缺乏自知力和反省能力，他们大多不知道自己患某种精神疾病，因而对检查、诊断和治疗非常反感，甚至拒绝。精神疾病中的各种神经症及部分精神患者常在病前因遭受各种不良因素的刺激而起病，这些患者需要精神医务工作者在给予医学治疗的同时，还要作长时间耐心细致的心理治疗工作，甚至包括精神病患者的恢复期也需作过细的心理治疗工作，因此，对医护人员的伦理要求非常高。

由于精神病患者大多缺乏自知力和自制力，他们的思想、言语和行为，常超出社会的伦理要求和法律要求，有时还可能出现自伤、毁物、伤人，甚至殴打医护人员，引起社会一般人群的不理解甚至歧视。

精神患者缺乏自我保护能力，在某些危险因素面前，因不能自我保护而导致不幸。有的患者甚至自己不能料理生活，在患病期间常需亲人及医护人员的妥善照顾和精心护理。

（二）精神病患者的护理伦理规范

1. 尊重患者的人格和权益

精神病患者由于受疾病的影响会出现异常言行，有时甚至攻击、伤害周围的人。护理人员应同情和体贴患者，以友善的态度对待患者，不能因患者的异常表现而给予长期禁闭，或用暴力约束、限制患者的活动、甚至歧视、耻笑、处罚患者，贬低其人格。要像对待其他患者一样，尊重患者的人格，尊重患者的权益，正确对待他们各种要求，正确执行约束保护措施，除非病情和治疗上的需要，不得轻易地约束患者。1977 年，第六届世界精神病学大会一致通过的《夏威夷宣言》指出："把精神错乱的人作为一个人来尊重是我们最高的道德责任和医疗义务。"因此，尊重患者的人格和权益，对护理精神患者具有特别重要的意义。

2. 严密保守患者的秘密

精神病患者的病史，包括患者的现实生活和经历的情况，以及疾病相关的刺激事件、不良习惯及行为，较之其他疾病的患者大多更富于戏剧性和故事性。护理人员应严格恪守职业道德，恪守秘密，不能随意泄露患者的隐私，也不可将患者的隐私作为谈资，否则，会严重地伤害患者的自尊心，影响治疗效果，甚至造成无法弥补的损失。

3. 正直无私的道德境界

由于精神病患者有思想、感知、情感或意志等方面的异常，护理人员要时刻留意自己的言谈举止，注意态度要自然、端正、稳重、亲疏适度，不要过分殷勤或有轻浮表现，要时刻保持自尊、自重。在护理工作中，一切活动均以患者的利益为前提，绝不能利用患者价值观念的紊乱倒错或各种"病态妄想"为自己牟取私利或做出有损于患者利益的事。在工作中受到患者的不当对待时，也应忍让，不能伺机报复。

4. 恪守慎独的信念

精神患者一般无自知力，不承认自己有病，甚至有人格障碍、情感障碍、意识障碍等，不能对护理人员的工作给予正确的评价。有的患者生活不能自理，对饮食无主动要求，给吃就吃，不知饥饱；有的患者自称有罪而拒绝饮食等。这就要求护理人员必须做到恪守慎独，主动、自觉、准确地完成治疗护理任务。在任何情况下，不得马虎从事，认为少做一点或做错了也没有关系，反正患者"糊涂"，这是缺乏道德责任感的表现。护理人员应认真履行道德义务，尽职尽责，帮助患者早日康复。

5. 保证患者安全

精神患者由于精神行为异常，特别是处于症状活跃期的患者，某些行为往往具有危险性，尤其是一些忧郁患者或正处于疾病的恢复期且对未来前途悲观失望、丧失信心患者，存在着强烈的自杀倾向。因此，护理人员要严格落实病房的安全管理制度，定期巡视，检查病房内有无刀、剪、绳等危险物品。要注意观察，了解每个患者的病情，心理活动和情绪变化，严加防范，设法消除隐患。对恢复期患者要做好心理护理，鼓励患者树立战胜疾病的信心。此外。护理人员一定要密切注意药物、电休克等强迫治疗和限制行为，要以高度的责任心和精湛的技术，确保治疗护理的安全。

五、传染病患者的护理伦理规范

传染病是特殊的病种，传染病的形成、发展与转归有其特殊性，而患有传染病的患者更有与患其他疾病的患者不同特点。因此，了解和掌握传染病患者的特点，并采取恰当、有效的护理方式对传染患者的身心健康具有重要意义。

（一）传染病患者护理特点

传染病护理应根据其独特的传染病、流行病、季节性、规律性和临床症状等特异性进行周密细心的护理。其特点是如下。

1. 消毒隔离要求严

传染病医院（科）是各类传染病集中的场所，每一个传染病患者都是传染源。为了控制传染病源，切断传播途径，保护易感人群，护士们在门诊和病房都应严格执行消毒隔离，包括患者入院时衣物、生活用品以及分泌物、排泄物等的消毒；对患者要严格进行隔离，不允许互串病房，严格探视制度；防止将传染病房内的污物、污水传播到社会、家庭等。因此，严格的消毒隔离制度，是传染科护理的重要特点。

2. 心理护理任务重

传染科患者的心理错综复杂，压力较大，常见的心理问题是忧虑感、被限制感、孤独感、自卑感和不安全感等。此外，不同的年龄、性别、职业、病情等患者还有个性表现，如：急性期传染病患者，常因发病急、思想缺乏准备而进入隔离病房，易产生焦虑情绪；慢性患者，常因恢复较慢而悲观失望，或情绪随病情变化波动。因此，护士为使患者处于最佳的心理状态接受治疗和护理，心理护理是一项重要的护理任务。护理人员应帮助患者消除顾虑和心理负担，增强战胜疾病的信心，促使患者尽快康复。

3. 社会责任重大

在传染病护理中，护士不仅对患者个体负责，而且要对他人、整个社会人群负责。如果护士工作不负责，消除隔离制度不严格造成院内感染，在一定条件下会引起传染病的暴发流行，从而造成严重社会后果。

当前性病，特别是艾滋病，作为特殊的传染病，如不抓紧性健康教育、预防检测及综合治理，将导致进一步传播，对社会、人群危害极大。因此，社会责任大，是传染科护理的又一极为显著的特点。

（二）传染病患者的护理伦理规范

1. 热爱专业，勇于奉献

在传染病的护理过程中，护士和传染病患者朝夕相处，除要做常规护理，观察病情外，在抢救危重患者特别是接触和清除具有传染病的分泌物、呕吐和排泄物等时，尽管有防护措施，受感染的机会仍然要比其他科室医护人员多。有人调查：长期在传染病房工作的医护人员，鼻咽部培养出常有金色葡萄球菌或铜绿色假单胞菌；在传染病房工作的医护人员患过肝炎的达70%。但是，大多数在传染病源工作的医护人员是长年累月、勤勤恳恳、任劳任怨地工作。许多医护人员在紧急的情况下不顾个人安危为患者吸痰、口对口呼吸、表现出高尚的道德情操，赢得了社会的尊敬。然而，也有少数护士对从事传染病这个职业存在偏见，抱着不得已的想法混日子，不热爱自己的专业，甚至怕自己受传染、家人受连累，得过且过。因此，传染科护士要把热爱自己的专业同责任感、事业心紧密结合起来，树立无私的奉献精神，为传染病的防治作出自己的贡献，在抗击"非典"期间，许多护理人员不顾个人安危，全身心地投入到治疗和护理中，甚至献出了自己宝贵的生命，以自己的行为塑造了一个个白衣天使的光辉形象。

2. 尊重患者，调节心理

传染科护士要设身处地为患者着想，要充分体谅他们，理解他们的苦衷，尊重他们的人格和权利。同其他患者相比，传染病患者的心理压力较大，心理需要也较多，护士应千方百计创造条件并以自己高尚道德情操，运用多学科知识，针对不同患者的心理问题，做好心理护理。如对有孤单感的患者，护士要向患者讲解有关传染病知识，讲清隔离的道理，使之认识到隔离是防治传染病的重要措施，并理解隔离是暂时的，主动配合医护人员；对忧虑担心的患者，应向他们讲清传染病的传播方式及预防措施，以科学的态度对待传染病；对自卑患者，护士应主动亲近他们，温和热情地开导，帮助他们解决生活中的困难，让他们在心理上得到安慰。总之，护士要使患者拥有良好的心境，从而接受治疗和护理，达到尽快康复的目的。

3. 预防为主，服务社会

新中国成立以来，党和政府为防治传染病提出并贯彻了"预防为主"方针，经过多年的努力使不少传染病得到消灭或减少，传染病已不再是威胁人类健康的主要疾病。但是，也必须看到有些传染病还有上升的趋势。因此，要树立"大卫生观念"，动员全民重视传染病的防治工作。在传染病的防治工作中，医护人员既有治疗、护理患者的义务，又有控制传染源、切断传染途径和保护易感人群的责任。为此，首先，护士要积极主动参与预防接种，做好儿童的计划免疫工作，以及向人们了解到不文明、不健康行为可以导致传染病。其次，护士应加强对传染病患者的严格管理和可疑患者的隔离观察，严格执行各项规章制度，要按照卫生标准做好灭菌工作，防止院内交叉感染。再次，护士应配合卫生院、后勤人员对病房内的污水、污物进行妥善处理；污水必须消毒、净化后排放；对污物，如患者用过的一次性注射器、针头要集中销毁；传染病患者出院后剩下的物品要消毒灭菌处理等。医护人员一定要对人群、社会负责，切忌将未经处理的污水、污物随便排放。因此，做好传染病的防治工作，搞好"三废"处理，这不仅是传染病护理的职业道德，而且是保护环境的社会公德和美德。

> ### 案例
>
> 某男性患者，38 岁，经性传播途径而感染人类免疫缺陷病毒，医师一直与他实行单线联系，患者请医师向他妻子保密。于是医师谎告其妻子，说她丈夫患了乙型肝炎，需要对她进行抽血以确认是否感染乙肝病毒，护士为其抽取了血样，其实是对她做 HIV 检查，结果为阴性。随后医师对患者进行了保健指导，他妻子每半年做一次检查，均为阴性，但仍处于被感染的危险中。
>
> 请分析，本案例中，医护人员的做法是否符合相关的伦理范畴？

六、危重患者抢救的护理特点及其伦理规范

危重患者的抢救在医学领域中占有重要地位，它已成为一门独立的医学学科。危重患者的抢救水平是反映一个医院医护人员整体医疗护理素质、技术水平高低，临床经验是否丰富，技术操作是否熟练，技术设备优劣等十分关键的硬件性指标。但危重患者的抢救护理具有特殊性。

（一）危重患者抢救的护理特点

危重患者是指随时可能发生生命危险的患者。危重患者的特点可用急、重、险、危四字来概括。因此，必须对危重患者随时注意观察病情的变化，及时地做出处置，并将严密观察的结果和治疗经过，详细记录在护理记录单上，以供医生做诊疗参考和采取相应的抢救措施。

1. 护理任务艰巨

危重患者病情紧急、变化快，需要护士迅速投入抢救。危重患者的处理的问题要比一般普通患者多几倍，有的患者痛苦不堪、神志不清而生活不能自理。配合医护工作困难，这些使护理工作量十分繁重。患者和家属在遭受危重病打击后存在许多心理问题和顾虑，需要加强心理护理，但是对他们的疏导工作比较困难，这又会增加护理工作的难度。

2. 对护士的素质要求高

危重患者的病情复杂，患者还常常会出现突发性情况，这对护理人员提出了更高的要求。要求护士具有全面的业务素质、良好的身体和心理素质、丰富的临床护理与抢救经验，以及较高的职业道德修养，这样才能满足危重患者护理工作的需要。如果护士各方面素质达不到要求，就不能担负危急患者的抢救护理工作。因此，危重患者的抢救护理工作需要护士具有较全面的和较高的素质。

3. 抢救护理风险较大

危重患者，如心脑血管意外、各种中毒、严重创伤等，病情紧急、复杂，有些患者意识模糊或丧失，有些患者不能提供病史，不能按部就班进行检查确定诊断，需要立即投入抢救，这样医护人员往往冒着较大的风险。

（二）危重患者抢救中的护理伦理规范

1. 迅速机警、反应敏捷

危重患者病情复杂多变，随时有生命危险，护理人员必须机警，随时处于备战状态，细心观察、及时发现危险信号和险情。一旦发现新情况要及时向医生报告、敏捷地投入抢救工作，以使患者转危为安。若护理人员粗心大意、反应缓慢就会失去抢救时间造成严重的不良后果。

2. 紧张有序，果断审慎

危重患者病情变化快、随时有生命危险，在紧急抢救危重患者时护理人员要头脑冷静、判断正确，要做到急而不乱、紧张而有序、沉着而迅速。要根据病情变化，果断调整抢救措施。这里果断不是贸然行事、粗鲁武断、马虎从事，而是审慎行动、大胆细心、一丝不苟、小心谨慎、快速敏捷地做好每项工作，切不可惊慌失措、马虎从事，绝不能因为时间紧而简单从事、违反操作规程。

3. 同情理解，任劳任怨

危重患者病情危重、预后差、心理活动复杂，患者及家属常产生恐惧、急躁、忧虑的心理。护理人员在抢救危重患者时，应努力做到态度和蔼、诚恳、富有同情心；语言应精练、贴切、易于理解；举止沉着、稳重、技术娴熟认真，给患者充分的安全感。护理人员在繁忙的工作中，要以冷静的态度，深厚的同情心，理解、宽容患者及家属的心情和行为，耐心说服患者，不使矛盾激化。同时，要热情、主动和任劳任怨做好护理工作，特别是对悲观绝望的患者要多安慰和鼓励，帮助他们树立战胜疾病的希望和信心。

七、器官移植患者的护理伦理规范

器官移植技术是指通过手术的方法，用一个完好的器官置换因疾病等原因遭到破坏而无法修复的器官。器官移植能使身患不治之症者获得第二次生命。器官移植的患者在护理上有严格的要求。

（一）器官移植患者的伦理要求

1. 知情同意的原则

供体必须是自愿的，不受任何威胁利诱的外在强制性压力。知情同意是衡量和判断人体器官行为合法性的首要价值尺度，体现了对器官捐献者的尊重和保护。知情意味着自愿，同时又不仅仅限于自愿，二者的区别在于，自愿并不意味着已经知晓器官捐献的性质、手术过程及可能的后果等消息，而知情同意则可以有效地避免对捐献者本人更大的伤害，并且是各国医学实践中普遍采用的行为准则。

2. 优先考虑供体利益原则

在进行器官捐献与移植时，应当以供体的身体健康和生命安全为优先考虑的因素。这是对供体自愿捐献自己身体器官所折射出来的对社会和人类道德的肯定，也是平衡受体和供体之间在器官移植中的利益得失的需要。

3. 安全、有效原则

摘除和移植器官都要考虑风险与受益比，受益要大大超过可能的伤害。要认真斟酌对捐献者和接受者的利弊得失，既不能对捐献者身心造成伤害，又能救助患者的生命。

4. 公正的原则

在供体移植器官少而需求多的情况下，器官分配要特别注意公正。应制定相应的医学和社会标准来分配器官，并建立伦理委员会来做出分配的决定。

5. 互助的原则

对器官功能衰竭、不移植他人的器官不能存活的患者，其他有关人员在具备条件的前提下，理应提供帮助。社会应该考虑建立有效的机制，鼓励捐献器官，使社会成员可以彼此互助。

6. 非商业化的原则

禁止将人类的器官和组织作为商品买卖，违者追究其刑事责任。

（二）器官移植患者的护理行为规范

器官移植主要行为的实施者是医护人员，这就要求他们不仅具有高超的技术，还要有高尚的品质和良好的道德责任感。首先，医护人员对供体和受体的健康和生活应当给予同样的尊重，即具有人道主义的负责精神。严肃认真，精心施护，医护人员一定要认真做好手术前的一切准备，对术后如何对抗机体排异、消除感染、促进吻合面的迅速生长接合及机体的活力等等都应严肃认真地周密考虑。其次，医护人员应当遵守器官移植的有关法规和伦理规范，要严格器官移植的论证审批和规范化操作。器官移植时要根据中华人民共和国《人体器官移植条例》第三章的规定进行。医护人员要具备器官移植方面的知识和技能，各项操作要规范。第三，医护人员要严格坚持知情同意、公正分配、自愿捐献等原则，抵制器官走私和器官移植中一切不规范的现象。器官移植手术中，应保护"受者"和"供者"双方的秘密，遵循知情同意原则：活人捐献器官，一定要出于自愿，不可附加任何其他条件；向"供者"、"受者"双方或其亲属及法定代理人说明器官移植的程序，说明移植可能发生的危险；从尸体上摘取器官和组织可采用自愿捐献，推定同意和需要决定等三相结合或并用的原则；应禁止器官的买卖或变相买卖，禁止器官收集的商业化。

习　题

1. 门诊护理的伦理规范有哪些？
2. 急诊护理的伦理规范有哪些？
3. 简述手术护理伦理。
4. 简述特殊患者的护理伦理。

（魏洪娟　辛芳芳　王　卉）

第五章 计划生育及
人类生殖技术护理伦理

 学海导航

1. 掌握生殖限制技术服务伦理规范。
2. 了解正确的人口观、生育观。
3. 熟练掌握人类辅助生殖技术的伦理原则及护士的伦理责任。

第一节 生殖限制技术护理伦理

生殖限制技术是通过科学的方法控制生育,有计划的生育,保证人口合理的数量,保护妇女生育健康的先进技术。护理人员在从事生殖限制技术工作中要遵循护理伦理,按照计划生育的政策、要求开展工作。

一、树立正确的人口观、生育观

新的人口观、生育观是坚持少生优生,这既符合国家计划生育政策,也是提高人口质量素质、利己利国的有力举措。

(一)旧的伦理观对人口及生育的影响

我国 2000 多年的封建统治时代里形成的生育观、人口观及生命观,受封建伦理道德观念和宗教迷信思想的影响很深。这种封建的生育观、人口观及生命观的内容主要表现在两个方面:一是天命论,即所谓"生死有命,富贵在天。"二是男尊女卑、重男轻女。所谓"不孝有三,无后为大"的封建道德生育观,视没有生育男孩即"无后"是最大的不孝。

(二)新的人口观、生育观要与"两种生产"的发展相适应

我们不仅要树立起马克思主义的物质生产和人类自身生产必须相适应的新的人口观,而且还应根据新的人口观和我国人口过多的现状,树立起新的生育观:第一,树立生育子女不仅是家庭私事,更是国家大事的新观念,克服生育子女是家庭私事,子女是家庭私有财产的旧观念;第二,树立自觉接受国家指导、履行公民义务、有计划地生育子女的新的观念,改变盲目生育的旧观念;第三,树立少生、优生、优育的新观念,克服多生、劣生、劣育的旧观念;第四,树立适当地晚婚晚育的新观念,改变早婚早育的旧观念;第五,树立生男生女都一样的新观念,克服男尊女卑、重男轻女的旧观念。

（三）坚持生命神圣、生命价值、生命质量的辩证统一的生命观

人的生命是靠人类自身实行计划生育来控制数量和提高质量。我们必须摒弃那种不考虑人的生命价值、生命质量而片面强调生命神圣的生命观，应坚持生命神圣、生命价值、生命质量辩证统一的生命观，为计划生育和优生工作排除道德障碍。

总之，人口问题是世界性的问题，尤其在我国，已经是现代化建设中一个十分严重的问题。人口的迅速增长与有限的地球资源利用以及改善人们生活的愿望之间的矛盾，成为当今社会的一个突出矛盾。由此带来的一系列社会问题，诸如国家的经济负担加重，家庭的消费增长，就业困难，教育落后，交通拥堵，生态破坏等都严重地影响了社会的发展。事实证明，人类进行计划生育，控制人口的快速增长势在必行。

二、生殖限制技术服务及其社会价值

（一）生殖限制技术服务的含义

生殖限制技术服务就是人类通过避孕、人工流产和绝育等手段，达到干预生殖目的的手段。

（二）生殖限制技术服务的社会价值

目前我国人口面临的突出矛盾和问题是：人口众多、人均占有量少，人口对经济社会发展压力沉重，人口与资源环境关系紧张。因此，实行生殖限制技术，有效地控制人口生产，具有深远的意义。

1. 有利于国家可持续发展、综合国力的提高

实施生殖限制技术，可以提高人口的质量，提高人口的素质和社会生产力的发展，促进自然与人类社会的和谐发展，有利于国家的可持续发展和综合国力的提高。

2. 有利于人的全面发展和家庭的幸福

过早地生育或不加节制地生育会影响个人及家庭的生活和发展，也会影响下一代的健康成长。因此，开展生殖限制技术服务，实行计划生育，有利于人的全面发展，有利于家庭幸福和国家发展。

3. 有利于改善人们的生活条件，缓解社会矛盾

开展生殖限制技术服务，实行计划生育，控制人口的增长，能够促进社会生产力的发展，使社会的物质财富和精神财富得到极大的积累，人民的物质生活和精神生活进一步改善。同时也能够缓解经济不足、教育滞后、就业困难、交通拥堵等诸多的社会矛盾。

三、生殖限制技术服务的形式及伦理问题

（一）生殖限制技术服务的形式

生殖限制技术服务主要是利用生育控制技术，采用生物的、医学的、社会的和法律的手段，通过避免或终止妊娠等方法，干预人类的生殖过

程。它一般包括避孕技术指导、实施人工流产、引产及绝育术三个方面。

1. 避孕技术指导

避孕是通过破坏受孕的基本条件，阻断生殖过程的某个或几个环节，以终止胚胎或胎儿发育的一种节制生育措施。临床上常见的必要方法有两类：一类是器械避孕，另一类是药物避孕。

避孕作为生育控制技术的一种形式，是坚持按政策有计划的生育、选择最佳生育时机的关键性措施。避孕技术有可能产生并发症和副作用，且使用不当会导致避孕失败。因此，在实施这项技术时，应把握以下几个方面的问题：①避孕方法的知情选择。医护人员要通过宣传、培训、指导等途径，使育龄群众了解常用避孕方法，并在医护人员的精心指导下，选择满意的、适合自己的必要方法。②安全、有效、规范。从事限制生殖技术服务的医护人员，在提高避孕技术服务时应充分考虑服务对象的健康状况、劳动强度及所处的生理时期，为其提高安全、有效、规范的技术服务。同时，要保证避孕效果的可靠性和避孕技术操作的安全性。③对于避孕效果，应进行切实有效的随访检测，如果避孕失败，要及时、安全地进行早期人工流产。

2. 人工流产和引产

人工流产和引产指利用医疗手段在母体内终止妊娠的一种生育控制措施，它是在避孕失败或由于遗传、疾病等原因而出现计划外妊娠的情况下，控制人口出生数量和保证人口质量的一种补救措施。妊娠 12 周前称为早期人工流产，妊娠 12～17 周称为中期引产，妊娠 28 周以后称为晚期妊娠引产。

我们应当肯定人工流产、引产的伦理价值，但并不意味着可以滥用。必须确定其实施范围和对象：①控制人口增长或计划外怀孕，需要终止妊娠。②妊娠可能或肯定是一个严重畸形、严重智力低下的胎儿。③未婚先孕及其他社会原因。④严重疾病不宜怀孕而受孕的妇女。从受术者利益来看，为了避免器官损伤或并发症给母体带来的痛苦，应坚持提倡避孕为主，尽量减少和避免人工流产和引产。

另外，要正确对待非正当怀孕者的人工流产。非正当怀孕者也有平等的医疗权，依据人道主义原则及国家控制生育政策，护理人员应像对待其他受术者一样对待她们，认真负责，仔细操作，绝不能歧视和非难，更不能掉以轻心，草率从事。同时，更应考虑非正当怀疑者的心理特点，为其保守秘密，尊重其人格和隐私。

3. 绝育术

绝育是用人为方法消除生育能力，以达到永久性不孕或不育的目的。它通过手术，人为地阻断精子与卵子的通道，剥夺育龄女子或男子的生育能力，以保证人口质量、控制人口数量、治疗某些妇女疾病。绝育分为女性绝育和男性绝育两类。

在实施过程中，应注意严格掌握手术适应证和禁忌证，达到以下目的：①优生目的。防止患有严重遗传性疾病夫妇的不良遗传基因传给下一代，限制智力严重低下者生育权利，以减轻家庭及社会负担，造福于社会。②治疗目的。患有某些严重疾病的妇女，如果妊娠甚至继续怀孕，可能加重病情甚至危及生命，绝育可以保证母体平安。③避孕目的。由于夫妇的个人需要不愿多育或由于社会控制人口的考虑，夫妇不愿继续妊娠。

（二）生殖限制技术服务的伦理的问题

1. 避孕伦理问题

避孕是性与生殖分离开来的第一步，避孕是为了有节制的生育、更合理的生育。但是避孕技术的研制、分配和使用在伦理学中仍然存在需要解决的问题：①避孕会不会导致性关系的失控？避孕技术的发展，减轻了人们对性交后果的担心的压力，随之而来的是人们对性问题的越来越宽容的态度，性自由和性散漫似乎已成为一种社会必然。人们自然会产生忧虑：这是否会导致人类性关系的混乱？②避孕会不会使人们放弃生育的义务，影响人类种群的延续？避孕使人们可以纯粹的享受性的快乐而不必承担婚姻和生育的义务，越来越多的人选择不结婚或不要孩子，独身、同居及"丁克"家庭已不是社会的个别现象。社会学家不禁忧心忡忡：越来越多的人放弃生育义务是否会给人类带来种族灭绝之灾？③避孕失败，人们会选择人工流产终止妊娠，这使人们担心：避孕会不会导致更多的人工流产？

应该说，这些担忧都有一定的合理性，但并非都是避孕的必然后果。首先避孕的本质是让人们更有节制的生育，使家庭和社会能更自由地根据需要安排生育，无论家庭还是社会，在时机合适时，都会重新选择承担生育义务。其次，规范性关系是人类历史发展的必然，人们可以通过教育、法律等形式帮助人们树立正确的性观念、规范健康的性行为，人们对性关系失控的担忧可以消除。再次，人工流产的实施取决于社会和个人对生育的意愿和要求，而非避孕本身，避孕和人工流产没有必然的联系。例如，当人们选择不生育并且不采纳任何避孕措施时，人工流产的发生仍然不可避免。

2. 人工流产伦理问题

人工流产种种争论的焦点主要集中在两个方面：一是人的生命是从什么时候开始？胎儿的本体论地位和道德地位是什么？二是母亲对自己的身体、生育和生命拥有多大的权利？

与人工流产有关的另一个问题是性别选择。产前诊断技术的使用是引起这一问题的导火索。产前诊断的初衷是为了检查胎儿是否有遗传性疾病，如果证实有遗传性疾病，则往往选择流产的方式。

性别选择的目的必须符合医学的目的，即满足社会利益及人类的健康利益的需要。性别选择技术的研究和发展在预防遗传性疾病等方面具有积极的意义。但是当人们的观念和生产力水平等因素不具备使用条件时，如果普遍使用这种技术，社会对此又不加以严格控制，那么有可能造成严重的不良后果。其中，在我国最大的问题是造成社会中男女比例性别比例失衡以及所带来的一系列社会问题。

3. 绝育伦理问题

绝育在伦理学上的问题主要集中在对严重疾病患者尤其是智力低下者的非自愿性绝育上。在伦理学上，我们可以从有利、尊重、公正和互助等原则组成的伦理框架来分析和评价对严重遗传性疾病和智力严重低下者的绝育。①对智力严重低下者施行绝育是否符合他们的最佳利益，或可以给他们带来哪些利益或好处？给家庭、社会带来哪些好处？当然，这里不能仅仅从减轻家庭或社会负担来考虑这一问题。但也并不是不考虑家庭社会负担，尤其是如果这个负担影响到资源分配时，我们就不得不考虑当事人、家庭以及社会的利益。②对智力严重低下者施行绝育是否侵犯了他们的生殖权利或生育权利？生殖或生育权是不是绝对的？生育和结婚不同，生育会给他人或社会增加生存和发展而承受许多的负担，无限制地行使生育权就会带来严重的消极后果，对全社会不利，对生育者本人及孩子也很不利。同时，生育权的行使也常常带来相应的对子女养育的义务。智力严重低下者有性的生物学欲望，但他们不可能有对后代尽养育义务的意识，这样，就会造成一些对他们自己、对他们孩子、对他们家庭都不幸的悲剧性后果，因此，采取限制智力严重低下者生育的生育权利是可以允许的。③对智力严重低下者施行绝育是否有利于对资源的公正分配？在一个智力低下者人数较多的地区，如某些"傻子村"，他们对生活费用、医疗费用占得份额很大，肯定会影响这些地区的发展，造成对资源分配的不公。这也是导致这些地区贫困、落后的一个根源，反过来也影响了对智力低下者的支持和照顾。智力严重低下者对他们家庭的经济、资源的侵占造成的种种问题和损害是众所周知的。④对智力严重低下者施行绝育是否有利于社会的互助、团结？对智力严重低下者施行绝育，如果做得好，能解除他们因生育带来的种种不幸，也就是促进了家庭和社会利益，这样做有利于更公正地分配资源，当然也有利于社会的互助和团结。

⑤作为社会对绝育措施的控制，必须强调，对未成年人不得施行绝育术。对某些有严重遗传性疾病和精神病患者应进行义务绝育外，一般都应得到本人和配偶或家庭的知情同意、自愿进行。绝育，即便是自愿的也需要经过一定的医学和法律程序。

案 例

智障女子宫被切除，只为免月经麻烦

2005年4月14日，江苏省某市儿童福利院的两位智障女孩（均为化名）兰兰（14岁）和琳琳（13岁），分别在当地某医院接受了子宫切除手术。两人都是该福利院捡来的遗弃孤儿，由于智障他们不能生活自理，不知道如何处理月经卫生。据该福利院工作人员说，在月经期间由于痛经，她们除了知道疼，疼得满地打滚外什么也不懂。在该福利院的工作人员看来，她们是痴呆女孩，不能结婚、生育，留着子宫也没有意义，不如把子宫切了，这样也省得以后出事。因此，后经福利院领导研究，集体决定为二人切除了子宫，"以提高她们的生活质量"。

2005 年 7 月，当地人民法院依法对 4 名被告进行了判决，1 名被告判处有期徒刑 1 年缓刑 2 年，其他 3 名被告判处管制 6 个月。

四、生殖限制技术服务伦理规范

生殖限制技术是政策性很强的工作，其执行方式与质量关系到个人的健康、家庭的幸福以及社会的和谐。护理人员作为生殖限制技术服务的重要实践者，在具体的工作中应注意遵守相关的伦理规范，维护个人健康和社会利益。

（一）尊重原则

护理人员在实行各种生殖限制技术服务的过程中，应注意尊重服务对象的人格和服务对象的生育权利，热情的接待每一位接受生殖限制技术服务的受术者，特别是对那些由于婚姻外性行为而寻求帮助的受术者，护理人员不能对她们有歧视的态度，应该像对待其他患者一样平等地对待她们。当服务对象的生育需求与社会的利益相冲突时，护理人员切忌强行施术，而应该将提供技术服务和健康教育、政策法规宣传结合起来，帮助服务对象认识国家相关政策的意义，使服务对象自觉将个人权利和社会国家利益结合起来，自觉接受节制生育的技术方法。

（二）有利原则

护理人员应遵守国家相关法规，不参与违反国家政策规定和损害服务对象的各项活动。各项控制生育技术的实行应该有利于服务对象的身心健康，有利于促进家庭幸福和人民生活质量的提高，有利于促进社会的发展。那种为了个人私利进行非法的人工流产，参与推销各种不合格避孕药品等损害国家与服务对象的行为应受到谴责和惩罚。

（三）知情同意原则

对于接受生殖限制技术服务的人群，护理人员有义务告诉她们有关限制生育技术的方法、原则、程序、风险、随访要求等信息，任何限制生育的技术也都必须在服务对象或其授权人签署书面知情同意书后才能进行。

（四）保密原则

控制人口增长的各项技术涉及国人敏感的话题—生殖与性。护理人员在提供技术服务的过程中，要特别注意保护服务对象的隐私，让服务对象放心接受各项限制生育技术服务。

另外，护理人员在参与生殖限制技术服务的过程中，应和其他医务人员密切配合，认真做好各项准备工作，严格掌握各项技术的适应证和禁忌证，积极细致地配合好医生完成各项操作性技术，保证各项技术实行的质量和保护服务对象的身心健康。

护理人员还应勤于钻研业务，对涉及护理服务的各项技术精益求精，提高个人业务技术水平，为服务对象提供更优质的服务。

第二节　优生技术护理伦理

优生是提高人口素质的重要环节，也是人口控制的重要组成，我国计划生育国策中就明确倡导优生。优生的落实，对于人类后代健康和人类素质提高具有重要意义，也关系到千家万户的幸福。作为优生技术的重要提供者，护理人员不仅要了解有关优生的具体内容，更要明确并掌握优生技术护理伦理，才能更好地履行自己的工作职责。

一、优生学和优生技术服务及其社会价值

（一）优生学概述

优生学是一门以生物医学，特别是人类遗传学和医学遗传学为基础，研究和改善人类遗传素质的科学。目的在于探索影响后代的各种因素，从体力和智力等方面改善遗传素质，从而达到提高人种质量的目的。

优生学可分为预防性优生学和进取性优生学。预防性优生学指研究降低人群中产生不利表现型的基因频率，以减少后代遗传病发生的方法。其目的是研究怎样排除和降低人群中已经存在的有害基因，设法降低或防止有身心残疾或严重智能低下者出生，也称为负优生学（消极优生学）；进取性优生学指研究维持和增加人群中产生有利表现型的基因频率，以促进体力和智力上优秀的个体有更多的生育机会的方法。其目的是促进人体素质和智力优秀个体的繁衍，改善和提高生命质量，扩展人口中优质个体的比例，也称为正优生学（积极优生学）。

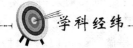
学科经纬

优生学的发展

优生的思想自古有之，原始部落的原始禁忌、斯巴达人的"去劣存优"习俗、《犹太法典》中的禁止表亲结婚的教律以及我国《左传》中"男女同姓，其生不蕃"的记载，都体现了古人朴素的优生思想。但是这些思想更多的是人类经验的总结，并没有形成系

统的知识体现，优生学的发展是近100多年来的事。1883年英国人高尔顿提出"优生学"的概念后，大力在西方倡导和推广优生，优生学逐渐在西方各国得到发展。各国相继成立优生组织，颁布优生的法规条例：1905年，德国、瑞典、瑞士、奥地利等国学者组成了第一个国际性优生组织——国际民族卫生学会；1907年，人类第一部优生单行法在美国印第安纳州通过；1910年美国纽约冷泉建立了优生学纪念馆；1912年英国伦敦召开了第一届国际优生会议，并成立了国际永久优生委员会。

（二）优生技术服务及其社会价值

1. 优生技术服务基本内容

通过婚前体检、遗传咨询、围生期保健等具体手段，从预防的角度研究和阻止有严重遗传缺陷和先天性疾病的胎儿出生，向社会提供优生优育的技术性指导。

2. 推行优生的重要措施

在综合性措施中的社会措施包括：优生政策和优生立法、优生教育和宣传、健全优生机构和改善社会与自然环境等内容。个人及医疗技术方面的措施有：对不应结婚或不宜生育者，申明利害结果，禁止结婚或生育，或按规定出具婚检说明报告；指导选择合适的生育年龄，一般应在25~29岁生育为宜；进行产前诊断，在妊娠早期发现时遗传病的胎儿，应终止妊娠，开展孕期及围生期保健活动；开展优生咨询，对遗传病、先天性疾病患者及其家属提出的问题进行科学解释，并给予指导。

3. 优生的社会价值

（1）有利于提高国家人口素质。在这个充满大量知识信息的社会中，人口素质是决定国家竞争力的重要筹码，国家近年来的人口调查结果多次表明，我国目前人口素质情况总体还处于较低水平，我国人口素质亟待提高。以出生缺陷及智残人口状况为例，我国新生儿出生缺陷发生率约为1.38%，每年约有20万出生缺陷新生儿的诞生，每年病残儿童出生数目达到75万，智力低下者人口约为1300万~2600万。如果不采取优生措施，这些已存在的不利基因将会在我国未来人口中得到传播，势必加重我国人口素质低的不利形势。但是，如果能通过产前诊断、遗传咨询、新生儿疾病预防等一系列优生措施，就可以有效减少这些不利基因遗传的路径，提高我国人群中有利基因的比例，增进我国人口素质。

（2）有利于减轻家庭和社会负担。出生缺陷胎儿及严重智残人口会占据国家大量的医疗和生活资源，影响社会和家庭资金的积累。以智残人口为例，当前我国严重智残人口已超过2000万，每年占用资源总值超过200亿美元，按人均寿命50岁计算，这部分人口累计占用资源量将高达10000亿美元，相当于我国2000年的GDP总值，而严重智残人口的家庭承受的精神压力已经花费的时间和精力更是难以以金钱计算。从这个意义上讲，优生的开展，无疑会减轻社会和家庭负担，有利于增进家庭幸福和社会发展。

（3）有利于促进计划生育工作的顺利开展。优生思想的提出和贯彻执行，有利于人们转变"多子多福"的传统生育观，将生育行为关注的重点从数量转移到质量，自觉接受"少生优生"的思想，从而推动计划生育工作的顺利实行。

二、优生技术护理伦理规范

1. 做好优生咨询，疏导孕产妇心理

在我国，要使优生成为社会群众婚育中的道德行为，护理人员必须配合计划生育工作者通过多种有效的途径，进行广泛的宣传，积极开展优生咨询，用优生优育的知识和技术指导群众的婚育行为，用计划生育的法律法规规范群众的婚育行为，解答患者及其亲属提出的各种问题，并提出建议供其参考。

在优生技术服务中，护理人员要注意孕产妇的心理状态，主动关心她们的疾苦。孕产妇不同于临床上的患者，与其他病人相比有不同特点。她们对孩子的出生感到不安、恐惧和焦虑。由于精神过度紧张，往往导致妊娠中毒症、早产、自发性流产、滞产等。这就要求医护人员要积极疏导孕产妇心理，对她们关心体贴，同情她们，帮助其创造良好的心理环境，使她们消除恐惧、焦虑等障碍，解除思想负担。

2. 做好产前诊断，履行知情同意

产前诊断是在遗传咨询的基础上，主要通过遗传学监测和影像学检查，对高风险胎儿进行明确诊断，通过对胎儿的选择性流产选择胎儿。目前，产前诊断已成为世界各国应用最广泛，实用价值最为显著的预防性优生措施。

为保障母婴健康，保证产前诊断技术的安全、有效，护理人员必须配合医生履行知情同意原则。进行产前诊断检查前，应向孕妇或家属告知技术的安全性、有效性和风险性，使孕妇或家属理解技术可能存在的风险及结果的不确定性；检查时一定要认真仔细；检查后要如实做出结论，特别是在发现胎儿异常的情况下，医护人员必须将继续妊娠或终止妊娠可能出现的结果以及进一步处理意见，以书面形式明确告知孕妇，由孕妇夫妻双方自行选择处理方案，并签署知情同意书。

3. 做好围生期保健，保障母婴安全

围生期是指妊娠28周到产后1周分娩前后的重要时期。围生期无论对孕妇还是对胎儿都是一个关键时期。为此，要全面落实保护性措施，做好围生期保健工作。护理人员应配合医生以负责的态度进行密切观

察，及时掌握孕妇的生理、病理变化；严格掌握围生期用药原则，既考虑疗效，又顾及优生，慎重选用安全药物；积极预防不良的环境因素对胎儿生长发育的影响，避免孕妇受到病毒感染；针对产妇临产时的阵痛及其不理智行为，给予理解并进行解释，帮助其做好心理调适，减轻痛苦。

4. 禁止无生育价值父母生育

无生育价值父母包括有严重遗传疾病的人、患精神分裂症的人、近亲婚配者和高龄父母。无生育价值父母之间婚配生育的后代患遗传疾病和畸形较多，死亡率较高，对家庭、社会和国家危害较大。护理人员必须以对社会高度负责的态度，大力宣传无生育价值父母生育的危害，根据国家有关法律和政策，采用特殊的手段，禁止那些直接危害婚配、危害后代的疾病患者结婚生育。

5. 严控胎儿性别鉴定

随着医学科技的发展，胎儿性别的产前诊断已用于临床并取得有效成果，在查出与性别连锁遗传有关的某些严重遗传疾病方面是有意义的，其科学价值是肯定的。但是这项诊断技术往往被错误利用，用来确定胎儿的去留，从而导致人类性别比的自然平衡失调。我国有关法律对此都做了详细规定。因此，开展产前诊断技术的医疗保健机构不得擅自进行非医学需要的胎儿性别鉴定和选择性别的人工终止妊娠，以保障妇女儿童合法权益。

三、严重缺陷新生儿处置伦理

（一）出生缺陷概述

出生缺陷是一种胎儿在母亲子宫内便已发生的发育异常，即出生时就存在的结构、功能和代谢方面的异常，但不包含产伤性缺陷。目前，出生缺陷已成为全球性的重要人口健康问题，我国的出生缺陷发展情况尤其令人担忧，卫生部 2005 年公布的全国妇幼卫生监测结果显示，1996 ~ 2004 年我国医院出生缺陷呈上升趋势，2004 年出生缺陷总发生率达到 128.38/万。出生缺陷发生率的逐年增加，给个人、家庭和社会造成了严重的健康和经济损失。有资料表明，目前我国每年因出生缺陷造成的经济损失约为 10 亿元人民币，如果要对所有的存活出生缺陷儿提供手术、康复、治疗和福利，则每年国家要投入约 300 亿元人民币，出生缺陷已成为重要的公共卫生问题和社会问题。我国政府十分重视减少出生缺陷工作，将减少出生缺陷列为儿童健康发展的优先领域，并在 2002 年开始实施出生缺陷干预工程，以全面提高出生人口素质和生命早期的健康潜能。

（二）对严重缺陷新生儿的认定尺度

对有严重缺陷的新生儿如何处理才符合伦理规范，关键还在于应有一个明确的认识尺度。也就是说，新生儿的缺陷严重到哪种程度方能放弃治疗？这就需要制定标准和进行分类，并建立一个大家可以接受的决策程序。综合生命伦理学的研究成果和国内外专家的意见，医学界对出生的缺陷新生儿的处理标准分为以下三种。

1. 舍弃标准

（1）因为严重缺陷不能活过婴儿期，处于濒死状态。

（2）不能发育至成人阶段，如任其生命延续，将使之生活于不可救治的痛苦之中，长期治疗都不能缓解。

（3）可发育至成人阶段，但因智力因素严重低下等原因，不具有最低限度的人类经验，对于别人的照料无感情和认识的反应能力。例如，无脑儿、18 三体综合征、严重脑积水、先天痴呆、严重心血管畸形、食道闭锁、肺或肾发育不良等患儿符合上述舍弃标准，应作为舍弃对象。

2. 选择舍弃标准

（1）新生儿缺陷对今后的生理机能、未来体力智力发展有严重影响，但达到一定年龄后可以矫正或部分矫正。

（2）有一定劳动能力和一般智力，但其缺陷对后代有不良遗传影响。如，严重唇腭裂、肢体缺损、某些先天性心脏病、染色体异常、严重两性畸形的患儿，此种情况应根据新生儿父母及亲属的抉择予以保留或舍弃。

3. 不应舍弃标准

新生儿缺陷对今后的生理机能、本来体力智力发展没有或仅有轻度的影响。如，小血管瘤、并指、单纯唇裂等孩子应给予生的权利。

所谓严重缺陷新生儿是指符合舍弃标准的缺陷新生儿。

（三）处置严重缺陷新生儿的伦理原则

1. 严格把握处理对象的标准

通过预期寿命、治疗可能性、医学发展需要、救护代价等方面考虑生命质量的高低，决定是否予以处置，生命质量低下者方能允许作为处理对象。

2. 认真遵循处理程序

（1）在明确新生儿具有严重缺陷和畸形前，必须有权威机构的认证和医疗检查结果的支持。

（2）医护人员根据分类标准向家长进行解释，由被舍弃儿的家长做出决定，医护人员根据父母的决定实施处置。对诊断和处置意见，应有医务人员签名并经组织审批，所有资料证明均应存档，

（3）选择恰当的处理方式。一般应在非公开场所进行，而且所用方式必须是人道的、无痛苦的，应尽可能减少或缩短其痛苦和死亡时间，处置完后，尸体应严肃慎重处理。

第三节 人类辅助生殖技术护理伦理

人类辅助生殖技术是治疗不育症的一种医疗手段。它打破了人类自然生殖过程，用人为的方法产生新的一代个体。目前人类辅助生殖技术主要包括人工授精、体外受精和无性生殖。人类辅助生殖技术可以为不育症患者带来福音，为优生学服务，但是这项技术的应用，也引发了一系列伦理、法律和社会问题。

一、人类辅助生殖技术的主要形式

（一）人工授精

人工授精是指用人工的方法使卵子和精子在体内结合，达到怀孕目的的过程。按精液来源不同，人工授精可分为两种，一种是使用丈夫的精液实施人工授精，称之为同源人工授精（英文缩写 AIH），或称夫精人工授精；另一种是利用供精者的精液实施人工授精，称之为异源人工授精（英文缩写 AID），亦称供体人工授精。据调查，目前世界上每年都有数以万计的妇女通过人工授精而怀孕。1983 年，我国首例冷冻精液人工授精婴儿在湖南医科大学诞生。1986 年，青岛医学院建成我国第一座人类精子库。现在我国至少有 17 个省、自治区、直辖市开展了人工授精，11 个省、自治区、直辖市建立了精子库。

（二）体外受精

体外受精是用人工方法让卵子和精子在体外受精，待其发育成早期胚胎后，移植到子宫内妊娠的过程。国际上把通过这种方式出生的婴儿称为"试管婴儿"。1978 年 9 月在英国诞生了世界上第一例试管婴儿。1988 年 3 月，我国首例"试管婴儿"在北京医科大学附属第三医院诞生。

体外受精对于妇女因输卵管功能障碍、子宫内膜异位症、原因不明的男女不孕症等，都是一种较好的生育方法。迄今为止，全世界出生的试管婴儿已突破万名。

（三）无性生殖

无性生殖是低等生物简单生命形态的一种繁殖方式。它不需要通过两性细胞的结合，其所传的后代称为无性系。在 20 世纪 30 年代，科学家开始进行动物无性繁殖的研究，即通过一个细胞或个体以无性方式重复分裂或繁殖产生一群细胞或一个群体。这种人工诱导下的无性繁殖，被称为"克隆"。1997 年 2 月 27 日，克隆绵羊"多莉"在英国诞生。这标志着人类利用细胞克隆动物进入一个崭新的阶段，它给生物工程技术的发展以巨大的推动。但将无性生殖用于人类，则在全世界引起了广泛关注和争论。我们认为，对无性生殖的研究运用应控制在动、植物的育种方面，而不能随便用于人类。

二、人类辅助生殖技术的伦理问题

（一）人类辅助生殖技术是否会破坏婚姻及家庭的和睦

人类辅助生殖技术可以使生育与性相脱离、与家庭相脱离，这就必然对经历了数千年发展而形成的夫妻、亲子、亲属关系以及相应的家庭产生极大的冲击。传统观念认为，妇女的贞操和生儿育女是维持婚姻美满和家庭幸福的纽带。因此，有人认为，异源人工生殖技术是对忠贞爱情的亵渎，甚至通与奸相提并论，从而破坏了婚姻的和睦。但也有认为，异源人工生殖技术既严肃地维护了夫妻彼此间爱情的忠贞和生活的专一性，又满足了他们想要孩子的正常要求，是巩固爱情婚姻和家庭和睦的催化剂。

> ### 案例
>
> #### 一起人工授精婴儿引起的法律争端
>
> 1987年4月中旬的一天，一位脸色苍白的年轻女子颤颤地迈进上海市卢湾区法院信访接待室，她乏力而愤怒地向法官诉说了她和儿子的不幸遭遇。原来，她结婚数年一直没有怀孕，她估计不孕的根源可能在丈夫身上。1年前，他们夫妇闻讯上海市某市级医院能进行人工授精手术。出于求子心切，他俩经过商量后，由丈夫通过熟人到该医院联系手术，接着又由丈夫数次陪妻子去医院落实。最后终于如愿以偿，也果真怀孕了。当然，这一切的来龙去脉都是瞒着别人进行的。4月初，一个足有3000多克的男孩出世了。照理应当欢天喜地地庆贺一番。可是天有不测风云，当婴儿的伯伯发现这位侄子的脸蛋丝毫不像弟弟时，骤起疑心，于是再三询问，憨厚的弟弟终于将真情全盘托出。这位思想封建的兄长脸色顿变，堂堂的人家岂能容忍这不伦不类、血统不纯的小崽子！于是，"野种"的叫声四起。最令人不解的是，那位曾荣幸地自命当上"爸爸"的丈夫，居然也莫名其妙地对妻子大肆咆哮，仿佛他根本不知道这孩子似的。其妻愕然了，忍不住回顶了几句，于是被他们驱逐出门。妻子在忍无可忍的情况下提出离婚。这是我国发生的第一起人工授精婴儿引起的法律争端。
>
> 问题思考：
>
> （1）谁是孩子的父亲？应该如何处理这件诉讼案？
>
> （2）提供人工授精技术服务应通过哪些程序？

（二）如何判断孩子的父母

异源人工生殖技术生育的孩子有多个父母。那么谁是孩子道义上和法律上的父母呢？传统观念强调亲子间的血缘关系，那么孩子的父母应该是遗传父母。但这样会破坏异源人工生殖技术的夫妻与子女间的关系，不利于家庭稳定和生殖技术的开展。现在多数国家和学者主张遵循"抚养—教育"原则，并以法律形式确认养育父母为真正的父母。因为他们有合法的婚育关系，通过生殖技术所生的子女是他们的婚生子女，享有婚生子女的一切权利。可以看到，这种认定有利于家庭稳定和生殖技术的开展。

（三）代孕母亲是否合乎伦理

所谓代孕母亲，是指专门替别人怀孕并生育的妇女。她既可以是孩子的遗传母亲，也可以仅仅是孕育母亲，与孩子没有任何的遗传关系。20世纪70年代末开始出现代孕母亲。代孕母亲涉及的伦理问题主要有两个方面：一是代孕母亲的商业性，以收取酬金为目的而出租子宫的代孕母亲的使用，对妇女尊严构成了侵犯；二是亲属关系混乱，有些代孕母亲的出现使人伦关系发生混乱，甚至达到十分尴尬的地步。所以，一般来说，世界各国都禁止代孕母亲，尤其严厉禁止商业性的代孕母亲。在我国也是严格禁止代孕母亲的。

进步阶梯

代 孕

代孕是指在需求女方完全丧失生育能力的前提下，将其卵子（或代孕志愿方卵子）与丈夫的精子结合成受精卵，在代孕志愿方子宫完成整个孕育过程并顺利生产的行为。代孕没有任何身体接触，不涉及性关系，可分为体外受精（试管婴儿IVF）和人工授精两种方式，因而它是属于人工生殖技术的一种。代孕一般分为四种：一为精子、卵子均来自于夫妻双方，借用代孕妈妈的子宫，也称作"完全代孕"，二是精子来自丈夫，卵子由代孕者提供，经体外受精（试管婴儿）后，由代孕者怀孕生育；三是精子来自需求方，卵子由代孕妈妈提供，经人工授精后，由代孕者怀孕生育，二、三种都是"局部代孕"；四为卵子由妻子提供，经人工授精后通过胚胎移植由代孕者生育，这种方式也是"局部代孕"。

代孕是一种新的观念，新的趋势。现今人类文明高度发达，但仍有许多不孕夫妇无法拥有自己的小孩。随着人工生殖（IVF_ET）科技的迅速发展，20世纪70年代以来，欧美各国陆续开始有人委托代孕妈妈怀孕生子，以完成生儿育女的愿望。代孕在国外已经成为了解决不孕症的一种临床选择。美国至今已有两百名以上的小孩是由这种方式出生的。

（四）非在婚妇女能否进行人工授精

未婚、同性恋、离婚妇女及丧偶妇女是否可以依其申请而实施供体人工授精，对此各国的伦理和法律要求不太一致。多数国家及学者主张限制或禁止非在婚妇女实施供体人工授精。因为这不仅对后代健康和成长不利，而且不利于社会的稳定和发展。我国规定，医护人员不得对单身妇女实施人工生殖技术。

（五）精子、卵子和胚胎是否可以商品化

目前，精子、卵子和胚胎的买卖已在现实生活中存在，像美国、墨西哥等国均有精子的出售。对此，人们主要担心两个问题：第一是精子的质量问题。由于利益的驱使，精子的提供者可能忽视精子的质量，甚至隐瞒自己的某些遗传缺陷或传染性疾病，从而影响生殖技术出生的后代的身体素质。第二是血亲通婚的问题。使用同一供精者的精子产生的AID后代，从生物遗传的角度来看，都是同父异母的兄弟姐妹，他们之间可能会通婚，即会造成血亲通婚的情况。这是伦理和法律都不允许的。

三、人类辅助生殖技术的伦理原则及护士的伦理责任

（一）人类辅助生殖技术的伦理原则

1. 社会公益原则

医护人员应用人类辅助生殖技术时，必须按照我国《人类辅助生殖技术和人类精子库伦理原则》的规定，以国家利益为重，严格贯彻国家人口和计划生育法律法规。做到：不得对不符合国家人口和计划生育法规和条例规定的夫妇和单身妇女实施人工授精；不得实施非医学需要的性别选择；不得对近亲间及任何不符合伦理、道德原则的精子和卵子实施人类辅助生殖技术；不得实施"代孕技术"；不得实施胚胎赠送助孕技术；不得进行各种违反伦理、道德原则的配子和胚胎实验研究及临床工作。医护人员必须遵循这些原则，以保证社会健康发展。

2. 有利于患者原则

实施该项技术时，医护人员应做到：综合考虑患者病理、生理、心理及社会因素，有义务告诉患者目前可供选择的治疗手段、利弊及其所承担的风险，在患者充分知情的情况下，提出有医学指征的选择和最有利患者的治疗方案；不育夫妇对实施人类辅助生殖技术过程中获得的配子、胚胎拥有其选择处理方式的权利，技术服务机构必须对此有详细的记录，并获得夫妇或双方的书面同意；接受人类辅助生殖技术的夫妇任何时候都有权提出中止该项技术的实施，并且不会影响对其今后的治疗。

3. 知情同意原则

人类辅助生殖技术必须在夫妇双方自愿同意并签署书面知情同意书后方可实施。因此，医护人员必须做到：实施该项技术时，要向人类辅助生殖技术适应证的夫妇提供详细的咨询意见，使其了解该项技术的必要性、实施程序、可能承受的风险、采取的措施以及患者做出合理选择

的实质性信息。只有在其作出同意的决定后，医护人员才可与其签署书面契约，并经公证具有法律效力；医护人员对捐献精子、卵子、胚胎者，须告知其有关权利和义务，包括捐献是无偿的、健康检查的必要性以及不能追问受者与出生后代的信息等情况，让供精者知情，并签署知情同意书，绝不能用欺骗或强迫手段获得精液；在未征得实施该项技术夫妇的知情同意情况下，不得对获得的配子、胚胎进行任何处理，更不得进行买卖。只有这样，才能尊重实施对象，真正给人们带来福音。

4. 保密与互盲原则

为了维护供精者与受精者的正当权益，必须坚持保密与互盲原则。我国有关法律规定，凡使用供精实施的人工辅助生殖技术，供方与受方夫妇应保持互盲；供方与后代应保持互盲；机构和医护人员对使用人类辅助生殖技术的所有参与者有实行匿名和保密的义务。所以，医疗机构和医护人员既要为受者保守秘密，永不向他人透露他们的隐私，同时也要为供者保守秘密，永不透露他们的姓名。只有这样才能避免可能出现的不利于夫妻感情、不利于孩子身心健康、不利于家庭稳固的因素。这对健康有序地开展人类辅助生殖技术，减少不必要的医疗法律纠纷，保护当事人各方的权利是至关重要的。

5. 保护后代原则

在实施该项技术时，医护人员有义务告知受者通过该技术出生的后代与自然受孕分娩的后代享有同样的法律权利和义务；告知接受治疗的夫妇对该技术出生的孩子负有伦理、道德和法律的权利和义务；如果有证据表明实施此技术将会对后代产生严重的生理、心理和社会损害，医护人员有义务停止该技术的实施。这也是为保障个人、家庭以及后代的健康和利益，维护社会公益所必须拥有的伦理原则。

6. 保证质量和手术安全

为确保精子和卵子的质量，我国有关法律规定，医疗机构在实施人类辅助生殖技术时应当索取精子检验合格证明；实施供精体外受精的医疗机构应当与卫生部批准的人类精子库签订供精协议，严禁私自采精；人类精子库应对供精者进行健康检查和严格筛选，保证供精者身心健康、没有遗传性疾病及家族史、精液中精子的质量和数量正常，杜绝不符合标准的精子进入精子库；供精者只能在一个人类精子库中供精；严禁精子库向医疗机构提供新鲜精子；一个供精者的精子最多只能提供给5名妇女受孕；对供精者和供卵者的身高、体型、智力要按标准严格选择；对受孕后的妇女做好产前诊断和围生期保健。

7. 严禁精子商品化

人类辅助生殖技术的开展绝不仅仅是为了使不育的家庭得到后代，更重要的意义在于使下一代的生命质量得到提高。而商业化的精源会导致供体不在乎自己的行为所造成的后果，不限制供精次数，甚至隐瞒自己生理上、精神上的缺陷或家族中存在的遗传性疾病，这必将影响后代的生命质量；商业化的精子库则为了追求利润，忽视精子质量或片面地要求所谓高质量精子，导致人类基因库单调等。因此，我国《人类辅助生殖技术和人类精子库伦理原则》规定，任何单位和个人不得以营利为目的进行精子的采集与提供活动，禁止以营利为目的的供精行为，禁止买卖精子，精子库的精子不得作为商品进行市场交易，人类精子库不得为追求高额回报而降低供精质量。

（二）人类辅助生殖技术中护士的伦理责任

人类辅助生殖技术不是纯粹的自然科学，它与社会生活有着广泛的联系。生殖技术的发展与应用必须沿着正确的方向，为人类社会发展和人类进步做出贡献。因此，护理人员在参与实施此项技术时，不仅要有专业技术观点，而且要对其引发的伦理问题有一个比较清晰地分析和认识，严格遵守上述各项伦理原则。同时，护理人员也有责任帮助接受人类辅助生殖技术的夫妇确认自己的态度以及将来可能面临的一系列伦理、法律等问题，使之做好心理准备，并尽力保证接受生殖技术者的安全和提高成功率，使人类辅助生殖技术这一边缘学科技术能够得以正常开展和良性发展，更好地造福人类。

习　题

1. 现代生殖限制技术的伦理原则有哪些？
2. 为什么国家要进行生殖限制？其社会价值有哪些？
3. 你是如何理解优生的伦理问题的？优生有哪些伦理意义？
4. 如何看待克隆技术？

（马凌锋）

第六章 死亡护理伦理

学海导航

1. 掌握死亡的标准、临终患者的特点和要求、临终护理伦理规范、尸体料理伦理规范。

2. 理解确定脑死亡标准的伦理意义、实施临终关怀的重要意义和死亡教育的必要性。

3. 了解有关安乐死的伦理争议、安乐死的立法现状、护士在死亡教育中的作用。

有生必有死，死亡是生命之路的终点，从生到死构成完整的生命周期，死亡是生命的正常部分、最后部分，也是生命成长的最后阶段。真正理解生命，必须理解死亡。死亡质量也是衡量生命质量的重要指标，提升死亡的品质就是提升生命的品质。对死亡的理解、尊重和宽容就是对生命的理解、尊重和宽容。作为未来的护理工作者，正确看待死亡、了解死亡的标准，探讨和研究临终关怀、安乐死和开展死亡教育中的伦理问题，对维护人类的健康利益，提高生命的质量和死亡的品质，有十分重要的意义。

第一节 死亡的含义和标准

一、死亡的含义

人们对死亡的认识，由于文化背景和研究角度的不同而不相同。生物学上的死亡，是指身体各器官和组织的单纯生命作用停止了；医学上的死亡，是指生命机能的停止；社会学对死亡的认识则是：死亡是人的自我意识以及与他人、社会交往的消失。临床医学的死亡定义是：死亡是人体器官、组织、细胞的整体衰亡，是人的生命活动的终结。总之，死亡是生命运动的一种表现形式，是一个运动的过程，人们对死亡的认识也是一个不断深入的过程。

临床上常把死亡分为濒死、临床死亡和生物学死亡三个时期。

濒死期是死亡的开始，此时心肺等脏器的功能极度衰竭，处于濒于停止其功能的状态，随着意识和反射逐渐消失，呼吸和脉搏逐渐停止，机体就开始进入临床死亡期。临床死亡期也称为躯体死亡期，是生物学死亡前一个短暂的阶段。此时，心、脑、肺等生命器官功能已丧失，宏观上人的整体生命活动已停止，微观上组织内的代谢活动还在进行。生物学死亡期是死亡过程的最后阶段，这时生命活动完全消失，机体细胞和组织死亡，代谢完全停止，生命现象彻底消失，尸体逐渐变冷，发生尸僵，形成尸斑。

二、死亡的标准

死亡标准指人们用以衡量与判断死亡的标准与尺度。随着医学科学的发展和人们观念的改变，死亡标准也在不断改变。目前，人们提出的死亡标准主要有两个：

（一）传统死亡标准

1. 传统心肺死亡标准的形成

传统死亡标准把心肺功能作为生命最本质的特征，认为心跳、呼吸功能停止就意味着死亡。这个标准从原始时代开始沿袭数千年之久。自古人们认为心脏是人体的中心器官，我国古代有，"心者，君主之官"的说法。古希腊亚里士多德提出过心脏是灵魂器官的观点，1628 年英国学者哈维发表《心血运动论》，第一次科学解释了心脏在血液循环中的功能和作用，也使心肺死亡标准的权威地位更加稳固。此后，无论东方还是西方，都以呼吸和心跳的停止作为确定死亡的标准。

2. 心肺死亡标准的局限性

然而，现代医学的发展已经表明传统的心肺死亡标准有很大的局限性。现代医学已经发现，心脏停搏不能视为最终的死亡，许多心脏一度停止跳动的人被成功地救回了人世。事实上，死亡并非生命的骤然停止，而是一个连续发展的过程，许多临床抢救病例说明，有些心跳、呼吸停止的患者，脑、肝、肾等器官组织的功能并未完全丧失，经抢救治疗不仅可以恢复心跳和呼吸，甚至可以痊愈。另外，脑部功能受损或丧失的患者，在人工呼吸机、心脏起搏器等生命维持装置的帮助下，还能使心跳和呼吸维持很长的一段时间。这些情况反映出心肺死亡标准的不准确和不科学之处，向传统的心肺死亡标准提出了挑战，促使医学专家思考和探索更科学的死亡判定标准。

📺 知识链接

心肺功能的停止不等于生命的终止

1. 南非洲卡拉哈里的干燥沙漠中，布须曼人把心脏不再跳动的死人埋入浅墓，结果多次发生这种"死人"从墓中爬出来。

2. 1919 年 10 月 27 日，德国一个女护士因失恋而服毒自杀，经过一系列医疗检查后，判断心跳和呼吸完全停止，看不出生命活动现象被诊断为死亡，随即装殓入棺。14 小时后，警察开棺做例行的尸体照相时，发现死者喉部有微弱的悸动，急送医院抢救，结果自杀者复苏。

3. 1991 年 12 月 15 日《长沙晚报》载，一个两岁半的小男孩，不幸溺水，呼吸停止，心跳停止，血压为零，可经医院的抢救，13 分钟之后又奇迹般地死而复生。

（二）脑死亡标准

1. 脑死亡概念的提出

由于心肺死亡标准的局限性，人们开始思考和探讨更科学合理的死亡判定标准。虽然科学上早已得出的结论，大脑是人的意识和自我意识的生物学基础，但一方面由于医学科学的发展有一个过程，另一方面由于死亡认定的社会习惯需要，以脑死来判断人死的科学标准迟迟未能提出。20 世纪，随着器官移植技术的产生与发展，心脏移植获得了成功，打破了心肺功能丧失必导致死亡的权威性；由于心肺死亡标准延长了判断死亡的时间，从而降低了器官移植的成功率。为了提高器官移植成功率的需要，也使得人们开始考虑确定一个更为科学的死亡标准。同时由于心肺死亡标准之下的植物状态生命，会带来一系列经济和道德问题，动摇着人们对心肺死亡标准的信念。

大脑是产生意识和自我意识的生物学基础，而死亡的实质是人的自我意识的消失。人的本质属性是社会属性，生命的本质是具有自我意识和担当社会角色，这些观念逐渐获得更多的认同。在人的生物学生命的死亡和作为社会人的人格生命的死亡相分离的情况下，多数学者认为，应以社会人的人格生命的丧失来选择死亡标准，即个体人与社会关系的不可逆的中断和脱离。基于以上认识和社会需要，脑死亡概念形成和出现了，促使传统的心肺死亡标准向脑死亡标准过渡。

2. 脑死亡判定标准

"脑死亡"（braindeath）是一个已有严格定义的概念，是指"包括脑干功能在内的全脑功能不可逆和永远的丧失"。这就是说，脑死亡是指全脑死亡，是大脑、中脑、小脑和脑干的不可逆的死亡（坏死）。它是由某种病理原因引起脑组织缺血、缺氧、坏死，致使脑组织功能和呼吸中枢功能达到了不可逆转的消失阶段，最终必然导致的病理死亡。已经不可逆地丧失功能的脑死亡者，即使继续使用人工心肺机进行救治，也不可能使其复活。

依据什么来判断脑死亡呢？1968 年美国哈佛大学医学院特设委员会提出了以下四条判断标准（简称哈佛标准）：①没有感受和反应性。即对外界的刺激和内在的需求完全丧失了感受能力及做出反应的能力，患者呈现不可逆的深度昏迷。②没有自主呼吸和自主运动。③脑干反射消失。丧失可诱导的生理反射作用，如瞳孔对光反射、角膜反射、眼运动反射消失。④脑电波平直。以上四条标准需在 24 小时或 72 小时内反复多次检查，结果一致者，才可认定其死亡。但同时规定，服用过镇静剂、体温过低（低于32℃）或其他代谢原因导致的可逆性昏迷除外。对婴幼儿的脑死亡诊断必须慎重。

许多人并不了解脑死亡的科学定义，由于媒体的诱导，他们往往将脑死与"植物人"混为一谈。脑死是全脑死亡，即脑皮质和脑干均死亡，由于生命维持技术的发展，能够利用呼吸机和人工喂饲装置，使脑死患者维持呼吸、心跳和必要的营养，但不能挽救患者的生命。脑死患者即使靠呼吸机和人工喂饲装置维持，一般也不会超过两个星期。因此这是一种无效的、无用的治疗，却消耗了不少卫生资源。而所谓的"植物人"，应该是指脑皮质死亡，脑干还活着，处以持续性或永久性植物状态的患者，有时媒体上还指一部分昏迷可以逆转的患者。

脑死亡标准的确立，反映了医学科学的发展和对生命本身认识的深入。尽管我们认为脑死亡标准是比较科学，但由于来自传统的观念、科学技术以及家属情感等多方面因素的阻碍，公众还难以接受脑死的概念，脑死亡在临床上广泛的推广也是很难做到的，再加上临床实践中，有些患者脑电图平直又得到复苏，这又向脑死亡标准提出了挑战。1983年，美国医学会、律师学会、生物医学会与行为研究伦理委员会等组织向美国各州提出建议：可以采取心肺死亡的医学标准，也可以采取脑死亡的医学标准。我国专家学者也建议目前在临床判断死亡问题上，应将传统的心肺死亡标准和脑死亡标准结合起来。

 进步阶梯

对脑死亡认识上的三个误区

误区之一：以为"脑死标准"与"心肺死标准"是两个互相排斥、彼此对立的观点。实际情况却并非如此，在绝大多数情况下，脑死与心肺死是基本同步的。大脑是人的全身耗氧量最大、耐缺氧能力最差的器官，心肺功能丧失后，如果不采取措施维持脑部的供氧，脑组织在缺氧6－8分钟，最多不超过15分钟就会彻底坏死，最终结果还是脑死与心死基本上同步而至。目前，在临床实践中，心死与脑死不同步的情况不足5%。

误区之二：以为脑死亡是人为制造的一种标准，其动机就是为了给器官移植提供更鲜活的器官。事实的真相是：脑死亡是一种比传统"心肺死标准"更准确的死亡标准，它也许还不够完善，却比传统标准要精确得多。脑死亡立法后的确有利于摘取更鲜活的器官供移植，但前提是死者生前有合法的捐献意愿表达。给器官移植提供更鲜活的器官只是脑死亡立法所带来的一个很小的副产品，根本就不是我国推行"脑死标准"的主要动因。

> 误区之三：将脑死者与植物人等同。植物人只是部分和暂时的脑功能障碍，脑组织并未彻底死亡，这一点与脑死亡是有根本区别的。

三、确定脑死亡标准的意义

脑死亡标准的确立，反映了医学科学的发展和对生命本身认识的深入。与传统的心肺死亡标准相比，脑死亡在科学和道德上更具有先进性，表现出更大的道德意义。

（一）有助于科学地认识死亡，尊重生命

传统心肺死亡标准并不能科学准确地判断死亡，以其为判断的检查方法难以鉴别假死状态，比如触电、服毒、溺水、冷冻患者，特别是服用中枢神经抑制剂自杀的假死者。而脑死亡是不可逆的，以脑为中心的中枢神经系统是整个生命赖以维系的根本，由于神经细胞在生理条件下一旦死亡就无法再生，当全脑功能因为神经细胞的死亡而陷入无法逆转的瘫痪时，全部机体功能的丧失就只是时间问题了。采用脑死亡作为判断死亡的标准，就可有效避免用心肺死亡标准来判断假死状态的人为死亡，从而维护了人的生命和尊严。

（二）有助于减少卫生资源的浪费

脑功能不可逆丧失的患者，即使用人工方法继续维持心跳和呼吸，也只是维持一个生命质量极为有限的"生命"，医疗资源总是有限的，维持脑死亡者的医疗资源消耗要比医治普通患者的医疗资源消耗多得多。确定脑死亡标准，为终止这种患者的抢救提供了依据，可以适时终止无效的医疗救治，减少无意义的卫生资源消耗，合理使用有限资源，减轻患者家属与社会的治疗压力。同时也有助于减轻患者家属等待和无望的痛苦，让患者死得有尊严。虽然拯救每一个可以挽回的生命是医务工作者的职责和共同理想，但当死亡不可避免地降临，应勇敢地承认和面对死亡，既是对死亡的尊重，也是对生命本身的敬畏。

（三）有助于器官移植的开展

采用脑死亡标准，拓宽了移植器官的来源，为器官移植开辟了广阔的前景。器官移植需要从尸体上摘取活的器官，且摘取越早、越新鲜，移植后的成活率越高。按照传统的死亡标准是难以达到这种要求的，如果在法律上承认脑死亡，就大大提前了确定死亡的阶段，这意味着可以在患者出现脑死亡状态时，终止对患者的抢救，经家属同意，就可以摘取器官进行移植，使他人的生命获得延续，同时也使供体生命的死亡获得不平凡的意义。

第二节　临终护理伦理

一、临终关怀及其伦理意义

临终关怀是一种特殊的卫生保健服务。当人的生命走向末途，死亡不可避免要来临的时候，人类常常面临着巨大的痛苦、恐惧和悲伤。如何在生命的最后阶段，减轻病魔带来的痛苦，依然保持人的尊严、价值和从容，是临终关怀事业的宗旨和追求。当临终关怀成为人类医学科学发展的重要议题，临终关怀服务在理论与实践上有着积极推进和长足发展，将标志人类社会文明进入一个崭新阶段。

（一）临终关怀的含义和特点

1. 临终关怀的含义

临终关怀一词源于英文 hospice，中世纪的欧洲使用 hospice，是指设在修道院附近为朝圣者和旅行者提供的中途休息和提供给养的场所，当这些人因为病重而住在 hospice 中的时候，会得到教士和修女的照顾，即使死亡也能得到妥善的善后处理。后来 hospice 的含义便引申为专门收容不治之症的场所。随着时代的发展和现代临终关怀运动的兴起，hospice 的概念含义有了进一步延伸，美国国立医学图书馆出版的"医学主题词"表，将 hospice 解释为"对临终患者和家属提供缓和性和支持性的医护措施"。20 世纪 80 年代，hospice 概念传入我国大陆时，被译为"临终关怀"。

现代意义上的临终关怀是一种特殊服务，指对临终患者及其家属所提供的一种全面照护，包括医疗、护理、心理、伦理和社会等各个方面。其目的是使临终患者的生命质量得到提高，能够在舒适和安宁中走完人生的最后旅程，并使家属得到慰藉的居丧照护。

临终关怀作为医疗卫生领域的一门新学科，始于 20 世纪 60 年代，它的倡导者和奠基者是英国的桑德斯博士（D. C. Saunders）。她原是一名护士，在做护理工作期间发现医院中许多临终患者未能得到很好的照顾而更加增添了临终的悲伤心理，桑德斯决定创办一所专门为临终患者服务的机构。由于她的勤奋和爱心，经过十几年的筹划和准备，终于 1967 年 7 月在英国伦敦东南方的希登汉成立了世界上第一个临终关怀机构——圣·克里斯多弗临终关怀院（St. ChristopherHospice），这家医院以优良的服务使患者得到温暖、体贴的照护，开创了现代临终关怀的伟大事业。从此临终关怀事业在世界各地蓬勃发展，自 20 世纪 70 年代起，美国、澳大利亚、加拿大、日本、南非等许多国家都相继开展临终关怀的工作。我国在 20 世纪 80 年代末开始临终关怀的正规研究，1988 年 7 月，在天津医科大学成立了大陆第一家临终关怀专门研究机构：天津医科大学临终关怀研究中心。同年 10 月，上海诞生了我国大陆第一所临终关怀医院——南汇护理院。1987年筹备、1990年开始正式接待患者的北京松堂临终关怀医院首创实施了治疗医生与心理医生相结合的治疗方案，护士护理与24小时生活护理相结合的护理方案，至今已发展成为国内著名的临终关怀医院。自20世纪90年代以来，全国许多综合性医院开设了临终关怀病房或者在肿瘤专科医院里设立临终关怀区，有上万名医护人员从事临终关怀工作。

2. 临终关怀的特点

与一般临床医疗服务相比，临终关怀是一种"特殊服务"，它的特殊性体现在其服务对象、服务目的、方法等各个方面。

（1）临终关怀对象：临终关怀收治的对象是临终患者，特别是晚期肿瘤患者或患有类似疾病身心正遭受折磨的患者。一般的医疗服务重视对可治愈者的救治，对不可治愈者也常常采用艰难又无希望却是延长患者死亡期的"抢救措施"。临终关怀服务专门对终末期患者及其家属提供全面照护，实施包括医疗、护理、心理、伦理和社会等各方面的关怀和护理，使临终患者在生命末路可以得到所需要的关怀。

（2）工作目的：临终关怀不是为了延长患者生命，而是以提高患者生存质量，维护患者的生命尊严和价值为主要目标。它所倡导的是不同于一般医学行为的人性化关怀理念。一般的医疗实践往往立足于"救命"，似乎能使患者多存活一天也是尽到了医护职责，患者则被动接受艰难而又无望的治疗，患者的心理和社会需要被忽视。临终关怀从提高患者生存质量出发，了解患者需要，满足患者在生理、心理、社会、安全等方面的需要。

（3）工作方法：临终关怀不是以治疗疾病为主，而是以去缓解症状、支持疗法和全面照护为主。临终关怀照护不会不惜代价、不顾患者实际需要和意愿去实施临床诊疗方案，而更多考虑如何去尊重这些患者意愿、减轻他们的痛苦和满足他们真正的需要。

（4）工作内容：工作内容不仅包括缓解患者的躯体痛苦，更包括心理关怀和社会支持。

（5）工作范围：不但照顾、关怀临终患者，而且涉及对患者亲属给予慰藉、关怀与帮助。

（二）临终关怀的伦理意义

1. 体现人道主义在医学领域的升华

长期以来，医院是救死扶伤的场所，但无法救治的终末期患者即使住医院也只是痛苦生命的延长，不能得到更多的关心和照顾。临终关怀事业为临终患者提供多方面的照顾，可使患者临终生活过得有意义、有质量、有尊严，在一个舒适的环境中安详地、无忧无虑地离开人间。同时对死者亲属进行关怀、慰藉和帮助。所以，临终关怀体现的医学人道主义更完善、更有活力，是人道主义在医学领域的深化和升华。

2. 体现生命神圣、质量和价值的统一

当人经过一生的创造、奋斗和拼搏后，在生命即将结束的时候，能得到适当的关心和照顾，就体现和维护了生命的神圣；同时，一个人的临终生活能在少痛苦、少牵挂的较舒适的状态中度过，生存质量就得到了提高；临终患者获得临终关怀，能尊严地离开人世，其生命价值也得以提高。临终关怀体现了生命神圣、质量和价值的统一。

3. 有利于树立现代医学观，完善卫生保健体系

临终关怀理念突破了传统医学重治疗、重存活的倾向，一定程度上扭转着临床见病不见人的不良现象，有利于医务工作者重新审视医学的本质和思考人类生命的意义，对于树立新的医学观和践行现代医学模式是有力的推动。同时临终关怀事业的发展终将使卫生保健体系更完善，形成预防、治疗、康复、临终关怀相互关联的组成部分，使"无病则防，有病则治，治不了则临终关怀"成为可行的卫生保健服务。

4. 有利于提高医学道德水平，促进人类文明进步

临终关怀的特点对医护人员的道德水平和人文素质提出了更高的要求，从事临终关怀的医务人员要有高度的同情心和责任感，有对患者尊严、权利、生命价值的尊重和关切及对患者亲属的同情和关怀，才能做好这项工作。临终关怀工作将会促成医务人员高尚职业精神的养成和提高，并辐射和带动整个医疗卫生行业乃至整个社会，从而提高医德医风水平、改善社会风尚。当临终关怀成为一项广为关注的社会事业，当越来越多的个人和团体都来关心和参与这项事业，那么它会为更多的临终者、家庭和社会所需要，也就会有更多的临终患者在生命末路享受到温暖和阳光。这会充分展示人类在生命态度上的智慧和文明，彰显人类的文明进步。

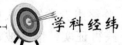 学科经纬

让生命享受最后一缕阳光

对于人来说，死亡是令人恐惧的黑色。而临终关怀却给生命末路以人文关怀的阳光。因为它帮助患者解除肉体上的痛苦，克服心灵上的恐惧，能够从容、安详地走完人生的最后一程。

自 2010 年开始，香港实业家李嘉诚每年捐资 2000 万元在北京、天津、上海、大连等地 20 所重点医院设立免费的临终关怀服务。受资助的大连医科大学附属医院建立了大连第一家宁养院，为收住的患者提供足够剂量的、免费的止痛药物，并对患者进行心理疏导，开展临终关怀。这给那些备受病痛与贫穷折磨的人带来福音，使他们在离开人世之际多了一些坦然、安详和从容。宁养院一个患者去世以后，其女儿和生前好友遵循医嘱送来感谢信，当场诵读，泣不成声："父亲走了，安详、宁静地走了，带着对这个世界的眷恋，带着对人间真情的感激永远地走了……"

二、临终患者的心理特点和需求

临终患者是一群特殊对象，他们需要被人同情、理解和得到社会尊重。任何形式的临终关怀都需要了解患者的特点和需求，并增强患者对临终生理、心理状态的适应能力。满足患者的需要，维护患者的尊严，才能为临终者安宁地走完生命的最后旅程提供正确的满意的服务。

（一）临终患者的心理特点和行为反应

美国医学博士伊丽莎白·库勃勒·罗斯（E. Kubler. Ross）在《论死亡和垂危》一书中，将临终患者的心理变化过程分为五个阶段：①否认。患者不承认自己患了绝症，认为可能是医生的诊断错误，典型的反应是"不，我不会的，那不可能"。患者表现心神不定，企图逃避现实。②愤怒。患者已知病情或预后不佳，但愤怒命运为何捉弄自己，典型的反应是"为什么是我"。③祈求。患者知道自己疾病的严重后果，但期待医务人员能妙手回春或延长生命，以完成未来的心愿或活动。④抑郁。已承认死亡即将来临，深感自己将离开人世而伤感、消沉、焦虑。⑤接受。患者已面对死亡的现实，对后事有所准备，反而表现出安宁和平静。上述五个阶段并非在所有患者身上都会有典型表现，也不一定相互衔接。医护人员在认识这些心理反应的基础上，对患者的某些情绪失常和行为变化要予以理解。

心理学家将临终患者的行为反应归纳为如下四点：①易发怒。临终患者常无端向亲人和医护人员发脾气，不配合治疗和护理，甚至个别患者还可能有破坏性行为。②易恐惧。临终患者常常对亲属和医护人员的言语和神情非常敏感，精神紧张，或表现为不思饮食、不睡觉，甚至夜间不愿熄灯或频频呼叫家属和护士。③易焦虑。临终患者常处于失望与期望的矛盾中，既想了解情况，又怕"濒死"获得证实，情绪波动激烈，处于期望中时能够主动积极与医护合作，处于失望中时，会充满焦虑，甚至感到绝望而拒绝合作。④易悲伤。临终患者常沉浸于事业、家庭、人生的回忆之中，想到即将诀别人世，难免悲观伤感。有的患者还希望多与亲人、朋友相聚，希望留下遗愿、遗言；有的患者不愿让别人看到自己痛苦憔悴的样子，采取自杀行为或要求安乐死以维护自己的尊严。

综上所述，医护人员应掌握不同患者的心理和行为反应，并针对临终患者的心理和行为反应特点，做好心理治疗和护理，帮助患者在舒坦的心境中度过最后人生。

（二）临终患者的需要

临终患者是一群特殊对象，他们更加需要同情、理解和社会尊重。因此，无论什么形式的临终关怀，都必须了解患者的需要，满足患者的合理需求，增强患者对临终生理、心理状态的适应能力。

1. 生理需要

生理需要是临终患者最基本、最应该满足的需要。包括：①疼痛控制的需要。许多患者在生命末期已不惧怕死亡，而是惧怕难忍的疼痛和疼痛带来的心理痛苦。疼痛不仅影响睡眠、饮食和情绪，还会令人绝望。医护人员应针对疼痛提供支持措施，如给予镇痛或镇静剂，以减轻或免除疼痛及由此带来的心理痛苦。②基本生理需要。包括：保持身体清洁，做好皮肤、头发、口腔、鼻孔、眼睛及指甲的护理，预防褥疮的发生；供给营养，保持排泄通畅。③环境舒适的需要。病房环境安静、清洁、整齐、色调温暖；给予舒适、安全的体位。

2. 心理需要

临终患者同样需要获得心理与情感上的关怀和满足。包括：①保持人格尊严和维护自身权利的需要。希望保持作为人的尊严和权利，如生活习惯和方式得到尊重和保留，能获知和参与治疗护理方案，有否定和拒绝治疗的权利和选择死亡的权利等。②得到关怀和慰藉的需要。临终患者有很强烈的心理情感需要，如望与人接触、交谈，希望获得安慰和鼓励，希望亲朋好友细心守护，希望医护人员真诚照料。总之，临终患者精神和肉体均经受着痛苦和折磨，他们需要人间的温暖、真挚的友情和爱。

3. 社会需要

临终也是生活，只不过是特殊的生活状态。临终生活也需要实现其价值。临终患者社会方面的需要常常表现在：①知情的需要。患者希望了解自身疾病状况，获知检验检查结果和诊断结果，希望与亲人和医生沟通以了解有关疾病与治疗的全部信息，希望对方能对自己开诚布公。②工作安排的需要。担负工作且责任心强烈的患者，不希望因自己缺位影响工作，他们希望能交代和安排好自己正从事的工作，使之后继有人。③解决医疗费用和家庭问题和需要。许多临终患者担心医疗费用过高增加家庭负担，影响和拖累家人，希望尽量降低医疗费用。有的患者顾虑家庭的责任，年迈的父母谁来赡养、未成年的子女谁来抚育，他们强烈希望得到单位或社会的帮助。还有的患者有自身后事安排的愿望。他们希望立遗嘱，对自己的后事进行交代，提出一些要求等。

三、临终关怀护理的伦理原则

（一）尊重和保护临终患者的权利

临终患者仍有自己的个人利益和权利，医护人员及家庭和社会都应尊重和保护他们应享有的权利。如尊重患者在医疗护理决定上的自主权，当患者尚未进入昏迷状态，有能力作出决定时，应尊重患者的选择和决定；当患者已昏迷或无能力做决定时，应尊重他健康、清醒时的意愿或遗嘱，或尊重家属的意见。

（二）理解临终患者的心理和行为，帮助临终患者解除痛苦

临终阶段是人生的特殊阶段，患者不得不面对即将到来的死亡问题，在心理和行为上会有特殊的表现，如忧郁、沮丧、悲观、失望等，还会有愤怒、不讲道理、不配合等令周围人难以接受的行为表现。护理人员不仅要把握临终患者的心理和行为特点，还要善于应对其情绪、心理和行为反应，并充分理解某些患者的失常情绪变化和不理智行为，以宽容大度的胸怀和谦让、容忍的品质善待患者，坦诚地与之沟通，尽量满足患者的合理要求，帮助患者实现其临终生活的意义和价值。

临终阶段患者由于长期受病痛的折磨，身心都遭受极大的痛苦。对于身体上的痛苦和生理上的疼痛，医护人员应坚持以控制症状、减轻疼痛为主要任务，提供足够有效的镇静药物，包括采取心理的方法，尽最大努力帮患者解除肉体上的痛苦。临终患者也承受着极大的精神痛苦，如死亡的恐惧、人世的牵挂、亲人的哀伤等给患者带来巨大的心理压力和精神痛苦，对此，医护人员应主动热情与患者接触、沟通，鼓励患者表露其内心感受，用心理疗法帮其排解不良情绪，给患者以精神上的鼓励和支持，满足患者的心理需要，帮助患者以平静、乐观的态度度过生命的最后阶段。

在临终关怀中要提高临终者的死亡品质，帮助临终患者理智、冷静地认识和承认自己面临死亡的事实，坦然、平静地面对死亡，还离不开死亡教育。医护人员首先应接受死亡教育，能以理智、科学的态度对待死亡，继而具备死亡教育的能力，通过各种方式向临终患者实施死亡教育。

（三）关心并帮助临终患者的亲属

患者处于临终状态时，家属同样会遭受沮丧、抑郁和悲伤等心理困扰。同时，较长时间的陪护照料造成家属精神和体力的疲劳；患者离世后，家属的悲伤和为照料患者所承担的身体和心理方面的透支使者家属的心理、行为常处于应激状态。对此医护人员要能够设身处地的给予理解和同情，帮他们缓和伤感情绪，真心实意地帮他们解决一些实际问题。如：积极做好患者的身心护理，尽力满足亲属提出的合理要求；经常与亲属交谈、沟通、交换意见，增加相互间信任和合作；支持并指导家属为患者做些力所能及的护理工作，让其心灵得到安慰，同时患者也能享受到天伦之乐。

（四）做好临终患者的尸体料理

尸体料理的目的是：使尸体清洁无味、五官端详、肢体舒展、位置良好、易于鉴别。对死者进行良好的尸体料理，既体现对死者的负责、同情和尊重，又是对亲属和其他即将离开人世的患者的极大安慰。

尸体料理中应遵循一定的道德要求。

1. 严肃认真，一丝不苟

要以始终尊重死者的态度料理尸体，不随便摆弄，不随意暴露，无

论家属是否在场，都严肃认真地按操纵规程进行料理。动作敏捷果断，不拖延时间，以防尸体僵硬造成料理上的困难。

2. 对他人，对社会负责

为避免惊扰其他患者和避免恶性刺激，在条件许可情况下，患者临终前应移至抢救间或单人病房；没有条件的应设置屏风遮挡其他患者的视线；如是传染患者死亡，尸体料理必须严格按照隔离消毒常规进行，病室及死者用物给予彻底消毒以防传染。

3. 妥善处理遗嘱和遗物

护理人员应尽心尽责地保管和处理好死者的遗嘱和遗物。死者留下的遗嘱应及时移交死者家属或单位领导，要尊重死者的"隐私"，不随便传播遗嘱内容。死者的遗物应清点交给家属，如家属不在，应由两名护士共同清点、记录，并通知家属前来认领。无家属认领应转交有关人员代为保管。

第三节 安乐死

一、安乐死的含义和类型

（一）安乐死的概念

安乐死（euthanasia）一词源于希腊文，原意是指"快乐的死亡"或"无痛苦的死亡"，这个词的本意表达的是人们希冀在身心安泰中走完人生最后一段路程，从容告别人生，就类似中国人所说的寿终正寝、无疾而终，表达的是"优死"之意。而现代意义上的安乐死已与本意相去甚远，从医学伦理学角度可以对安乐死做如下定义：身患绝症的患者在危重濒死状态时，由于精神和躯体的极端痛苦，在患者和家属的强烈要求下，经过医生、权威机构鉴定确认，按照法律程序，符合法律规定，由医务人员用药物或其他方式所实施的保持人的尊严与安详的死亡处置方式。由此可见，安乐死的三个前提要素是：①患者患不治之症；②患者极端痛苦；③患者或家属有真诚的愿望和明确地表示。

（二）安乐死的分类

安乐死通常有两种分类方法。

1. 按照安乐死的执行方式可分为主动安乐死和被动安乐死

（1）主动安乐死是指根据垂死者或其家属的要求，有意识地对垂死者采取某种措施，通过医生或其他人之手用药物等手段加速结束患者的生命，让其安宁、没有痛苦地死去。也称"积极安乐死"或"仁慈助死"。

（2）被动安乐死是指对确实无法挽救其生命的绝症患者，终止使用维持其生命、拖延时日的治疗措施（体外循环装置、人工呼吸装置及其他辅助设施)或放弃必要的医疗措施,任其自然死亡,又称为消极安乐死或"听任死亡"。

被动安乐死较主动安乐死在道德上容易被接受,而主动安乐死则更多地引起争议。

2. 按照患者同意方式分为自愿安乐死和非自愿安乐死

(1)自愿安乐死是指患者有过或表达过同意安乐死的愿望,患者本人要求安乐死。对有行为能力或意识清醒的患者来说,安乐死必须以自愿为前提,否则在道德上是绝对不允许的。

(2)非自愿安乐死是指患者没有表达过同意安乐死,这种情况主要针对那些无行为能力的患者,如婴儿、昏迷不醒的患者、精神疾病患者和认知能力严重低下者,这些患者无法表示自己的要求、愿望和同意,而是家属或其他人员提出了建议,要对其实施安乐死。这是一种伦理和法律问题较多的安乐死方式。

(三)安乐死的实施对象与条件

实施安乐死的对象范围是个复杂的问题。根据上面对安乐死的定义,安乐死的实施仅限于患者有不治之症并处于危重濒死状态的患者。然而,都有哪些疾病属于不治之症?危重濒死状态的患者又如何界定?即究竟哪些患者属于安乐死的实施范围呢?在这个问题上一直争论不休。例如对植物人、严重缺陷新生儿等进行安乐死处置,学者们的看法一直有分歧。目前,归纳起来,我国学者认为,大体有以下几类患者可以考虑属于安乐死的实施范围:①晚期恶性肿瘤失去治愈机会者;②重要生命脏器严重衰竭并不可逆转者;③因各种疾病或伤残致使大脑功能丧失的"植物人"状态的患者;④有严重缺陷的新生儿;⑤先天性智力丧失,没有独立生活能力,并不可能恢复正常者;⑥患有严重精神疾病,又长期无正常感觉、知觉和认识等,经长期治疗也不可能恢复正常者。

虽然不少研究者都把上述几类患者列为安乐死实施范围,可是对于每一类患者是否可以实施安乐死,认定上仍会有较大的困难,因为医学的判断标准存在着很大的难度。以"有严重缺陷的新生儿"为例,首先,对于严重缺陷新生儿能否实施安乐死还存在争议。有人认为人的生命是神圣不可侵犯的,只要生命存在,就存在着恢复的希望和可能,轻易结束一个有缺陷的新生儿的生命,无疑是对生命的谋杀。其次,如何界定有缺陷的新生儿和残疾婴儿?新生儿的缺陷达到何种程度才称之为严重?才可认为对他(她)实施安乐死是道德的和必要的呢?这还需要有更具有可操作性的、广为认可的统一的标准。我国学者曾提出对无脑儿,中度脑积水、严重内脏缺损的新生儿不给予治疗的主张。美国有人就此问题也曾提出三条标准:第一,不能活过婴儿期,已处于濒死状态;第二,生活在不可能治愈的病痛中,直接治疗和长期治疗都不能缓解;第三,不具有最低限度的人类经验,对别人的照料在感情上和认识上没有反应能力。

二、安乐死的伦理争议

由于安乐死包含了许多复杂的心理、社会、伦理等方面的因素，至今仍是学术界探讨和争论的焦点问题。对于安乐死是否道德的问题，赞成与反对的意见都存在。赞成者从生命价值论、患者自主和资源公正的角度出发，认为安乐死符合道德，是对生命尊严尊重和人类文明进步的表现。

（一）支持安乐死的观点

1. 安乐死符合患者自身利益

对于死亡不可避免而又遭受极大痛苦的患者来说，选择体面而舒适的死亡方式以求善终，是他们应有的权利，安乐死充分赋予了患者死亡方式的选择权；安乐死能终结患者疾苦，人最大的愿望是活得好，活的有质量，而安乐死的对象在肉体与精神上极端痛苦，他们生命的延长实际上是痛苦的延长和死亡过程的延长，以自身难以忍受的痛苦和花费大量人力、物力、财力为代价去换取低质量生命，是人所不愿，实行安乐死是他们解除痛苦的需要，符合患者的切身利益。

2. 安乐死可以避免卫生资源的浪费

卫生资源总是有限的，但又必须尽可能照顾到更多的人。为了延长临终患者几天或几十天的生命，需要消耗大量的人力、物力、财力，如果将这有限的资源合理使用于急需之处，有利于卫生资源的合理、公正分配。从家庭的角度来看，濒死者家庭在经济上和精神上都承受很大压力，安乐死可减轻其亲属的经济和精神负担，使他们逐渐从沉重的压力下解脱出来。

3. 安乐死强调生命质量，体现了生命价值原则

濒死患者的生命质量很低，若不惜一切代价去维持，等于在拖延其死亡时间和死亡过程，而采取安乐死的方式结束这种生命，是符合生命价值原则的。

（二）反对安乐死的观点

1. 安乐死违反人道主义原则，也违背现行法律

人有生的权利，在任何情况下都不能促其死亡。生命是神圣的，患者有一线生的希望，医生就不应该放弃治疗。医护人员对患者施以致死术，实际上是变相杀人，违背了人道主义原则。同时违背了我国现行法律，在我国，只有司法部门才有权对构成死刑罪的人剥夺其生命，其他任何人、任何部门无此权，而安乐死在我国尚未立法允许，由医务人员或患者亲属来执行安乐死是非法的，无异于杀人。

2. 安乐死可能丧失救治的机会，

安乐死的实行，可能错过三个机会：患者机体可能慢慢自行改善的机会；继续治疗可能好转的机会；新技术、新方法可能使该病继续好转的机会。

3. 安乐死会引发一些社会问题，

尽管对安乐死有严格的规定，但实际操作不好掌握。比如，拒绝赡养义务或谋取财产继承而对患者进行安乐死，就会造成严重的社会危害。

4. 安乐死遵守的自愿原则有时可能难以确定

一个人在疼痛发作或因服用药物而精神恍惚或抑郁时，他所表现的安乐死心愿能算数吗？因为一旦痛苦相对缓解，就不一定真想死去。还有患者智力低下或意识丧失，不能表示或来不及表示，如何做到自愿等。

安乐死问题之所引起争议，是因为安乐死的"致死他人"在道德与法律上的评价存在着某种程度的冲突性。赞成与反对安乐死的双方对安乐死有着全然不同的行为认定。反对者认为主动安乐死是运用某种措施促使患者死亡，属于法律上的"谋杀"，是犯罪行为里的作为犯罪，应该按照"故意杀人罪"处置。支持安乐死者则坚决反对这种看法，他们认为安乐死的目的是为患者争取最大利益，因此，把安乐死理解为"杀死"患者，是过分简化而不恰当的行为认定。

案例

中国首例安乐死案件——1986年汉中案件

陕西汉中的夏某自1984年以来便患有肝硬化腹水症。1986年6月23日，因病情恶化，神志不清，被子女送进陕西省汉中市传染病医院治疗。其子在确认母亲没救之后，为避免母亲的痛苦，要求医生为其母亲实施安乐死。在其子女的再三恳求下，并表示一切后果均由自己承担，医生终于答应了他们的要求，并为夏某开了"复方冬眠灵100mg、肌注"的处方。夏某于1986年6月29日凌晨死亡。

1986年7月，夏某的另外两个女儿向检察院提出控告，要求惩办杀害其母的凶手。案发后，汉中市公安局于1986年7月3日立案侦察，1987年9月以"故意杀人罪"将王某、蒲某予以逮捕。

1990年3月15日至17日，汉中市人民法院依法对该案进行了三天公开审理。1991年5月7日，法院在认定冬眠灵并非死者死亡的直接原因，只是促进了死亡的基本事实之后，对全国首例夏某安乐死案例作出一审判决：两名被告的行为属于剥夺公民生命权利的故意行为，但情节显著轻微，危害不大，不构成犯罪。1992年6月25日，二审法院对此案作出终审裁定：维持原判，依法宣告两被告人无罪。不过，这一无罪判决并不意味着安乐死的合法性，安乐死仍然是违法的，只是由于情节显著轻微，危害不大，才没有构成犯罪。

三、死亡教育伦理

无论临终关怀还是安乐死，都不可避免地涉及一个主题：死亡。现实生活中，每个人都会经历死亡，死亡是谁都不可回避的事实。人们如何认识死亡，医务人员、临终关怀工作者自己如何认识死亡，怎样帮助临终者及其家属接受死亡，这里起决定作用的是死亡观问题。而树立科学死亡观的最有效途径就是实施死亡教育。可以说，死亡教育是实施临终关怀和处理好安乐死问题的先决条件。实质上，死亡教育像其他基本教育一样，是人人都应当获得的基本教育。医护人员的职业需要决定他们是首先应该接受死亡教育的人。

（一）死亡教育及其作用

死亡教育是关于生与死的认知教育，是旨在引导人们树立科学、合理的生死观，进而科学地、艺术地认识死亡、对待死亡，并将关于生与死的智慧应用于生活以解决有关生与死的种种问题，甚或利用生死学知识服务于医疗实践和社会的教育。

死亡教育的作用是多方面的。

1. 死亡教育可以帮助人们树立科学的生死观

树立起科学的生死观，人们才有可能对待"优死"像对待"优生"、"优活"一样，给予同样重视。如果人们甚少谈论死亡，也从不为死亡作预备，当死亡突然发生，不论是面对自己生命的终结，或挚爱的离去，都会带来不曾想象的压力和痛苦。死亡教育使每个人从思想观念上能够接受死亡，认识到死亡作为个体存在的终止、作为一种真实，是每个人都必须完成的一生仅有一次的真实，要以科学的态度正视它。

2. 在全社会普及死亡教育，可以打破死亡话题的社会禁忌和神秘性，减轻和消除死亡恐惧

死亡教育通过对生、死和生死关系的探讨，增进学习者对死亡的认知与了解，帮助他们认识死亡的现象与本质，破除死的禁忌、恐惧和神秘化，帮助人们消除对死亡的恐惧、焦虑等心理现象，教育人们坦然面对自我之死和他人之死。尤其对于临终者，死亡教育能缓解其心理压力和精神上的痛苦，减轻、消除其失落感或自我丧失的恐惧，使之在人生哲理上醒悟，认识生命质量与生命价值，建立适宜的心理适应机制，从而安然地接受死亡的现实，满意地走完人生旅途。

3. 临终关怀工作者接受死亡教育，既可以端正自身对死亡的认识，又能够提高对临终者及其亲属实施身心整体照护的能力

护士是与临终者及其亲属接触最多的人，是直接面对死亡、处理死亡的人，不仅自己要有科学的死亡观，还需要帮助临终者及其亲属接受死亡。护士接受死亡教育是具备临终关怀护理的能力、实施临终关怀护理迫切需要的前提条件。

4. 死亡教育能够提高患者接受癌症诊断或病精恶化信息的心理承受能力,是今后医疗工作中进行癌症告知的先决条件

在欧美国家,告诉癌症患者真实诊断结果是通常的做法。而在我国,常因惧怕患者精神崩溃,病情恶化而隐瞒真实诊断。实际上,了解自身状况并决定治疗方法是患者的权利。从发展趋势上讲,癌症告知会逐渐发展成为正常、自然的一律告知。但目前,对患者本人实行癌症告知确有许多困难。而如果对接受过死亡教育的患者告知诊断,情况将会有不同,患者的心理承受能力将大大提高,这时直接告知不仅可以减轻因告知诊断导致的死亡恐怖、意志丧失或绝望,还可以消除癌症告知前的猜疑和焦虑,帮助患者调动身体的潜能,积极配合治疗,与疾病抗争,或充分利用有限的生存时间,做好死亡准备。

5. 死亡教育有助于安乐死等医学伦理学难题的解决

医疗实践中,植物人、人工延长生命、安乐死等问题,都是涉及医学伦理学的难题;如何认识、对待和解决这些问题与人的生死态度和生命价值观密切相关。对这些问题,死亡教育能够促进合理的生死态度的构建,引导人们改变旧观念,树立合理的生死价值观。例如,在人们普遍接受死亡教育的情况下,患者及家属主动提出、并坦然接受优死方式的几率会增多;对不可逆转的极度痛苦的患者,不采用延长生命的特殊措施也可以得到普遍认可。

6. 死亡教育能有效地减少和防止自杀

采取自杀方式死亡,既是对自身生命价值的藐视,也是对应负社会责任的逃避,戕害了自己的生命,把痛苦留给了亲人。开展死亡教育,可以使人们珍视生命,更加追求生命的价值和品质;了解自杀定义、自杀的本质、生命的责任及对自杀现象伦理上的评判,可以使有轻生意念的人在正面的死亡知识的学习中,交流探讨死亡问题,审视、澄清、克服轻生意念,培养自助、自救的能力;同时,可以使更多的人以所学的知识帮助身边想自杀的人,当他们处于极度痛苦的精神危机状态时,给予适时、适度的干预,从而有效地防止、减少自杀。

(二) 死亡教育的内容和目的

1. 死亡教育的基本内容

死亡教育的基本内容一般包括以下内容。

(1) 对死亡本质的认识 [从哲学的角度认识死亡、从医学角度认识死亡、从法律(经济)的角度认识死亡、从生命伦理学角度认识死亡、死亡社会学观点、死亡心理学观点、主要宗教、文化的死亡观点、生命周期等]。

(2) 人类对死亡及濒死的态度(各年龄段人对死亡的态度、不同文化背景、社会环境的人对死亡的态度、临终者和濒死者的心理状态、与死亡搏斗的运动员、军人及饱受战争残害者对死亡的态度)。

(3) 对死亡和濒死的调适处理(死亡的准备、接受死亡、与疾病末

期的亲人沟通、对不同年龄濒死者及丧亲者的辅导技巧、怎样对儿童解释死亡、语言在降低死亡恐惧上的作用、安乐死问题、尸体处理方式、死别、悲痛与节哀、居丧期调适等）。

（4）与死亡相关的知识（当代社会死亡的特点、当代临终关怀的发展、与死亡有关的法律、安乐死咨询、如何对待自杀、器官移植和捐赠、殡葬程序、吊唁方式、丧葬及习俗、临终期照护、居丧期照护、丧葬服务等）。

以上为死亡教育的基本内容，在具体实施中，应根据受教育对象的不同年龄、需求、文化差异，选取不同内容，有针对性地讲授。

2. 死亡教育的目的

我国学者提出的死亡教育目的主要有三个：使人们获得有关死亡的知识；使人们对死亡有一个正确科学的认识；提高人们为濒死患者提供帮助的能力。

（三）护士在死亡教育中的作用

1. 护理职业是接受死亡的职业

在人类整个生命过程中，护士既是人生第一个接生者，又是人生最后一个送别者，护理工作贯穿人类由生到死的全过程。也就是说，护士独特的任务之一是帮助患者平静地死亡，在临终阶段，护士要对临终患者实施身心整体护理，解除死亡恐惧，满足其心理、生理需求、帮助做好死亡准备；在死亡过程中，护士始终看护患者，并对其亲属进行调适；患者死亡后，护士进行尸体料理，安排亲属与死者告别，帮助减轻亲属哀痛、调适悲伤，并帮助其度过居丧期。

可以说，在整个死亡事件中，护士是与临终者及其亲属接触最多的人，是直接面对死亡、处理死亡的人。像接受新的生命一样，护理专业同样接受人类的死亡，这是护理职业区别于其他职业的特点之一。

2. 护士是特殊的死亡教育者

这里所说的"教育"是指社会上一切影响人的思想品德、增进人的知识和技能的活动。护士作为一名特殊的死亡教育者，其承担的死亡教育职责，是以自己对死亡的认识、以自己具有的死亡知识和技能，影响、帮助临终者及其亲属，是将死亡教育渗透到护理工作的一言一行、一举一动之中，从而对临终者及其亲属产生教育的作用，获得教育的效果。这意味着护士必须首先接受死亡教育，护士同其他每个人一样，都是死亡教育的接受者，但护理职业的特点和护士在临终关怀中的重要作用决定了护士必须首先接受死亡教育。

3. 护士在死亡教育实施中的作用

如前所述，护士实施的死亡教育绝不是指上课式的教育，而是指在临床护理实践中，护士所进行的一切可以影响人的死亡观念、死亡心理、增进人的死亡知识和对死亡的自我调适能力的活动。护士在死亡教育中的角色不是说教者、管理者，而是以一种帮助和鼓励的护理模式，使患者平静地对待死亡,获得良好的临终生存质量。护士实施的死亡教育,不是孤立进行的,而是与护理工作紧密地融为一体;护士进行死亡教育也不是直接正面与患者谈"死",而是根据患者不同情况,适时进行死亡知识的宣传教育,把知识的传授融进护理工作和交谈中去,如讲述死亡并不是非常可怕的事情,死亡是整个生命的一部分,是人类不可抗拒的自然规律,当死亡来临的时候,人应该从恐惧、悲伤中解脱出来,平静地接受死亡;引导患者在临终阶段更加珍惜有限的生存时间,注重生存质量,计划安排最需要做的事情,护士实施死亡教育应遵循一定的原则,运用一定的方法和技巧。

习　题

1. 确定脑死亡标准有何伦理意义?

2. 临终患者有什么样的心理特点和需求?临终关怀护理应遵循哪些伦理原则?

3. 安乐死的支持观点和反对观点各有哪些?

4. 死亡教育有何作用?护士在死亡教育中的角色是什么?

(郝军燕)

第七章 护理道德评价、教育和修养

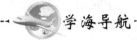**学海导航**

1. 掌握护理道德评价的标准和依据；护理道德修养的方法。
2. 熟悉护理道德评价的特点和方式；护理道德教育的过程。
3. 了解护理道德评价、教育和修养的含义和作用。

护理道德评价、修养与教育是护理伦理学的重要组成部分，也是护理人员临床道德实践的主要内容。护理伦理学的基本原则、规范和范畴要通过道德评价、教育和修养转化为护理人员的道德行为和高尚品质。明辨护理实践行为中的美与丑、善与恶、是与非，自觉提高道德水平，有助于加强社会主义医德医风建设。

第一节 护理道德评价

一、护理道德评价的作用及特点

护理道德评价是指人们依据一定的护理道德原则和标准对护理人员的医疗行为所作出的善恶判断。它是护理道德实践活动的重要形式，一般通过社会评价和自我评价两种形式实现。

（一）护理道德评价的特点

1. 护理道德评价主体的广泛性

护理道德评价主体即护理道德的评价者是社会大众，也可以是医护人员自己。存在社会评价和自我评价两种形式，评价者与被评价者也可能同时集于一体。在实践中，大众的范围既可以是护理工作服务的对象，对护理行为可以直接做出道德评价；非护理工作服务的对象，一般的社会成员也能够通过对护理行为及现象的了解间接地做出道德判断。因此，护理工作作为面向社会救死扶伤的服务性行业，其行为必须接受全社会的道德监督，这决定了护理道德评价主体具有广泛性。

2. 护理道德评价具有非强制性

护理道德评价不像法律那样具有强制性。一方面它通过社会舆论和传统习惯实现对医护人员职业道德行为进行善恶判断，在舆论力量的作用下惩恶扬善，引导医护人员在实践中不断向善；另一方面通过护理人员内心信念的价值认同起作用，在内心深处自觉对护理行为做出道德判断，以无形的力量来制约和影响护理人员的职业行为，护理道德的评价有时甚至起到法律无法起到的作用。

3. 护理道德评价具有客观性

护理道德评价是评价主体依据一定的护理道德原则和标准对护理人员的医疗行为所做出的善恶判断。不可否认主体具有主观能动性，会受到不同历史时期的社会政治、经济等因素影响，从而对主体做出的评价产生影响。但评价标准和原则是相对稳定的，一定时期一定社会道德评价的善恶尺度是不以个人好恶为转移的，在医疗道德实践过程中，从根本上说，凡是有利于服务对象身心健康，有利于医学科学进步和社会进步的行为就是善行，否则就是恶行。这一原则和标准是客观的，是普遍适用于对护理人员医德评价的客观尺度。

（二）护理道德评价的作用

护理道德评价把护理道德理论、规范与护理道德实践紧密结合起来，贯穿于护理道德活动的过程中，通过道德他律和自律，影响和制约着护理人员的医疗行为。

1. 护理道德评价对护理道德行为起"裁决"作用

护理行为一经发生就会存在是非、善恶评判，护理道德评价就是评价主体依据一定的评价标准对护理道德行为作出的是非、善恶评判和裁决。因此，人们通常把护理道德评价比喻为"道德法庭"，通过护理道德评价的裁决作用，表彰和鼓励高尚的道德行为，谴责鞭挞那些不良行为，有助于医护人员明辨是非。

2. 护理道德评价对形成良好的护理道德品质有教育作用

护理道德评价在对护理人员行为是非、善恶做出裁决的同时，还能在评价过程中指出评价所依据的标准和原则，使医护人员明确什么是善、什么是恶，怎样做善事，如何避免作恶。通过评价，树立正面的榜样，发挥鼓舞和激励作用，分析反面事例，吸取教训，有助于医护人员不断提高自身道德认识水平，强化对医护道德的内心信念，逐步形成良好的道德品质。

3. 护理道德评价对护理道德观念转化为护理道德行为有调节作用

护理伦理理论、原则和规范是观念形态，护理道德评价是依据护理道德理论、原则和规范评判护理道德实践，是护理伦理理论、原则和规范到护理道德实践的重要环节。通过护理道德评价，指导和纠正护理人员的行为和实践活动，协调人们之间关系，从而影响护理行为的选择。使护理道德理论、原则的外在要求不断转化为护理人员医疗实践的自觉道德行为，发挥调节器的作用。

4. 护理道德评价对医德医风建设有推动作用

护理道德评价通过社会舆论抑恶扬善，为医护人员树立道德典范，来学习、效仿，使不良的行为遭到唾弃，从而形成行业正气。有利于调动护理人员的积极性，崇尚高尚的护理道德行为，提高医护人员道德素质，促进医德医风建设。特别是在当今，医学科学发展，医疗、护理等技术手段不断更新，一些新技术手段与传统伦理道德观念发生矛盾，急需通过护理道德评价来推动护理人员正确运用和发挥新技术对人类健康和社会协调发展的作用。

二、护理道德评价的标准和依据

道德评价是评价主体依据行为发生的具体情节以一定道德标准做出的判断。

（一）护理道德评价的标准

护理道德评价的标准是指在护理道德评价中用来判断善恶的客观尺度。在社会生活中，人们依照一定社会或阶级的道德标准对自己和他人的行为进行的善恶判断和评论，表明褒贬态度，进而帮助人们明确自己承担的道德责任。它可以揭示一个人行为的善恶价值，判明这些行为是否符合一定的道德原则和规范，是否符合道德理想，从而通过社会舆论和内心信念，形成一种巨大的精神力量，弃恶扬善，以调整人与人之间、个人与社会之间的关系。

1. 有利于患者的健康

护理人员在工作中以高度的责任心，把自己所掌握的知识和技能用来为患者解除病痛，促进患者健康是医疗护理工作的目的，也是衡量和评价护理人员道德水平高低的主要标志。有利于患者疾病的缓解、痊愈和生命的安全就是最大的善，这是护理道德评价的疗效标准。

2. 有利于医学科学和护理科学的发展

伴随医学科学的发展，护理工作的科学性和严谨性越来越强，探寻生命的奥秘，揭示疾病发生发展的规律，积极开展护理科学研究，不断总结工作经验，推动护理工作科学健康发展。在实践中用科学的方法帮助患者更好地战胜疾病，促进健康。这是评价护理道德行为的科学标准。

3. 有利于人类健康利益和社会进步

由于护理学的发展，护理工作的范围不断延伸，护理工作的对象已由以往单纯疾病护理转向以人为中心的全面护理。护理工作的任务不再仅仅是帮助患者解除病痛，还要帮助人们增进和维护健康。因此，护理工作具有很强的社会性。护理人员必须树立大局观念，立足眼前工作兼顾长远利益和社会利益，这是护理道德评价的社会标准。

护理道德评价的三个标准相辅相成，护理行为必须同时符合上述三个标准，疗效标准、科学标准和社会标准缺一不可，从而在宏观上把握护理行为的道德性质。在评价一个具体的护理行为善恶过程中，要坚持有利、自主、公正和互助原则，使宏观标准具体化。

（二）护理道德评价的依据

护理道德评价的依据就是影响护理人员行为选择的动机与效果、目的与手段等因素。

1. 动机与效果统一

动机是道德行为的直接动因。护理人员的动机反映的是护理人员进行护理行为活动的主观方面原因和意向，是护理道德行为的基本动因或出发点。它在护理人员道德行为选择和道德评价中有着十分重要的作用。它的正确与否直接规定和影响着护理人员的行为方向。良好的动机，能够帮助护理人员从道德上认识到自己对社会、集体和患者所负的责任，从而做出有益的、高尚的道德行为。相反，不良的动机，会使人做出对社会、集体和患者有害的、卑劣的行为。在护理道德评价中，分析和确定护理行为的动机是对行为做出公正、恰当评价的关键因素。

效果是道德行为的后果。效果反映行为过程的客观方面，它是由动机引起的行为实践及其客观结果。在伦理学上，护理人员的行为效果不仅指预期目的的实现，也包括行为活动和影响。行为虽由动机驱使，但只有转化为相应的效果，才能够完成动机的作用，所以效果是判断动机好坏的标志。

动机和效果是行为构成中最重要的两个因素。任何人的行为都是由一定动机引起的，又都表现为一定的行为过程、影响和结果；一定的行为过程、影响和结果又总是直接、间接地反映着一定的动机。在一般情况下，动机和效果是一致的。好的动机产生好的效果，坏的动机产生坏的效果。但在有些情况下，动机和效果也会不一致，甚至完全相反。好的动机可能产生坏的效果，即所谓"事与愿违"；坏的动机也可能产生好的效果，即所谓"歪打正着"。在这种情况下，评价一个行为的善恶，究竟是根据行为的动机，还是根据行为的效果？

马克思主义伦理学强调动机与效果的辩证统一。在护理道德评价中要求人们在分析评价护理人员的行为时，必须深入分析护理工作过程，克服只强调动机或只强调效果的片面性，坚持动机和效果的辩证统一，既要看动机，又要看效果。临床护理工作是一项复杂的实践过程，当护理人员从救死扶伤，解除患者痛苦的良好动机出发，对患者给予精心的照护和耐心的工作，但因受到技术水平和客观条件的限制而未达到预期的效果，甚至出现坏的效果，我们不能因此评价这种护理动机是错的，而应该结合效果分析产生的主客观原因，找出问题，分清责任，吸取经验教训，决不能一棒子打死。对于怀有不良动机而未出现不良后果的行为，应该认真反省，积极改正。

2. 目的和手段一致

目的是活动主体在观念上事先建立的活动的未来结果，护理道德行为目的是指护理人员在医疗实践活动中期望达到的目标，促进患者健康的恢复，实现救死扶伤、防病治病。除此之外，其他任何目的都是不道德的。手段是实现目的的方法、途径，护理行为的手段就是护理人员为达到某种目标所采用的方法和途径。

目的和手段是相互联系，相互制约的对立统一关系。借助于一定的手段实现一定的目的，是人类自觉的对象性活动的一个根本特点。目的决定手段，手段为目的服务。一般情况下，护理人员从患者利益出发选择护理的方法和手段是合乎道德的。但是在护理工作实践中，目的和手段的关系并不总是一致的，有时甚至出现二者相互背离的情况，特别是在市场经济条件下，个别护理人员在工作中单纯出于经济利益的驱动而选择的护理措施和手段，给患者带来经济负担和心理负担等是不符合护理道德要求的。因此，护理人员应该树立为人民健康服务的道德目的，选择护理道德手段，需要自觉遵循以下护理道德原则。

（1）有效原则。护理手段的选择必须是经过临床实践验证对恢复患者的健康是可靠的，有效的。不能为了验证新技术、新手段的疗效而不惜拿患者做实验。

（2）优化原则。护理手段的选用要综合考虑患者各方面因素，采取最优化的护理方案。努力做到疗效最佳、损伤最低、痛苦最小、费用最少等，切实保障患者利益，实现护理道德目的。

（3）一致原则。护理手段的选择要与患者治疗的需要、与病情发展的程度相一致，避免小病大治、大病小治的不负责任行为。

（4）社会原则。选择护理手段时，必须要把患者的利益和社会的利益结合，处理好对患者眼前利益负责又要符合社会长远发展，应考虑社会后果和医药资源的分配和耗费。

三、护理道德评价的方式

护理道德评价一般是通过社会舆论、传统习俗和内心信念三种方式，采用社会评价和自我评价实现对护理行为道德是非的评判。

（一）社会舆论

社会舆论是指在一定的社会生活范围内或在相当数量的人群之中，人们对某种事件、现象、行为等形成的态度和看法。社会舆论是道德评价的最重要手段，对人们的行为具有价值导向作用。通过社会舆论，使人们明辨是非，提高抑恶扬善的能力，增强道德观念，自觉履行道德义务。

社会舆论有两类：一类是正式舆论，一类是非正式舆论。正式舆论是由政府或一定社会组织有领导、有组织进行，利用媒体和各种宣传手段传播的，具有权威性。非正式舆论是民众自发地对身边的人和事发表的议论，随意性强，分散灵活。

社会舆论对护理道德评价的作用是强大的。舆论的监督作用无处不在，无论是正式舆论还是非正式舆论都会造成广泛的道德氛围，对护理人员产生制约和影响。通过舆论的肯定和赞扬，使医护人员感到愉悦和鼓舞，坚定道德信念；通过舆论的鞭挞和谴责，使行为人感到羞愧而下决心改变自己的言行。

（二）传统习俗

传统习俗是指人们在长期的生产和社会生活中，逐渐形成和积累起来的一种稳定的世代相沿、习以为常的习俗和惯例。传统习俗因其形成历史悠久，与民族情绪、社会心理交织在一起，表现出一种比较稳定、根深蒂固的习惯势力。以一种特有的传统心理和观念去看待道德行为中的人和事，判断其行为的善恶，使人们自然而然地、理所当然地认可和接受，从而达到评价和调节行为的作用。

随着时代的进步，观念的更新，传统习俗的内容也要具体情况具体分析。在护理道德评价中，积极的、进步的传统习俗对护理人员道德行为会起到促进作用，相反，落后的、消极的传统习俗会阻碍良好的护理道德形成，必须坚决抵制，做到移风易俗，构建护理行业社会主义道德的新风尚。

（三）内心信念

内心信念是一种内在的、自觉的道德评价行为，是指人们对某种道德理想、道德观念和道德准则的正确性、正义性和崇高性的笃信，以及由此产生的履行道德义务的强烈责任感。

内心信念的道德评价方式和社会舆论、传统习俗不同，具体表现为如下特点：内心信念是道德评价的内在力量，是建立在个人的坚定的信仰基础上，不容易被外部因素干扰，具有较强的稳定性；内心信念是经过长期教育和修养形成的，发自内心深处的精神追求，因此在道德评价中表现为行为的高度自觉性。

内心信念是行为人的自我约束，通过日常所说的良心来发挥作用。在护理道德评价中，护理人员的内心信念常表现为对患者和护理事业的责任感、荣誉感和羞耻感。在工作中对自己的正确行为加以肯定，从而得到自我满足和安慰，产生强烈的荣誉感；当自己的行为违背道德要求加以否定时，在良心上感到不安和羞愧。

在护理道德评价中，社会舆论、传统习俗、内心信念相辅相成，护理人员道德信念的形成离不开社会舆论、传统习俗的力量，社会舆论、传统习俗转化为护理人员的内心信念会发挥更大作用。三者相互作用、相互补充，综合评价护理人员道德行为。

 进步阶梯

杨震拒贿

杨震以五十余，累迁荆州刺史、东莱太守。当之郡，道经昌邑，故所举荆州茂才王密为昌邑令，谒（ye）见，至夜，怀金十斤以遗（wei）震。震曰："故人知君，君不知故人，何也？"密曰："暮夜无知者。"震曰："天知，神知，我知，子知，何谓无知？"密愧而出。后转涿郡太守。性公廉，不受私谒。子孙常蔬食步行，故旧长者或欲令为开产业，震不肯，曰："使后世称为清白吏子孙，以此遗之，不亦厚乎？"

第二节　护理道德教育

护理道德教育就是有计划、有组织、系统地向护理人员传授护理道德方面的基本理论和基本知识、有目的地施加系统的道德影响、为塑造护理人员良好道德品质打下基础的道德活动。

一、护理道德教育的作用

（一）积极开展护理道德教育有利于培养和提高护理人员道德水平

护理人员是救死扶伤、保障人民健康的白衣天使，不仅要掌握精湛的护理技术，还要具备高尚的道德情操，承担起社会赋予的神圣使命。积极开展护理道德教育，帮助护理人员认识护理职业的神圣意义，树立正确的人生观、价值观和道德观，自觉提高职业道德水平，全心全意为患者提供最优质的服务。

（二）有效开展护理道德教育能促进医疗卫生事业形成良好的道德风尚

护理人员是医疗卫生事业的中坚力量之一，开展护理道德教育，培养护理人员道德素质是医疗卫生系统提高医德医风建设的重要环节。通过护理道德教育，提高护理人员的道德认识，激发道德情感，增强护理道德意志，坚定为人民健康服务的道德信念，从而改善护患关系，提高护理服务质量和水平，形成良好的行业道德风尚。

（三）开展良好的护理道德教育有利于社会精神文明建设

护理工作属于社会服务行业，护理人员的工作是每天面对大量的患者及其家属，其服务的质量和态度可以辐射到整个社会，成为社会精神文明的窗口。开展良好的护理道德教育，提高护理人员道德素质，使社会主义精神文明从护理这个窗口得到传播和扩大，使更多的人感受到道德文明的力量，自觉成为社会道德文明的坚守者。

 进步阶梯

让美德占据灵魂

一位哲学家带着他的弟子坐在郊外的一片旷野里。哲学家问身边的弟子该如何除去周围长满的杂草。弟子们十分惊愕，没有想到一直探讨人生奥妙的哲学家竟会问这么简单的问题。于是，他们给出了各种答案，有的说用铲子就够了，有的说用火烧，有的建议在草上撒上石灰，还有的说要斩草除根，只要把根挖出来就行了。哲学家听完后，站起身说："课就上到这里，你们回去后，用各自的方法除去一片杂草，没除掉的，一年后，再来除草。"一年后，他们都来了，不过原来相聚的地方已不再是杂草丛生，而是变成了一片长满谷子的庄稼地。弟子们围着谷子地坐下，等着哲学家的到来，可是哲学家始终没有来。几十年后，哲学家去世，弟子们在整理他的言论时，私自在书的最后补了一章：要想除掉旷野里的杂草，方法只有一种，那就是在上面种庄稼。同样，要想让灵魂无纷扰，唯一的方法就是用美德去占据它。

二、护理道德教育的过程

护理道德教育是一种对护理人员施加护理道德影响的活动，这种活动有目的性、有计划性、有组织性。目标是为了培养和提高护理人员的护理道德品质，而护理道德品质的形成是有规律的，这决定了护理道德教育要从护理道德认识开始，经过道德情感、道德意志、道德信念，最终形成护理道德行为习惯。一般来说，道德教育要通过如下的过程。

（一）提高道德认识

认识是行动的先导，没有正确的理论就没有正确的实践。护理道德教育必须从灌输护理道德知识入手。通过护理道德理论、原则、规范和范畴的学习、理解，能够对自己和他人的思想、言行进行道德判断，建立是非、善恶、美丑、荣辱等基本观念，提高护理人员道德认识水平。

（二）培养道德情感

护理道德认识并不能自动转化为道德行为，一个知识或道理经过内心的情感体验的过程才能深刻地内化于心，从思想深处认可和接受，使认识更加稳定。护理道德情感就是护理人员对医务工作及患者的态度，在工作中表现为爱慕与憎恨、喜好或厌恶等情绪状态。培养护理人员对护理工作的热爱，关心同情患者，激发责任感和崇高的事业心，是提高护理道德水平的重要环节。

（三）磨炼道德意志

道德意志是一个人克服困难和障碍的毅力。护理人员在医疗实践工作中不可避免地会遇到各种复杂情况和困难，培养坚强的意志，才能不断克服障碍，知难而进，坚守护理道德行为。护理道德教育就是要通过理论认知，经历道德情感反复体验，培养和锻炼护理人员的自制力、实践护理道德的自觉性、坚定性，引导其在困难中知难而进、锲而不舍，抵制不良行为的诱惑。

（四）坚定道德信念

道德信念是对道德理想、目标坚定不移的信仰和追求。通过护理道德教育，护理人员根据一定的护理道德理论、道德情感、和道德意志而树立坚定的护理道德信念，使护理人员按照自己所信仰的护理道德信念要求去评价护理行为，坚定不移地履行护理道德义务。护理道德信念是护理道德理论转化为护理道德行为的重要因素。

（五）养成道德行为习惯

护理道德行为是护理道德理论、道德情感、道德意志、道德信念的外在表现，是衡量护理人员道德水平高低的重要标志。护理道德教育要护理人员对护理道德的认识从理论层面转化为行为习惯，从而使护理道德要求变成持续的、稳定的，自然而然的日常行为习惯，这是护理道德教育的更高要求和最终目的。

护理道德教育是一个复杂的系统工程，护理道德教育过程的五个环节，提高护理道德认识、培养护理道德情感、磨炼护理道德意志、坚定护理道德信念、养成护理道德行为习惯简称知、情、意、信、行，相辅相成，相互作用，是护理道德由外在要求转化为内在动力的过程，也是培养护理人员崇高道德素质的必要。但是针对具体人员的教育并不一定总是从理论认知开始，而是要针对教育对象的道德水平和认识状况，因人、因时、因地实施教育，要和护理工作实践相结合，在医疗实践中检验和推动教育，耐心细致、循序渐进。

三、护理道德教育的方法

教无定法，学无定式。护理道德教育方法是人们在实践中不断摸索、创造的，比较常用的方法有以下几种。

（一）理论联系实际

在护理道德教育中，理论教育是一个重要的组成部分，教育的起点是道德理论认知，使受教育者分清是非，建立向善、向上的思想。要使受教育者从内心认可和接受道德思想还必须经过实践锻炼和检验。护理道德教育把理论教育与临床医疗护理工作实际相结合，用理论来说明当下的实际问题，解决护理人员工作困惑，道德教育才有的放矢，使受教育者感同身受，增强理论教育的说服力，道德的理论原则、规范才能转化为护理人员的坚定信念。

（二）情理交融

道德理论要经过情感体验来强化理论认知，所以在护理道德教育中既要以理服人，又要以情感人。理论的力量来自行为人的信仰，而不能以理压人。教育者要用情节来说理，要设身处地地来讲理，对受教育者晓之以理、动之以情，寓情于理，做到情理交融，使护理道德教育深入内心，践行在护理工作实践中。

（三）榜样示范

俗话说，榜样的力量是无穷的，典型人物的示范作用在道德教育中十分重要。在护理道德教育中运用好典型人物和典型事件，选择身边的典型模范，借助社会舆论力量启发、引导受教育者学习和效仿，有利于调动护理人员积极性，增强其履行护理道德义务的信心和动力。

（四）教育与管理相结合

教育是说服人自己主动改变的过程，管理则是要求人不得不改变的办法。护理工作是复杂的，单凭教育手段难以达到预期目的，护理道德教育必须同医院管理相结合将更有效。在医院管理中，加强护理人员的职业规章制度建设，强化护理职业教育的法律法规的宣传，使护理人员树立高度的责任感，钻研技术，严谨工作，提高护理工作质量，更好地维护广大人民利益。

第三节　护理道德修养

护理道德修养是护理道德实践活动中的自我锻炼和提高的过程，它对护理人员道德品质的形成和医疗行业的医德医风建设都起到关键作用。

护理道德修养是指护理人员在职业道德方面的自我教育和自我锻炼，形成一定护理道德品质的过程。护理道德修养包括两个方面：一是护理人员根据护理道德要求进行意志和品质的锻炼过程；一是指护理人员在道德实践锻炼过程中所达到的品质水平和境界。

一、护理道德修养的作用

（一）护理道德修养有助于提高护理人员职业道德素质

护理道德修养是提高护理人员道德品质的重要环节。在护理道德修养过程中，护理人员提高了理论修养，自觉把护理道德修养原则和规范要求转化为内心信念，努力落实到行动中，经过反复的行为比较、判断和选择，历练出护理人员崇高的道德品质。

（二）护理道德修养有助于提高护理服务质量，促进护患和谐

护理道德修养过程是护理人员道德品质提高和形成过程，加强护理道德的修养，培养护理人员强烈的责任感和事业心，在护理工作中会更好地理解患者的疾苦，有效地开展护患沟通，以高质量的护理服务赢得患者的配合，使护理工作顺利和谐。

（三）护理道德修养有助于医德医风建设和精神文明建设

护理道德修养是护理人员自觉完善职业道德品质，提高自身素质的活动，加强护理道德修养，提高全社会护理人员的综合道德水平，有利于形成良好的医疗工作作风，对医德医风建设和社会精神文明建设起到促进作用。

二、护理道德修养的方法

（一）学习理论

学习理论知识是进行护理道德修养的前提条件。护理道德修养是把

道德理论、原则和规范转化为内心信念和自觉行动的过程，护理人员只有学好理论，掌握理论的精髓，才能运用理论指导自己的行为。护理人员要学习护理科学知识，掌握做事本领，更要学习伦理道德知识，学会做人。做人做事都按照护理道德原则和规范去履行，护理人员的道德修养就会达到很高水平。既会做事又会做人，才能成为一名好护士。

（二）重在实践

护理道德修养不是一个简单的学习过程，护理道德修养的过程也是护理道德实践的过程，社会实践是道德修养的基础，护理道德修养是一个不断践行道德原则和规范的过程，把道德理论身体力行，才能判断护理人员道德修养的程度和水平高低。孔子有"吾日三省吾身"就是对自己每天做过的行为进行反思，护理人员也需要在医疗实践中不断对照自己的言行，克服自己的不足，做到言行一致、知行统一，不断提高护理道德水平和境界。

 知识链接

周恩来的修养要则

1. 加紧学习，抓住中心，宁精勿杂，宁专勿多。

2. 努力工作，要有计划，有重点，有条理。

3. 习作合一，要注意时间、空间和条件，使之配合适当，要注意检讨和整理，要有发现和创造。

4. 要与自己的、他人的一切不正确的思想意识作原则上坚决的斗争。

5. 适当的发扬自己的长处，具体的纠正自己的短处。

6. 永远不与群众隔离，向群众学习，并帮助他们。过集体生活，注意调研，遵守纪律。

7. 健全自己身体，保持合理的规律生活，这是自我修养的物质基础。

（三）贵在自觉

护理道德修养是自我教育、自我锻炼而达到的道德品质境界，外部环境和条件会对其产生影响，但护理人员提高道德修养的自觉性是护理人员道德修养水平的决定因素。护理人员在提高道德修养的过程中，要有提高自我修养的强烈愿望，自觉努力学习，高标准、严要求，克服困难锻炼自己，能够抵制各种不良倾向影响，才能抵得住外部的诱惑，战胜自己，成为具有高尚道德境界的人。

（四）持之以恒

护理道德修养的目的是培养护理人员的道德行为和品质，道德品质的形成不是一蹴而就的，必然要经历一个长期、复杂、渐进的过程，需要不断进行量的积累才能实现质变。要有"不以善小而不为，不以恶小而为之"的精神。在道德实践中遇到困难和曲折，要具有坚持不懈，努力拼搏的精神。护理道德修养是要不断学习，加强锻炼，持之以恒，与时俱进，真正成为道德情操高尚的护理工作者。

（五）努力做到"慎独"

护理道德修养是不断提高的过程，对护理道德水平和境界的追求永无止境。但护理道德修养的水平高低是可以分层次的，"慎独"就是医务人员道德修养的崇高目标和境界。

"慎独"是指一个人在没有外界监督，自己独处时也能坚持道德信念，遵守道德原则和规范的要求。护理道德修养中提倡"慎独"，符合医务工作的特点。医护人员工作既有合作又有分工，在无人监督的独立工作时，更要求护理人员严格要求自己，把患者利益放在第一位，不能抱有任何侥幸心理，充分体现护理人员的道德修养水平。

习　题

1. 如何对护理人员的行为进行评价？
2. 简述护理道德教育的过程。
3. 结合实际谈一谈如何提高护理人员道德修养？

（颜景霞）

卫生法律法规篇

第八章　卫生法律法规的基本理论

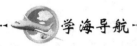 学海导航

1. 了解卫生法律法规的作用和形式。
2. 理解卫生法律关系的概念和构成要素。
3. 了解卫生立法的原则和程序。
4. 了解卫生法律适用的基本要求，掌握卫生法律责任的概念和种类，了解卫生法律法规的效力。
5. 理解卫生行政执法行为的概念，掌握主要的卫生行政执法行为。
6. 掌握卫生行政救济的主要方式。

第一节　卫生法律法规的作用和形式

一、卫生法律法规的作用

卫生法律法规的作用是指卫生法律法规对人们的行为和社会生活的发生的影响。按照作用的形式与内容的不同，卫生法律法规的作用可以分为规范作用和社会作用。规范作用是指卫生法律法规作为行为规则直接作用于人们的行为所产生的影响；社会作用是从卫生法律法规的本质和目的意义上而言的，是卫生法律法规作为社会关系调整器对社会所产生的影响。这两种作用是手段和目的的关系，规范作用是实现社会作用的手段，社会作用是规范作用的目的。

（一）卫生法律法规的规范作用

根据作用指向和侧重的不同，卫生法律法规的规范作用分为指引、预测、评价、教育和强制作用。

1. 指引作用

指引作用是指卫生法律法规对人们行为的导向作用。卫生法律法规的指引作用主要通过规定人们可以这样行为、应该这样行为或不应该这样行为三种形式来发挥，是运用一般卫生法律法规的规则对同一类人或情况进行规范性指引。

2. 预测作用

预测作用是指人们根据卫生法律法规的规定，可以预先知晓相互间的行为方式及后果，从而对自己的行为作出合理的安排和设计。

3. 评价作用

评价作用是指卫生法律法规判断、衡量他人的行为是合法的或违法的作用。其作用对象是他人的行为，通过评价影响人们的价值观念和是非标准，从而达到指引人们行为的效果。

4. 教育作用

教育作用是指通过卫生法律法规的存在及实施对人们的行为所发生广泛的影响，教育人们实施正当行为的作用。其作用的对象是一般人的行为。

5. 强制作用

强制作用是指卫生法律法规以国家暴力惩治违法犯罪行为，以及预防违法犯罪行为的作用。惩治方式是多种多样的，如《民法》中的赔礼道歉、停止侵害、排除妨碍、赔偿损失等；行政法中警告、罚款、拘留、没收等；刑法中的管制、拘役、有期徒刑、无期徒刑、死刑等。

（二）卫生法律法规的社会作用

作为卫生社会关系的调节器，卫生法律法规的社会作用范围是非常广泛的，不但与其他法律一起使国家的政治、经济、文化、精神文明等各项事业沿着法治的轨道前进，而且在实现国家社会卫生事业管理、保护人的身体健康等方面发挥重要作用。具体来看，卫生法律法规的社会作用主要体现在以下四个方面。

1. 实现国家对社会卫生事业的管理

卫生法律法规的制定和实施对发展与完善我国的卫生服务体系，规范与管制医疗卫生服务，实现国家对社会卫生事业的管理具有重要作用。

通过卫生立法，使党和国家的卫生政策具体化、法律化，成为具有相对稳定性、明确规范性和国家强制性的法律条文。通过卫生行政执法，坚持依法行政，规范医疗卫生服务，保护公民、法人和其他社会组织的合法权益。通过卫生司法，对一切危害公共卫生和人体健康的行为进行制裁。通过卫生法律法规的遵守，公民、法人和其他社会组织自觉约束自己的卫生行为，改掉不良习惯。

2. 保障公民生命健康

卫生工作的目的是防病治病、保护人类健康，卫生法律法规就是国家围绕并实现这一目的而制定的行为规范的总和。特别是卫生标准、卫生技术规范和操作规程上升为法律规范，对公民的生命健康权起到有效的保证作用。

3. 推动医学科学的进步

卫生法律法规的制定和实施是保证医学发展的重要手段。我国颁布的许多卫生法律法规，使医疗卫生事业从行政管理上升为法律管理，从一般的技术规范和医德规范上升为法律规范，为医学科学的进步起到强有力的法律保障作用。医学的进步还向法律提出了新的课题，如器官移植、克隆技术等，对这些医学新技术的法律规范将使医学沿着有利于人类社会发展的方向前进。

4. 促进国际卫生交流和合作

随着世界经济一体化的发展，国与国之间的联系日益增多，交往越来越密切，涉及的医疗卫生事务范围更加广泛，内容更加复杂。为了预防传染病国际传播，保障公民和社会组织的合法权益，加强国家间的医疗卫生交流，我国颁布了《国境卫生检疫法》等涉外的卫生法律法规。我国还缔结或加入了《国际卫生公约》、《精神药物公约》等国际公约，积极履行国际义务。以上措施，对促进国际卫生交流与合作，维护我国卫生事业对外开放的发展起到积极的促进作用。

二、卫生法律法规的形式

（一）卫生法律法规的形式

在这里，卫生法律法规的形式是指卫生法律法规的各种具体表现形式，主要有宪法、卫生法律、卫生行政法规、卫生部门规章、地方性卫生法规、卫生自治条例和单行条例、卫生标准和技术规程、国际卫生条约等。

1. 宪法

宪法是国家的根本大法，是国家最高权力机关依照法定程序制定的具有最高法律效力的规范性法律文件。宪法是制定各种法律法规的依据，我国宪法中有关保护公民生命健康的医疗卫生方面的条款，是制定卫生法律法规的依据，并在卫生法律体系中具有最高的法律效力。

2. 卫生法律

卫生法律是由全国人民代表大会及其常务委员会依法制定的卫生规范性文件，卫生法律的效力仅次于宪法。

卫生法律可以分为卫生基本法律和基本法律以外的卫生法律。卫生基本法律是由全国人民代表大会制定的有关卫生的法律。目前，我国还没有制定卫生基本法律。全国人民代表大会常务委员会制定的卫生法律被称为基本法律以外的卫生法律，我国现行的卫生法律都属于此类法律，包括《食品安全法》、《传染病防治法》、《药品管理法》、《职业病防治法》、《执业医师法》、《献血法》、《红十字会法》、《母婴保健法》、《人口与计划生育法》、《国际卫生检验检疫法》10 部。

此外，全国人民代表大会及其常务委员会制定的其他部门法中有关医疗卫生、维护人民健康的规定和条款，都是广义上的卫生法律的组成部分。如《刑法》中关于医疗卫生、维护人民健康方面的犯罪及刑罚的规定；《婚姻法》中关于禁止结婚的条件的规定；《民法通则》中关于公民健康权保护的规定等。

3. 卫生行政法规

卫生行政法规是由最高国家行政机关根据宪法和卫生法律制定的卫生规范性法律文件。卫生行政法规是我国卫生法律法规的主要形式之一，也是下级卫生行政部门制定各种卫生行政规章的依据。

4. 地方性卫生法规

地方性卫生法规是省、自治区、直辖市及省会所在地的市、经国务院批准的较大的市的人大及其常委会，为贯彻保证宪法、法律和行政法规的遵守和执行，结合当地实际，依法制定的卫生规范性文件。地方性卫生法规在促进本地区卫生事业的发展，为全国性卫生立法积累经验等方面具有重要意义。

5. 卫生行政规章

卫生行政规章是有关行政机关依法制定的有关卫生行政管理的卫生规范性法律文件，是卫生法律和卫生行政法规的补充。卫生行政规章包括卫生部门规章和卫生政府规章两种。卫生部门规章是国务院卫生行政主管部门及其他相关部委制定的卫生规范性文件，如其效力低于宪法、法律和行政法规，不得与它们相抵触。卫生政府规章是有权制定地方性卫生法规的地方的人民政府制定的卫生规范性文件，除不得与宪法、法律和行政法规相抵触外，还不得与上级和同级地方性法规相抵触。

6. 卫生自治条例与单行条例

卫生自治条例与单行条例是民族自治地方的人民代表大会根据宪法和法律规定，依据当地民族的政治、经济和文化特点，在其职权范围内制定的卫生规范性法律文件。

7. 卫生标准和技术规程

由于卫生法律法规具有技术控制和法律控制的双重性质，所以经法律法规确认的卫生标准、卫生技术性规范和操作规程是我国卫生法律体系的一个重要组成部分，是卫生法律法规的重要形式。卫生标准和技术规程分为国家和地方两级，前者由国务院卫生行政主管部门制定，后者由地方卫生行政部门制定。这些卫生标准、规范和规程在具体实施过程中具有相当重要的地位，如《药品管理法》的相关条款将国家药典和药品标准、工艺流程、炮制规范等作为有关单位和个人应遵守的行为准则和标准，从而为执法部门进行卫生管理、监督和执法提供了依据。

8. 国际卫生条约

国际卫生条约是我国与外国缔结的或我国加入并生效的国际卫生规范性法律文件。国际卫生条约一旦生效，除我国声明保留的条款外，对我国就产生约束力，具有与国内卫生法同等的法律效力，如《国际卫生条例》、《麻醉品单一公约》、《精神药品公约》。

第二节　卫生法律关系

卫生法律关系是指由卫生法律法规所确认和调整的卫生法律关系主体之间在医疗卫生监督管理活动和医疗卫生保健服务过程中所产生的各种权利和义务关系。

一、卫生法律关系的特征

卫生法律关系具有以下特征。

卫生法律关系是一种纵横交错的法律关系，既有国家管理活动中的领导和从属关系，又有法律关系主体间的平等的权利义务关系。

卫生法律关系以卫生法律规范为前提、以卫生法律规范所规定的权利与义务为纽带而形成，以国家强制力作为保障手段，在卫生管理和医疗卫生预防保健服务过程中基于维护人体健康而结成。

卫生法律关系的主体具有特殊性，通常至少一方主体是从事医药卫生工作的组织或个人。

二、卫生法律关系的构成要素

卫生法律关系由主体、客体和内容三个要素构成。

（一）卫生法律关系的主体

卫生法律关系的主体是指参加卫生法律关系而享有权利和承担义务的当事人。

在我国，卫生法律关系的主体主要有自然人和法人两大类。自然人包括中国公民、外国公民和无国籍人。自然人作为卫生法律关系的主体有两种情况，一种情况是以特殊身份成为卫生法律关系的主体，如作为医院的护士；另一种情况是以普通公民的身份参加卫生法律关系成为主体。

法人包括国家机关、企事业单位和社会团体。如国家机关主要作为行政管理人成为卫生法律关系的主体，该主体主要有各级卫生行政部门、各级食品和药品监督管理部门、卫生检疫部门、劳动和社会保障管理部门、计划生育管理部门等。企事业单位是指提供医疗卫生保健预防服务的单位，如各类医疗机构。社会团体可以分为医药卫生社会团体和一般社会团体，前者如中国红十字会、中华医学会等，他们在开展医疗卫生学术交流、医疗事故鉴定等活动中与其他卫生法律关系主体形成法律关系。

（二）卫生法律关系的内容

卫生法律关系的内容是指卫生法律关系主体依法所享有的权利和承担的义务。

权利和义务是卫生法律关系内容的两个构成部分，任何法律关系都是权利和义务的有机统一体，没有无权利的义务，也没有无义务的权利。卫生法律关系中，一方当事人享有的权利，必然是另一方所负有的义务，并且权利、义务往往是同时产生、变更和消灭的。

卫生法律关系主体的权利和义务都受到卫生法律法规的保护。当义务人据不履行义务或不依法履行义务时，权利人可以请求司法机关或卫生行政管理部门采取必要的强制措施保证其权利的实现。当权利人的权利受到对方侵害时，受害人可以依法请求司法机关或卫生行政部门给予法律保护，依法追究对方的法律责任。

（三）卫生法律关系的客体

卫生法律关系的客体是指卫生法律关系主体的权利和义务共同指向的对象。它是卫生法律关系主体之间发生权利和义务联系的中介或纽带。卫生法律关系的客体多种多样，概括起来主要有以下几种。

物：如食品、药品、医疗器械、化妆品、保健用品、中药材，是主体在进行各种医疗和卫生管理工作中所需的生产资料和生活资料。

行为：如卫生行政许可、医疗保健服务、疾病防治、突发事件应急管理，是主体行使权利、履行义务所进行的活动，可以分为合法行为和违法行为，也可以分为作为和不作为。

智力成果：如医药卫生科技发明、专利、学术著作，是主体从事智力活动所取得的医药卫生科技陈国。

自然人的人身利益：公民的生命健康权是其中最基本、最重要的客体。

三、卫生法律关系的产生、变更和消灭

卫生法律关系的产生，是指因某种事实的存在，卫生法律关系主体之间确立和形成了卫生权利与义务关系。卫生法律关系的变更，是指因某种事实的存在，而使原有卫生法律关系的主体、内容或客体发生了变化。卫生法律关系的消灭，是指卫生法律关系主体间的权利和义务消失或终止。

卫生法律关系产生、变更和消灭不是盲目和随意的，而是有一定的条件和根据的。一定的卫生法律规范是卫生法律关系产生、变更和消灭的前提，但单纯的某一卫生法律规范本身并不能直接发生、变更和消灭法律关系，一定的法律事实是卫生法律关系产生、变更和消灭的根据。

卫生法律事实是卫生法律法规规定的，社会生活中出现的，能够直接引起卫生法律关系产生、变更和消灭，并且能产生一定法律后果的客观情况。根据法律事实是否与当事人的意志有关，卫生法律事实可以分为卫生事件和卫生行为。

卫生事件是卫生法律法规规定的，不由当事人意志支配，能够引起卫生法律关系产生、变更和消灭的客观事实。事件又分为自然事件和社

会事件。

卫生行为是指与当事人的意志有关，由当事人的作为或不作为引起，能够引起卫生法律关系产生、变更和消灭的客观事实。卫生行为是卫生法律关系产生、变更或消灭的最普遍的法律事实。以行为的内容和形式是否合法为标准，卫生行为可以分为合法行为和违法行为。

第三节　卫生立法

卫生立法是指有权的国家机关依照法定的职权，遵从法定程序，制定、认可、补充、修改、废止卫生法律和其他规范性卫生法律文件的活动。

卫生立法有广义、狭义之称。狭义的卫生立法仅指全国人民代表大会及全国人民代表大会常务委员会制定卫生法律的活动。广义的卫生立法不仅包括全国人民代表大会及全国人民代表大会常务委员会制定卫生法律的活动，还包括国务院制定卫生行政法规，国务院有关部门制定卫生部门规章、地方人民代表大会及其常委会制定地方性卫生法规、地方人民政府制定地方政府卫生规章、民族自治地方的自治机关制定卫生自治条例和单行条例等活动。

一、卫生立法的特征

卫生立法的特征可以从卫生立法主体、卫生立法职权、卫生立法的程序和技术、卫生立法的方式等方面来进行概括。

（一）卫生立法是有卫生立法权的国家机关以国家名义所进行的活动

在我国，卫生立法是以国家名义进行的一项专门活动，以国家权力为前提，只能由享有卫生立法职权的国家机关进行，其他国家机关、社会组织和公民都不能进行卫生立法活动。

（二）卫生立法是立法主体依法定职权所进行的活动

卫生立法主体只能按法律所赋予的职权来进行立法活动，以自己有权采取的特定形式，就自己应调整的事项进行立法。比如，国务院有权制定卫生行政法规，不能制定卫生法律。享有地方卫生立法权的国家机关，不能制定全国性法律。

（三）卫生立法是立法主体遵从一定的程序，运用一定的技术所进行的活动

卫生立法要依据一定的程序进行。在我国，不仅制定卫生法律要遵循法定程序，制定卫生行政法规、卫生地方性法规和卫生部门规章、地方性卫生规章也要遵循一定的程序，这样，才能保证卫生立法具有严肃性、权威性和稳定性。

卫生立法要运用一定的技术进行。立法技术是实现立法目的手段，

如果不重视立法技术，立法就缺乏科学性，就会带来很多弊端。随着立法科学的发展，立法技术越来越受到重视。立法技术在立法活动中表现为法的名称要科学规范，法的规范必须普遍、明确肯定，法的语言文字必须严谨，法的条文应当准确地反映立法的本意，法的概念、行为模式应该周延，法的内容表述不能违反法的基本原则等。

（四）卫生立法是立法主体制定、认可、补充、修改、废止各类规范性卫生法律文件的活动

卫生立法是一项系统工程，不仅包括有关国家机关制定卫生法律法规的活动，还包括认可、补充、修改、废止卫生法律法规的活动。制定卫生法律法规是有权的国家机关进行的直接立法，如全国人大常委会制定卫生法律，国务院制定卫生行政法规。认可卫生法律法规是指相关的国家机关赋予某些习惯、判例、法理、国际条约或其他规范以法的效力的活动。修改、补充、废止法是指有权机关变更现行卫生法律法规的活动。

二、卫生立法的基本原则

卫生立法的基本原则是卫生立法主体进行卫生立法所必须遵循的基本准则，是立法指导思想在立法实践中的重要体现。

（一）合宪性和法制统一原则

合宪性原则是指卫生立法应当遵循宪法的基本原则。宪法是国家的根本大法，具有最高的法律效力，它规定国家的根本制度、根本任务和国家生活中最重要的原则，是一切卫生法律法规的立法基础，宪法的基本原则是一切法的规范必须遵循的基本原则。

法制统一原则是指卫生立法应当依照法定的权限和程序进行，要从国家整体利益出发，维护社会主义法制的统一和尊严。我国宪法第五条规定了"国家维护社会主义法制的统一和尊严"，立法法规定了坚决杜绝超越权限的立法和违反程序的立法。坚持法制统一原则，就要做到法制体系内部和谐统一，一切卫生法律、卫生行政法规、卫生地方性法规、卫生自治条例和单行条例以及卫生行政规章不得同宪法相抵触，下位阶的法不得同上位阶的法相冲突，同位阶的法之间相互衔接和一致。

（二）科学性和民主性原则

科学性原则是指卫生立法应当从实际出发，科学合理地规定公民、法人和其他组织在卫生法律关系中的权利与义务、国家机关的权力与责任。一是立法活动应当从实际出发，实事求是，卫生立法的发展规模和速度与社会对卫生法律法规的需求的实际水平和增长速度相适应。二是正确处理公民、法人和其他组织的权利与义务关系。卫生立法在设定公民、法人和其他组织的权利时，一定要把握权利与义务相统一，一方面保障公民、法人和其他组织所享有的权利得到实现；另一方面，对义务的规定必须符合宪法。三是科学、合理地规定国家机关的权力与责任。

卫生立法在设定国家机关的权力时，应坚持权力与责任相统一的原则，同时考虑国家机关的责任。

民主性原则是指卫生立法应当体现人民的意志，发扬社会主义民主，保障人民通过多种途径参与立法活动。卫生立法应当充分保障人们依法享有的各种权利，不能任意删减或禁止。一方面完善选举制度，提高立法者水平；另一方面，应当保障人们通过各种途径参与卫生立法活动，如在卫生法律法规的起草过程中，可以采取座谈会、论证会、听证会等多种形式听取各方面意见。

（三）稳定性、连续性和适时性相结合的原则

稳定性是指卫生法律法规一经公布和生效，就应在一定时期内保持不变。连续性是指卫生法律法规不能随意中断，在依法修改、补充或废止前应保持继续有效，制定、修改、补充新的卫生法律法规时，应注意保持与原有卫生法律法规的承续关系。连续性和稳定性是社会秩序和卫生社会关系稳定和连续的保证，如果卫生法律法规朝令夕改，变动频繁，就会丧失其权威性和严肃性。但是，稳定并非一成不变，稳定性是相对的，当卫生社会关系发生较大变化时，卫生法律法规的内容和形式就要作相应调整。适时性是指卫生法律法规不再适应变化了的社会实践和客观情况时，必须适时进行立、改、废。

卫生法律法规要体现社会发展规律的要求，社会发展自身的相对稳定性和不断变化性，要求我们在进行卫生立法时，做到稳定性、适时性和连续性的辩证统一。要适应社会主义建设和改革开放的需要，在确保基本路线、方针政策和卫生法律法规稳定的前提下，及时废除过时的卫生法律法规，对部分无效的卫生法律法规进行修改补充，根据新的情况制定新的卫生法律法规，恰当地把稳定性、连续性和适时性结合起来，做到卫生立法符合社会主义建设实际，具有极大的权威力和强大的生命力。

三、卫生立法程序

卫生立法程序是指有关国家机关在行使卫生立法权的活动中所必须遵循的法定步骤和方法。

立法必须依照法定程序进行。立法程序是立法质量的保证，有助于立法活动的科学化、规范化和民主化，有助于维护社会主义法制的统一性和严肃性。

根据立法法的规定，全国人民代表大会和全国人民代表大会常务委员会制定卫生法律的程序包括提出卫生法律案、审议卫生法律案、表决和通过卫生法律案、公布卫生法律四个阶段；国务院制定卫生行政法规要经过立项、起草、审查、决定、公布五个阶段。根据立法法及相关组织法的规定，制定地方性卫生法规要经过规划和计划、起草、提出、审议、表决、报批、公布几个阶段；卫生部门规章和卫生地方政府规章要经过提出、审查讨论、处理、公布四个阶段。

进步阶梯

卫生法律的制定程序

卫生法律的制定程序包括以下四个阶段。

1. 提出卫生法律案

提出卫生法律案是指享有立法提案权的机构或人员向立法机关提出卫生法律案，立法机关可以把这种卫生法律案列入议事日程，进入讨论的阶段，这是卫生法律制定的第一阶段。

根据《立法法》的规定，有权向全国人民代表大会提出法律案的机构和人员有：全国人民代表大会主席团、全国人民代表大会常务委员会、国务院、中央军委、最高人民法院、最高人民检察院、全国人民代表大会各专门委员会、全国人民代表大会的一个代表团或30名以上的代表联名。有权向全国人民代表大会常务委员会提出属于该委员会职权内法律案的机构和人员有：委员长会议、国务院、中央军委、最高人民法院、最高人民检察院、全国人民代表大会各专门委员会、全国人民代表大会常务委员会组成人员10人以上联名。

具有立法提案权的机构或人员应当遵循一定的程序、原则或要求来行使立法提案权。

向全国人大及其常委会提出的卫生法律案，在列入会议日程前，提案人可随时撤回。若列入会议议程，想撤回法律案必须经过一定程序。

2. 审议卫生法律案

审议卫生法律案是指立法机关对卫生法律案进行审查、讨论、辩论并提出修改意见的阶段，审议程序是卫生立法的关键阶段，一项卫生法律草案能否成为法律，取决于审议的结果。

全国人民代表大会常务委员会审议卫生法律案的程序为：①在全国人大常委会全体会议上听取提案说明，然后由常委会举行分组会议进行初步审议。小组审议时，提案人和委员会工作机关应当派人听取意见，回答询问，各小组也可以要求有关机关、组织派人介绍情况。②在全体会议上听取法律委员会关于法律草案修改情况和主要问题的汇报，然后召开分组会议对法律草案进行进一步审议。③在全体会议上听取法律委员会关于法律草案审议结果的报告，然后由分组会议对法律委员会提出的法律草案修改稿进行审议，法律委员会根据常委会组成人员的审议意见，提出法律草案表决稿。

一般情况下，全国人民代表大会常务委员会对列入会议议程的法律案实行"三审制"，要经过常委会三次会议审议才能交付表决。但是如果各方面意见比较一致的，可以经两次会议审议后交付表决，法律的部分修正案也可以经一次会议审议后交付表决。

　　卫生法律案经全国人大常委会三次审议后，仍有重大问题需要进一步研究的，由委员长或委员长会议提出，经联组会议或全体会议同意，可以暂不表决，交法律委员会和有关专业委员会进一步审议。

　　3. 表决和通过卫生法律案

　　表决卫生法律案是指有表决权的机关和人员对卫生法律案表示赞成或不赞成的最终态度。通过卫生法律案是指卫生法律案经过表决后，获得法定人数以上的有表决权的主体赞成。表决是通过卫生法律案的必经程序，通过卫生法律案是表决的结果。一项卫生法律案经过表决后，既有可能被通过，也有可能被否决。因此，从程序上讲，表决程序具有决定意义。

　　一项卫生法律案经过审议后，由全国人大常务委员会委员长会议提请全国人大常务委员会全体会议进行表决。

　　表决程序遵循绝对多数原则。全国人大常务委员会通过的卫生法律案，必须由常务委员会全体组成人员过半数通过。

　　表决方式。全国人大常务委员会全体会议表决卫生法律案，可以采用无记名投票、举手或其他方式。

　　4. 公布卫生法律

　　公布卫生法律是指享有卫生法律公布权的机关或人员，在一定时间内按照一定的方式将立法机关通过的卫生法律予以颁布，让全国周知的活动。公布卫生法律是卫生立法程序的必经程序。根据我国现行宪法、法律的规定，享有法律公布权的是国家主席。全国人大常务委员会通过的卫生法律，由国家主席签署主席令予以公布，主席令应当载明该卫生法律的制定机关、通过和施行时间。

　　法律签署公布后，应当及时在全国人民代表大会常务委员会公报和全国范围内发行的报纸上刊登，在全国人民代表大会常务委员会公报上刊登的卫生法律文本为标准文本。

第四节　卫生法律法规的实施

　　卫生法律法规的实施指卫生法律法规通过一定方式在社会生活中的运用和实现。卫生法律法规的实施包括卫生法律法规的适用和卫生法律法规的遵守两个方面。

一、卫生法律法规的适用

　　卫生法律法规的适用是卫生法律法规实施主要方式之一。从广义上讲，卫生法律法规的适用是指国家司法机关和国家行政机关及其公职人员，依照法定的职权和形式，将卫生法律法规运用于公民、法人及其他社会组织，解决问题的活动，包括卫生执法和卫生司法；从狭义上讲，卫生法律法规的适用仅指卫生司法活动。我们一般从广义上来理解卫生法律法规的适用。

卫生法律法规适用的基本要求为正确、合法、及时三个方面。

（1）正确。正确首先指适用卫生法律法规的事实要清楚、证据要确凿，这是正确适用法律的前提和基础。其次，定性要准确，必须在查明事实的基础上，实事求是地分清是否违法，以及违法的性质和程度。第三，处理要适当，正确作出裁决，在分清是非的基础上明确责任。第四，要有错必纠，一经发现处理错误，就应依法予以纠正。

（2）合法。合法是指在适用卫生法律法规时，要符合法律的规定，严格依法办事，做到处理案件本身合法，办案程序合法。

（3）及时。及时是指适用法律时，在正确、合法的前提下，要有一定的时间要求，做到按法定的程序和期限及时立案、及时办案、及时结案。

正确、合法、及时是相互联系的统一体。正确是适用法律的前提和基础，合法是正确的保证，及时是适用法律的效率。

二、卫生法律法规的遵守

（一）卫生法律法规的遵守

卫生法律法规的遵守又称卫生守法，是指一切国家机关和武装力量、政党、社会团体、企事业单位以及全体公民依照卫生法律法规的规定，行使权利和履行义务的活动。

卫生法律法规遵守的内容和范围极其广泛。不仅包括遵守我国的宪法、卫生法律、卫生行政法规、卫生规章及地方性卫生法规、卫生自治条例和单行条例等，还包括了遵守我国参加的世界卫生组织的章程，我国参与缔结或加入的国际卫生条约、协定等；不仅包括遵守国家卫生标准、药品标准等规定，还包括遵守具有法律效力的判决、裁定、调解书等。

（二）卫生违法

卫生违法是指行为主体实施的一切违反卫生法律法规的行为。构成卫生违法必须具备以下四个条件：①违法必须是客观上违反卫生法律法规规定的行为；②违法必须是不同程度上侵犯了卫生法律法规所保护社会关系和社会秩序的行为，具有一定的社会危害性；③违法必须是行为人有主观过错的行为；④违法的主体必须是有法定责任能力的公民、法人或其他组织。

（三）卫生法律责任

卫生法律责任是指行为主体对其卫生违法行为所承担的不利法律后果。根据行为主体违反卫生法律规范的性质及承担法律责任的方式不同，可将卫生法律责任分为卫生行政责任、卫生民事责任和卫生刑事责任。

1. 卫生行政责任

卫生行政责任是行为主体违反卫生法律法规所确立的卫生行政管理秩序，尚未构成犯罪，所应承担的不利法律后果。主要包括卫生行政处罚和卫生行政处分两种形式。

2. 卫生民事责任

卫生民事责任是行为主体因违反卫生法律规范而侵害了公民、法人或其他组织的合法民事权益所应承担的不利法律后果。

承担民事责任的形式有停止侵害，排除妨碍，消除危险，返还财产，恢复原状，修理、重作、更换，赔偿损失，支付违约金，消除影响，恢复名誉，赔礼道歉等 10 种，卫生民事责任以赔偿损失为主要形式。

3. 卫生刑事责任

卫生刑事责任是行为主体实施了违法行为，严重侵犯了卫生管理秩序及公民的人身健康权而依照刑法应当承担的不利法律后果。卫生刑事责任是一种最严重的卫生法律责任。在我国，承担刑事责任的具体形式（刑罚）包括主刑和附加刑。其中主刑包括管制、拘役、有期徒刑、无期徒刑和死刑，附加刑包括没收财产、罚金和剥夺政治权利。

三、卫生法律法规的效力

卫生法律法规的效力是卫生法律法规适用的前提。

卫生法律法规的效力是指卫生法律法规的生效范围和适用范围，即卫生法律法规在什么时间、什么地方和对哪些人具有法律效力，包括卫生法律法规对人的效力、空间效力和时间效力三个方面。

（一）卫生法律法规对人的效力

卫生法律法规对人的效力是指卫生法律法规适用于哪些人或组织。

我国卫生法律法规对人的效力体现在以下几个方面。

（1）我国的卫生法律法规对我国领域内的一切公民和组织适用。

（2）我国公民在我国领域外，原则上适用我国的卫生法律法规，同时要遵守所在国的法律。当我国的卫生法与别国的卫生法规定不同，出现法律冲突时，既要维护我国主权，又要尊重他国主权，按有关的国际法原则协商解决。

（3）在我国领域内的外国人、无国籍人和法人均适用我国的卫生法律法规，一律不享有卫生特权或豁免权。

（4）外国人、无国籍人在我国领域外，如果侵害了我国国家或公民、法人的权益，或者与我国的公民、法人发生卫生法律关系，也可以适用我国的卫生法律法规。

（5）卫生法律法规规定了特定的适用对象，仅对特定对象适用。如

《执业医师法》只适用于执业医师。

（二）卫生法律法规的空间效力

卫生法律法规的空间效力是指卫生法律法规在哪些地方、区域有效，也就是卫生法律法规生效的地域范围。

我国从维护国家主权和领土完整及国家统一的原则出发，规定了卫生法律法规的空间效力，主要有以下几方面。

1. 在主权管辖的全国范围内生效

全国人民代表大会及其常务委员会制定的卫生法律、国务院制定的卫生行政法规、卫生部等国务院各部门制定的卫生行政规章，在全国范围内有效，适用于我国的全部领域，包括全部陆地、水域和领海、领空，还包括我国的驻外使馆和在境外航行的飞机或航行、停泊在境外的船舶。对领海以外的毗连区、经济专属区和大陆架，按照国际法原则，也有一定的法律效力。

2. 在特定的区域范围内生效

①地方人民代表大会及其常委会颁布的地方性卫生法规、民族自治机关颁布的地方性卫生法规、自治条例、单行条例、地方人民政府制定的卫生规章，只在其管辖的行政区域内生效。②某些中央国家机关发布的卫生法律、法规和规章，针对特定区域发布，明文规定在其特定区域内生效。

（三）卫生法律法规的时间效力

卫生法律法规的时间效力是指卫生法律法规何时生效，何时失效及对该法律法规颁布前的行为是否具有溯及力。

1. 卫生法律法规的生效

（1）从卫生法律法规公布之日起生效。包括三种情况：①该卫生法律法规没有规定生效时间，而是由其他法律文件宣告生效。②该卫生法律法规明文规定其生效时间。③没有明文规定生效时间时，按照惯例自卫生法律法规公布之日起生效。

（2）明确规定卫生法律法规公布后达到一定期限或满足一定条件后开始生效

（3）明确规定卫生法律法规在其公布后的某一时间生效。包括两种情况：①卫生法律法规自行规定生效时间，如《药品管理法》第106条规定该法自2001年12月1日起生效。②由卫生法律法规的制定机关另行发布专门文件规定其生效时间。

2. 卫生法律法规的失效

卫生法律法规的失效是指卫生法律法规被废止，因而其效力被消灭。废止卫生法律法规一般分为明示的废止和默示的废止。明示的废止是指在新卫生法律法规或其他法令中以明文规定对旧法加以废止。默示的废止是指不以明文规定废止原有的卫生法律法规，而是在实践中确认旧法与新法规定相冲突时适用新法的方法，实际上废止原有卫生法律法规的效力。

具体地说，卫生法律法规的失效有以下方式。

（1）新卫生法律法规公布生效时，明文规定原有同类卫生法律法规废止。

（2）新卫生法律法规公布生效时，未明确规定废止原有的同类卫生法律法规，原有的卫生法律法规早已停止执行或在新的卫生法律法规生效时自行失效。

（3）有的卫生法律法规规定了失效的时间，若期满又无延期规定，即失效。

（4）有的卫生法律法规因完成历史任务或调整的社会关系不复存在而自行失效。

（5）有关国家机关发布专门的决议、命令，对某些卫生法律法规明令废止。

（6）根据"不相抵触"原则，旧法与新法抵触，旧法失效；下位法与上位法抵触，下位法失效；一般法与特别法抵触，一般法失效。

（7）卫生立法主体通过法定程序对卫生法律法规的部分条文进行修订，从而使这一部分条文失效。

3. 卫生法律法规的溯及力

卫生法律法规的溯及力也叫卫生法律法规溯及既往的效力，指新法颁布后对其生效前的事件和行为是否可以适用。如果适用，该卫生法律法规就有溯及力；如果不适用，该卫生法律法规就没有溯及力。

我国一般采取"法不溯及既往"的原则，卫生法律法规只适用于其生效以后发生的事件和行为，不适用于生效前的行为。因为人们不可能根据尚未颁布实施的卫生法律法规指导自己的行为，处理社会事务。如果卫生法律法规溯及既往，就等于要求人们承担自己从未期望过的义务，是不公正的。但这一原则不是绝对的，为了维护人民的利益和特定的形势需要，有关国家机关在卫生法律法规中也会作出有条件溯及既往的规定。

第五节　卫生行政执法

卫生行政执法是卫生法律法规适用的最主要的途径和手段，对完善卫生法制建设，实现卫生事业管理的民主化和科学化，保证卫生行政权力的正确行使，保障公民、法人和其他组织的合法权益具有重要作用。

一、卫生行政执法

卫生行政执法是指卫生行政主体依法执行、适用卫生法律法规的活动，是按法定权限和程序实施卫生法律法规的具体行政行为。卫生行政执法包括卫生行政许可、卫生行政处罚、卫生行政监督检查、卫生行政强制措施等多种行为方式，其中主要的卫生行政执法行为为卫生行政许可和卫生行政处罚。

（一）卫生行政执法行为

卫生行政执法行为属于具体行政行为，是执法主体行使职权和履行职责的行为。卫生行政执法行为的主体是有卫生行政执法权的行政机关或授权组织；执法的对象是特定、具体的公民、法人或者其他组织，即行政相对人。卫生行政执法行为一般以执法主体的单方意思表示即可成立，无需征得行政相对人的同意。

卫生行政执法行为的生效需要一定的条件，即生效要件。生效要件是指卫生行政执法行为产生法律效力的必要条件，包括实体要件和程序要件。

实体要件：卫生行政执法在内容方面所必须具备的条件。包括：①主体合法，卫生行政执法的主体必须是卫生法律法规规定的行政机关或者授权组织；②内容合法，卫生行政执法的内容必须符合卫生法律法规的规定；③必须是执法主体的真实意思表示；④必须在该执法主体的法定权限内；⑤卫生行政执法行为的相对人必须有法定的权利能力和行为能力；⑥卫生行政执法行为有一定的标的物时，该标的物必须是依法作为该行为的标的物的。

程序要件：卫生行政执法过程中的步骤、顺序、方式、形式和时限。包括：①卫生行政执法行为必须符合法定程序，也就是依法经历必要步骤，在法定期限内完成，采取合法的方式等；②必须符合法定的形式。

（二）卫生行政执法主体

1. 卫生行政执法主体与卫生行政执法主体资格的概念

卫生行政执法主体是指依法享有卫生行政权，能以自己的名义实施行政职权和履行行政职责，并能独立地承担相应法律责任的行政机关和授权组织。

卫生行政执法主体资格是指符合法定条件的行政机关或授权组织，经过法定程序或途径所获得的卫生行政执法主体法律地位。只有具备了卫生行政执法主体资格的行政机关或授权组织，才能具有卫生行政执法主体的地位，才能够具备作出执法行为的权利能力和行为能力，并由此依法行使卫生行政职权，履行卫生行政职责，承担相应的法律责任。

2. 卫生行政执法主体资格的构成要件

卫生行政执法主体资格的构成要件是指一定的行政机关或社会组织取得卫生行政执法主体资格所必须具备的条件，包括以下几方面。

（1）必须是依法成立的行政机关或社会组织。其中，行政机关必须按照行政组织法的要求，经过法定程序，经有权机关批准成立，并且要有一定的人员编制和组织机构。社会组织必须具有法人条件，依法成立，有必要的财产或经费，有自己的名称、组织机构或活动场所，能够独立承担民事责任。

卫生行政执法主体应为组织而不能为个人，虽然卫生行政执法主体的具体行政执法活动是由其公务人员来完成的但公务人员实行的卫生行政执法活动不是以自己的名义，而是以行政机关或社会组织的名义进行的，是公务活动，效力和后果归属于行政机关或授权组织。

（2）必须在法律上拥有独立的卫生行政职权与职责。卫生行政执法主体的行政职权与职责是独立的，必须由法律法规明文规定。

（3）必须能以自己的名义开展卫生行政执法活动。卫生法律法规确定卫生行政执法主体必须用自己的名义实施行政行为，而且卫生行政执法主体以自己的名义实施哪一种类和形式的行政执法行为，均由法律法规规定。比如，药品管理法规定了颁发"药品生产许可证"的只能是省级药品监督管理部门。

（4）必须能够独立地承担法律责任。任何一项行政法律法规在规定卫生行政执法主体的行政职权与职责的同时，也都会明确规定该卫生行政执法主体承担行政责任的途径和方式。比如受卫生行政执法主体委托承担具体卫生行政执法任务的组织称为受委托组织，由于受委托组织在实施卫生行政执法活动中只能以委托机关的名义，而不能以自己的名义进行执法，执法后果也由委托机关承担，因此受委托组织不是行政执法主体。

同时具备以上四方面要求，该行政机关或社会组织就具有了卫生行政执法主体的资格。

3. 卫生行政执法主体的分类

根据卫生行政执法主体性质不同，可以将卫生行政执法主体分为行政机关和法律法规授权组织。

（1）根据我国现行法律法规的规定，作为卫生行政执法主体的行政机关有：①卫生行政机关。卫生行政机关是依据宪法和行政组织法的规定而设立的履行卫生行政职能的国家行政机关，是最主要的卫生行政执法主体。②食品药品监督管理机关。③人口和计划生育管理机关。④国境卫生检疫机关。

（2）作为卫生行政执法主体的授权组织：国家根据卫生行政管理的需要，通过法律法规将处理某一方面卫生行政事务的权力授予除行政机关以外的组织行使，该组织成为法律法规授权的组织，具有卫生行政执法主体资格。

二、主要卫生行政执法行为

（一）卫生行政许可

卫生行政许可是指卫生行政主体根据公民、法人或其他组织的申请，经依法审查，准予其从事特定活动的行为，包括普通许可、认可、批准、登记等。

为了规范行政许可的设立和实施，保护公民、法人和其他组织的合法权益，维护公共利益和社会秩序，保障和监督行政机关有效地实施行政管理，2003 年 8 月 27 日，第十届全国人民代表大会常务委员会第四次会议通过了《中华人民共和国行政许可法》，自 2004 年 7 月 1 日起施行。《行政许可法》的颁布和施行，为卫生行政许可提供了重要的法律依据。

1. 实施卫生行政许可的原则

（1）合法原则。实施卫生行政许可，应当按照法定的权限、范围、条件和程序；

（2）公开、公平、公正原则；

（3）便民原则；

（4）权益保障原则；

（5）卫生行政许可不得转让的原则。除法律、法规规定可以转让的卫生行政许可外，其他依法取得的卫生行政许可不得转让；

（6）监督原则。

2. 卫生行政许可的实施程序

有权实施卫生行政许可的卫生行政主体按以下程序实施行政许可。

（1）申请与受理：公民、法人或者其他组织从事特定活动，依法需要取得行政许可的，应当向卫生行政主体提出申请。申请人可以自己提出申请，也可以委托代理人提出申请。但是，依法应当由申请人到卫生行政主体办公场所提出行政许可申请的，不能委托代理人提出申请。卫生行政许可申请可以通过信函、电报、电传、传真、电子数据交换和电子邮件等方式提出。

卫生行政主体对申请人提出的卫生行政许可申请，应当根据下列情况分别作出处理：①申请事项依法不需要取得行政许可的，应当即时告知申请人不受理。②申请事项依法不属于本行政机关职权范围的，应当即时作出不予受理的决定，并告知申请人向有关行政机关申请。③申请材料存在可以当场更正的错误的，应当允许申请人当场更正。④申请材料不齐全或者不符合法定形式的，应当当场或者在 5 日内一次告知申请人需要补正的全部内容，逾期不告知的，自收到申请材料之日起即为受理。⑤申请事项属于本行政机关职权范围，申请材料齐全、符合法定形式，或者申请人按照本行政机关的要求提交全部补正申请材料的，应当受理行政许可申请。

（2）审查与决定：①审查。卫生行政主体受理申请后，应当对申请人提交的申请材料进行审查。申请人提交的申请材料齐全、符合法定形式，能够当场作出决定的，应当当场作出书面的行政许可决定。根据法定条件和程序，需要对申请材料的实质内容进行核实的，卫生行政主体应当指派两名以上工作人员进行核查。卫生行政主体对卫生行政许可申请进行审查时，发现行政许可事项直接关系他人重大利益的，应当告知该利害关系人，申请人、利害关系人有权进行陈述和申辩，行政机关应当听取申请人、利害关系人的意见。②决定。卫生行政主体对卫生行政许可申请进行审查后，除当场作出行政许可决定外，应当在法定期限内按照规定程序作出行政许可决定。申请人的申请符合法定条件、标准的，卫生行政主体应当依法作出准予行政许可的书面决定。卫生行政主体依法作出不予行政许可的书面决定的，应当说明理由，并告知申请人享有依法申请行政复议或者提起行政诉讼的权利。

（3）听证：卫生法律、法规、规章规定实施卫生行政许可应当听证的事项，或者卫生行政主体认为需要听证的其他涉及公共利益的重大行政许可事项，卫生行政主体应当向社会公告，并举行听证。行政许可直接涉及申请人与他人之间重大利益关系的，卫生行政主体在作出行政许可决定前，应当告知申请人、利害关系人享有要求听证的权利；申请人、利害关系人在被告知听证权利之日起 5 日内提出听证申请的，卫生行政主体应当在 20 日内组织听证。

申请人、利害关系人不承担卫生行政主体组织听证的费用。

听证按照下列程序进行：①卫生行政主体应当于举行听证的 7 日前将举行听证的时间、地点通知申请人、利害关系人，必要时予以公告；②听证应当公开举行；③卫生行政主体应当指定审查该行政许可申请的工作人员以外的人员为听证主持人，申请人、利害关系人认为主持人与该行政许可事项有直接利害关系的，有权申请回避；④举行听证时，审查该行政许可申请的工作人员应当提供审查意见的证据、理由，申请人、利害关系人可以提出证据，并进行申辩和质证；⑤听证应当制作笔录，听证笔录应当交听证参加人确认无误后签字或者盖章。

卫生行政主体应当根据听证笔录，作出行政许可决定。

（4）变更和延续：被许可人要求变更行政许可事项的，应当向作出行政许可决定的卫生行政主体提出申请；符合法定条件、标准的，卫生行政主体应当依法办理变更手续。

被许可人需要延续依法取得的行政许可的有效期的，应当在该行政许可有效期届满 30 日前向作出行政许可决定的行政机关提出申请。法律、法规、规章另有规定的，依照其规定。

卫生行政主体应当根据被许可人的申请，在该行政许可有效期届满前作出是否准予延续的决定；逾期未作决定的，视为准予延续。

（5）关于卫生行政许可期限的规定：①除可以当场作出行政许可决

定的外，卫生行政主体应当自受理卫生行政许可申请之日起 20 日内作出行政许可决定。20 日内不能作出决定的，经本行政机关负责人批准，可以延长 10 日，并应当将延长期限的理由告知申请人。但是，法律、法规另有规定的，依照其规定。②卫生行政许可采取统一办理或者联合办理、集中办理的，办理的时间不得超过 45 日；45 日内不能办结的，经本级人民政府负责人批准，可以延长 15 日，并应当将延长期限的理由告知申请人。③依法应当先经下级行政机关审查后报上级行政机关决定的卫生行政许可，下级行政机关应当自其受理行政许可申请之日起 20 日内审查完毕。但是，法律、法规另有规定的，依照其规定。④卫生行政主体作出准予行政许可的决定，应当自作出决定之日起 10 日内向申请人颁发、送达行政许可证件，或者加贴标签、加盖检验、检测、检疫印章。

（二）卫生行政处罚

1996 年 3 月 17 日，全国人民代表大会第四次会议通过了《中华人民共和国行政处罚法》，为卫生行政主体实施卫生行政处罚提供了法律依据。根据《行政处罚法》，1997 年 6 月 17 日卫生部发布了《卫生行政处罚程序》，具体规定了卫生行政机关处理卫生行政违法案件的程序；1999 年 6 月 15 日，国家药品监督管理局发布了《药品监督行政处罚程序》，具体规定了药品监督管理部门处理药品违法案件的程序。在我国各项卫生法律制度中，均规定了具体的卫生行政处罚措施。这些法律法规为卫生行政处罚提供了程序法和实体法依据，为卫生行政主体依法行政，保护公民、法人和其他组织的合法权益提供了有利保证。

1. 卫生行政处罚的概念、种类和原则

卫生行政处罚是指卫生行政主体依照法定的权限和程序，对违反卫生行政管理秩序的公民、法人或其他组织所实施的行政法律制裁。

卫生行政处罚是卫生行政过程中实施最多的卫生行政执法行为，种类包括：警告；罚款；没收违法所得、没收非法财物；责令停产停业；暂扣或者吊销许可证、暂扣或者吊销执照；法律、行政法规规定的其他行政处罚。

卫生行政处罚的原则是指在卫生行政处罚过程中应该坚持的基本准则，主要有：①处罚法定原则，包括要符合法定依据和法定程序；②处罚公开、公正的原则；③处罚与教育相结合的原则；④保障公民、法人和其他组织合法权益的原则。

2. 卫生行政处罚的管辖

卫生行政处罚的管辖是指卫生行政主体实施行政处罚的分工，分为职能管辖、地域管辖、级别管辖和指定管辖。

（1）职能管辖

职能管辖是指卫生行政主体依各自的法定职权在实施卫生行政处罚

上所做的分工。原则上，卫生行政机关负责违反卫生法律法规案件的行政处罚，国境卫生检疫机关实施违反国境卫生检验检疫法律法规案件的行政处罚，食品药品监督管理机关实施违反食品和药品管理法律法规案件的行政处罚，人口和计划生育管理机关实施违反人口和计划生育法律法规案件的行政处罚。

（2）级别管辖

级别管辖是指根据卫生行政主体的级别确立的实施卫生行政处罚的分工。

比如，根据《卫生行政处罚程序》的规定，县级以上卫生行政机关负责查处所辖区域内违反卫生法律、法规、规章的案件；省级卫生行政机关可以依据卫生法律、法规、规章和本地区实际，规定所辖区域内管辖的具体分工；卫生部负责查处重大复杂的卫生行政违法案件。

（3）地域管辖

地域管辖是根据卫生行政主体管理的地域范围来划分对其实施卫生行政处罚的分工。

卫生行政处罚一般由违法行为发生地的卫生行政主体进行管辖。

（4）指定管辖

指定管辖是指当两个以上的卫生行政主体对管辖发生争议时，报请其共同的上级行政机关指定管辖。如，两个以上的卫生行政机关在管辖权发生争议时，报请其共同的上级卫生行政机关指定管辖。

（5）卫生行政处罚程序

卫生行政处罚程序是指有卫生行政处罚权的行政主体作出卫生行政处罚的方式、步骤以及产生这些方式、步骤的时间和顺序的行为过程，分为卫生行政处罚决定程序和执行程序。其中，决定程序包括简易程序、一般程序和听证程序。

1）简易程序：简易程序又称当场处罚程序，是指卫生行政主体针对案情简单、清楚、处罚较轻的案件，当场作出卫生行政处罚决定的程序。

适用简易程序处理违法案件应当同时具备以下条件：违法事实确凿、清楚；有法定的依据；对公民处以 50 元以下，对法人或者其他组织处以 1000 元以下的罚款或警告的卫生行政处罚。适用简易程序，有助于迅速及时地处理较轻微的行政违法案件。

2）一般程序：一般程序是对卫生行政违法案件实施的基本程序。

受理与立案。如《卫生行政处罚程序》规定，卫生行政机关对在卫生监督管理中发现的，卫生机构监测报告的，社会举报的，上级卫生行政机关交办的，下级卫生行政机关报请的或者有关部门移送的案件应当及时受理并做好记录。

卫生行政机关对符合下列条件的，应当在 7 日内立案：①有明确的违法行为或者危害结果；②有来源可靠的事实依据；③属于卫生行政处罚范围；④属于本机关管辖。

调查取证。调查取证必须全面、客观、公正，必要时依照法律、法规的规定，可以进行检查。在调查或者进行检查时，执法人员不得少于两人，并应当向当事人或者有关人员出示证件，询问或者检查应当制作笔录。

卫生行政主体在证据可能灭失或者以后难以取得的情况下，经行政机关负责人批准，可以先行登记保存，并应当在 7 日内及时作出处理决定，在此期间，当事人或者有关人员不得销毁或者转移证据。

提出处理意见。调查终结后，承办人应当写出调查报告，其内容应当包括案由、案情、违法事实、违反法律、法规的具体情况等。

听取陈述和申辩。如《卫生行政处罚程序》规定，卫生行政机关在立案调查后，应及时告知当事人准备对其作出处罚裁决的理由和依据，以及当事人依法享有的权利。必须充分听取当事人的陈述和申辩。当事人提出的事实、理由或者证据成立的，应当采纳，并不得因当事人申辩而加重处罚。

作出卫生行政处罚决定。①确有应受卫生行政处罚的违法行为的，根据情节轻重及具体情况，作出行政处罚决定；②违法行为轻微，依法可以不予卫生行政处罚的，不予卫生行政处罚；③违法事实不能成立的，不得给予卫生行政处罚；④违法行为已构成犯罪的，移送司法机关。

对情节复杂或者重大违法行为给予较重的卫生行政处罚，卫生行政主体的负责人应当集体讨论决定。

卫生行政处罚应当制作行政处罚决定书，行政处罚决定书应当在宣告后当场交付当事人；当事人不在场的，行政机关应当在 7 日内送达当事人。

3）听证程序：卫生行政主体为合理作出和实施卫生行政处罚，在作出重大决定之前，应当事人的要求，应当组织听证。

听证范围。卫生行政主体作出责令停产停业、吊销许可证或者执照、较大数额罚款等行政处罚决定之前，应当告知当事人有要求举行听证的权利；当事人要求听证的，卫生行政主体应当组织听证。当事人不承担听证费用。

听证程序应遵循的原则。①遵循公正、公开的原则，除涉及国家秘密、商业秘密或者个人隐私外，听证公开举行。②听证实行告知、回避制度，依法保障当事人的陈述权和申辩权。

听证程序的过程。①提出听证申请。当事人要求听证的，应当在行政机关告知后 3 日内提出听证申请。②听证的通知。行政机关应当在听证的 7 日前，通知当事人举行听证的时间、地点。③举行听证。举行听证时，调查人员提出当事人违法的事实、证据和卫生行政处罚建议，当事人进行申辩和质证。④制作听证笔录。听证应当制作笔录，笔录应当交当事人审核无误后签字或者盖章。⑤作出卫生行政处罚决定。听证结束后，卫生行政执法主体作出卫生行政处罚决定。

4）执行程序：执行程序是指卫生行政执法主体为实现行政处罚决定书所确立的内容而进行的活动。

执行程序的特点：①不因卫生行政复议或卫生行政诉讼而停止执行，但卫生行政复议或卫生行政诉讼期间裁定停止的除外。②罚款决定机构与罚款收缴机构相分离。除按规定当场收缴的罚款外，作出行政处罚决定的卫生行政主体及其执法人员不得自行收缴罚款。

执行程序的过程。专门机构收缴罚款的程序：当事人应当自收到卫生行政处罚决定书之日起 15 日内，到指定的银行缴纳罚款。银行应当收受罚款，并将罚款直接上缴国库。

当场收缴罚款的程序：送达卫生行政处罚决定书，收缴罚款，向当事人出具省、自治区、直辖市财政部门统一制发的罚款收据。执法人员当场收缴的罚款，应当自收缴罚款之日起 2 日内，交至卫生行政主体；卫生行政主体应当在 2 日内将罚款缴付指定的银行。

强制执行。当事人逾期不履行卫生行政处罚决定的，作出行政处罚决定的卫生行政主体可以采取下列措施：①到期不缴纳罚款的，每日按罚款数额的 3% 加处罚款；②根据法律规定，将查封、扣押的财物拍卖或者将冻结的存款划拨抵缴罚款；③申请人民法院强制执行。

第六节　卫生行政救济

卫生行政救济是指因卫生行政主体行政违法或不当造成公民、法人或者其他组织合法权益损害以及因合法卫生行政行为造成损失时，对公民、法人或者其他组织的合法权益进行行政救济的法律制度的总称。当前，我国卫生行政救济的主要途径是卫生行政复议、卫生行政诉讼和卫生行政赔偿。

一、卫生行政复议

卫生行政复议是指公民、法人或者其他组织认为卫生行政机关等卫生行政主体作出的具体行政行为侵害其合法权益，依法向卫生行政复议机关提出复议申请，卫生行政复议机关依法进行审查并作出复议决定的活动。

在卫生行政复议中，复议机关是作出具体卫生行政行为的行政机关的上一级行政机关或授权组织的直接管理机关。卫生行政复议申请人只能是认为自己的合法权益受到具体行政行为侵犯的公民、法人或其他组织。被申请人是作出具体行政行为的行政机关或授权组织。

（一）卫生行政复议的原则

卫生行政复议的原则是指贯穿于卫生行政复议过程始终并对其具有

普遍指导意义的准则。根据我国行政复议法的规定，行政复议的基本原则如下。

（1）合法原则。合法原则是指卫生行政复议机关必须按法定的职责权限，依照法定的程序对行政相对人申请复议的具体行政行为进行审查。

（2）公正原则。公正原则是指卫生行政复议机关在进行行政复议活动时，应当公正地对待复议当事人，不能有所偏袒，应当正确适用法律法规受理、审议并裁决卫生行政复议案件。

（3）公开原则。公开原则是指卫生行政复议除涉及国家秘密、商业秘密和个人隐私的，均应当以公开方式进行，包括卫生行政复议的法律依据公开、审理过程公开和法律救济途径公开。

（4）及时原则。及时原则是指卫生行政复议机关应当依照法律规定的时限审结行政复议，这是保证卫生行政复议效率的主要准则，包括：受理及时、审查及时、作出决定及时、对不履行决定情况的处理及时。

（5）便民原则。便民原则是指卫生行政复议机关在复议过程中创造条件，尽量方便申请人，减轻申请人的负担，并不得向申请人收取任何费用。

（6）一级复议原则。是指卫生行政复议申请被受理后，除法律特别规定情况外，一旦复议机关作出卫生行政复议决定，申请人只能依法向人民法院提起卫生行政诉讼，不得再提出行政复议申请。

（二）卫生行政复议的受案范围

根据《行政复议法》和我国卫生行政执法的实际，卫生行政复议的受案范围有：①对卫生行政主体作出的警告、罚款、没收违法所得、没收非法财物、责令停产停业、暂扣或者吊销许可证、暂扣或者吊销执照等行政处罚决定不服的；②对卫生行政主体作出的查封、扣押、冻结财产等行政强制措施决定不服的；③对卫生行政主体作出的有关许可证、执照、资质证、资格证等证书变更、中止、撤销的决定不服的；④认为卫生行政主体侵犯合法的经营自主权的；⑤认为卫生行政主体违法集资、征收财物、摊派费用或者违法要求履行其他义务的；⑥认为符合法定条件，申请卫生行政主体颁发许可证、执照、资质证、资格证等证书，或者申请审批、登记有关事项，卫生行政主体没有依法办理的；⑦申请卫生行政主体履行保护人身权利、财产权利的法定职责，卫生行政主体没有依法履行的；⑧认为卫生行政主体的其他具体行政行为侵犯其合法权益的。

公民、法人或者其他组织对下列事项不服，不能申请卫生行政复议：①不服卫生行政主体作出的行政处分或者其他人事处理决定的，②不服卫生行政主体对民事纠纷作出的调解或者其他处理的。

（三）卫生行政复议的管辖

卫生行政复议的管辖是指卫生行政复议应当由哪一类哪一级行政机

关进行复议审查并作出决定的权限划分。

卫生行政复议的管辖有以下几种情况：①对县级以上卫生行政机关等行政机关的具体行政行为不服的，由申请人选择，可以向该行政机关的本级人民政府申请卫生行政复议，也可以向上一级主管部门申请卫生行政复议。②对卫生行政机关等行政机关依法设立的派出机构依照法律、法规或者规章规定，以自己的名义作出的具体行政行为不服的，向设立该派出机构的行政机关或者该行政机关的本级地方人民政府申请卫生行政复议。③对卫生部等国务院部门的具体行政行为不服的，向作出该具体行政行为的部门申请行政复议。对行政复议决定不服的，可以向人民法院提起行政诉讼；也可以向国务院申请裁决，国务院依照行政复议法的规定作出最终裁决。④对法律、法规授权的组织的具体行政行为不服的，分别向直接管理该组织的地方人民政府、地方人民政府工作部门或者国务院部门申请卫生行政复议。⑤对两个或者两个以上行政机关以共同的名义作出的具体行政行为不服的，向其共同上一级行政机关申请卫生行政复议。⑥对被撤销的行政机关在撤销前所作出的具体行政行为不服的，向继续行使其职权的行政机关的上一级行政机关申请卫生行政复议。

（四）卫生行政复议程序

1. 申请

申请期限：根据《行政复议法》第9条的规定，公民、法人或者其他组织认为具体行政行为侵犯其合法权益的，可以自知道该具体行政行为之日起60日内提出卫生行政复议申请；但是法律规定的申请期限超过60日的除外。

申请卫生行政复议的法定条件：申请人是认为具体行政行为侵犯其合法权益的公民、法人或者其他组织；有明确的被申请人；有具体的复议请求和事实根据；属于法定申请复议的范围；属于受理复议机关管辖；符合法定的申请复议期限等。

申请方式：申请复议应当符合法定的形式，复议申请可以以书面提出，也可以口头提出。

2. 受理

卫生行政复议机关收到卫生行政复议申请后，应当在5日内进行审查，对不符合行政复议法规定的行政复议申请，决定不予受理，并书面告知申请人；对符合行政复议法规定，但是不属于本机关受理的行政复议申请，应当告知申请人向有关卫生行政复议机关提出。

法律、法规规定应当先向卫生行政复议机关申请行政复议、对行政复议决定不服再向人民法院提起行政诉讼的，卫生行政复议机关决定不予受理或者受理后超过行政复议期限不作答复的，公民、法人或者其他组织可以自收到不予受理决定书之日起或者行政复议期满之日起15日内，依法向人民法院提起诉讼。

除法律规定的情况外，行政复议期间具体行政行为不停止执行。

3. 审理

卫生行政复议的审理是卫生行政复议机关对受理的卫生行政复议案件进行合法性和适当性审查的过程。

卫生行政复议机关应当自行政复议申请受理之日起 7 日内，将行政复议申请书副本或者行政复议申请笔录复印件发送被申请人。被申请人应当自收到申请书副本或者申请笔录复印件之日起 10 日内，提出书面答复，并提交当初作出具体行政行为的证据、依据和其他有关材料。申请人、第三人可以查阅被申请人提出的书面答复、作出具体行政行为的证据、依据和其他有关材料，除涉及国家秘密、商业秘密或者个人隐私外，卫生行政复议机关不得拒绝。

在卫生行政复议过程中，被申请人不得自行向申请人和其他有关组织或者个人搜集证据。

行政复议决定作出前，申请人要求撤回行政复议申请的，经说明理由，可以撤回；撤回行政复议申请的，行政复议终止。

4. 卫生行政复议决定

卫生行政复议机关在对具体行政行为的合法性和合理性进行审查的基础上，作出卫生行政复议决定，并制作卫生行政复议决定书。卫生行政复议决定书一经送达，即发生法律效力。

卫生行政复议决定的种类有：①决定维持；②限期履行职责；③决定撤销、变更或确认违法；④决定撤销；⑤决定赔偿。

5. 卫生行政复议决定的执行

被申请人不履行或无正当理由拒绝履行卫生行政复议决定的，卫生行政复议机关或者有关上级行政机关应当责令其限期履行。

申请人逾期不起诉又不履行行政复议决定的，或者不履行最终裁决的卫生行政复议决定的，由卫生行政复议机关依法强制执行或申请人民法院强制执行。

二、卫生行政诉讼

卫生行政诉讼是指公民、法人或者其他组织认为卫生行政主体的具体行政行为侵犯其合法权益，依法向人民法院提起诉讼，人民法院进行审理并作出裁决的活动。

卫生行政诉讼的法律特征有：①卫生行政诉讼是一项司法活动，要解决的是卫生行政主体与行政相对人之间的卫生行政争议。②卫生行政诉讼的原告是作为行政相对人的公民、法人或其他组织，被告是作出具体行政行为的卫生行政机关等卫生行政主体，其他任何国家机关、组织或个人不具备以卫生行政主体身份进行行政管理活动时，不能成为卫生行政诉讼被告。③卫生行政诉讼的客体是行政诉讼法规定范围内的具体卫生行政行为。④人民法院审理卫生行政案件时，原则上只能审查被诉具体卫生行政行为的合法性，而不能审查其适当性。

（一）卫生行政诉讼的基本原则

卫生行政诉讼的基本原则是指贯穿在卫生行政诉讼过程中，卫生行政诉讼法律关系当事人必须遵守的基本原则。根据适用范围不同，卫生行政诉讼的基本原则可以分为一般原则和特有原则。

1. 卫生行政诉讼的一般原则

卫生行政诉讼的一般原则是诉讼制度遵循的共同原则，包括：①人民法院独立行使审判权；②以事实为根据，以法律为准绳；③实行合议、回避、公开审判、两审终审制；④当事人在诉讼中的法律地位平等；⑤各民族公民都有用本民族语言文字进行诉讼的权利；⑥当事人在行政诉讼中有权进行辩论；⑦人民检察院有权对行政诉讼实行法律监督。

2. 卫生行政诉讼的特有原则

卫生行政诉讼的特有原则是行政诉讼法规定的行政诉讼的特有原则，即人民法院对具体行政行为的合法性进行审查的原则。根据这一原则，①人民法院在卫生行政诉讼中合法性审查的范围限于被诉卫生行政主体做出的具体行政行为，人民法院不能受理因卫生行政主体的抽象行政行为引起争议的案件。②人民法院审理卫生行政案件，依法只能审查具体行政行为的合法性，原则上不涉及其合理性。但是如果卫生行政处罚显失公正的，人民法院可作出变更判决。③人民法院对被诉具体卫生行政行为的合法性进行审查的标准有四个方面，一是主要证据是否充分、确凿，二是适用法律法规是否正确，三是程序是否合法，四是作出具体行政行为的卫生行政主体是否超越职权、滥用职权。④人民法院审理卫生行政案件，以法律和行政法规、地方性法规为依据，审理民族自治地方的卫生行政案件，并以该民族自治地方的自治条例和单行条例为依据；另外，参照部门规章和地方政府规章。

（二）卫生行政诉讼的受案范围

卫生行政诉讼的受案范围是指人民法院受理卫生行政案件的权限范围，根据《行政诉讼法》的规定，人民法院受理卫生行政案件的范围包括：①卫生行政处罚；②卫生行政强制措施；③颁发许可证和执照行为；④有关履行法定职责行为；⑤有关违法要求履行义务行为；⑥侵犯其他人身权、财产权的行为；⑦其他法律、法规中规定可以提起卫生行政诉讼的。

根据《行政诉讼法》的规定，以下行为不是卫生行政诉讼的受案范围：①卫生行政法规、规章或者卫生行政主体制定、发布的具有普遍约束力的决定、命令；②卫生行政主体对行政机关工作人员的奖惩、任免等决定；③法律规定由卫生行政主体最终裁决的行为。

（三）卫生行政诉讼的管辖

卫生行政诉讼的管辖是指人民法院之间受理第一审卫生行政案件的

分工与权限，它要解决的是原告向哪个人民法院起诉的问题。

1. 级别管辖

级别管辖是各级人民法院在受理第一审卫生行政案件时的分工与权限。①基层人民法院管辖第一审卫生行政案件；②中级人民法院管辖对国务院各部门或者省、自治区、直辖市的人民政府所做的具体行政行为起诉的卫生行政案件和本辖区内重大、复杂的案件；③高级人民法院管辖本辖区内重大、复杂的第一审卫生行政案件；④最高人民法院管辖全国范围内重大、复杂的第一审卫生行政案件。

2. 地域管辖

地域管辖是指同级人民法院之间受理第一审卫生行政案件的分工与权限。

卫生行政诉讼一般采用被告所在地原则，卫生行政案件由最初作出具体行政行为的行政机关所在地的人民法院管辖。经复议的案件，复议机关改变原具体行政行为的，也可由复议机关所在地的人民法院管辖。

3. 共同管辖

共同管辖是指对一个卫生行政案件两个以上人民法院都有管辖权的，原告可以选择其中一个人民法院提起诉讼。原告向两个以上有管辖权的人民法院提起诉讼的，由最先受到诉状的人民法院管辖。

4. 裁定管辖

裁定管辖是指在某些特定情况下，以人民法院内部的裁定确定卫生行政案件的管辖法院。包括：①移送管辖。人民法院发现受理的卫生行政案件不属于自己管辖时，应当移送有管辖权的人民法院。②指定管辖。有两种情况，一是有管辖权的人民法院由于特殊原因不能行使管辖权的，由上级人民法院指定管辖；二是人民法院对管辖权发生争议，由争议双方协商解决，协商不成时，报它们的共同上一级人民法院指定管辖。

（四）卫生行政诉讼程序

我国行政诉讼法规定了人民法院审理卫生行政案件实行两审终审制。

1. 卫生行政诉讼第一审程序

（1）起诉和受理。起诉是指公民、法人或者其他组织认为卫生行政主体的具体行政行为侵犯了自己的合法权益，依法请求人民法院行使审判权给予保护的诉讼行为。受理是指人民法院对公民、法人或者其他社会组织的起诉进行审查，认为符合法律规定而决定应当立案受理的法律行为。

公民、法人或其他社会组织提起卫生行政诉讼，应符合以下条件：①原告是认为具体行政行为侵犯其合法权益的公民、法人或者其他社会组织；②有明确的被告；③有具体的诉讼请求和事实根据；④属于人民法院受案范围和受诉人民法院管辖。

《行政诉讼法》对起诉期限的规定是：①当事人对具体行政行为不服，直接向人民法院起诉的，应当在知道作出具体行政行为之日起3个月内提出（法律另有规定的除外）。②当事人对具体行政行为不服，只能向卫生行政复议机关申请行政复议，经复议后才能向人民法院起诉的，可以在受到复议决定书15日内向人民法院提起诉讼。复议机关逾期不作出决定的，申请人可以在复议期满之日起15日内向人民法院起诉（法律另有规定除外）。

人民法院接到起诉状，经审查，应当在7日内立案或者作出裁定不予受理。原告对裁定不服的，可以提起上诉。人民法院决定受理并立案，该案件的诉讼程序开始。

（2）审理。①审理前准备：包括人民法院组成合议庭，通知被告应诉和发送诉讼文书，审查诉讼文书和调查搜集证据，审查被告提供的作出具体行政行为的事实根据和所依据的规范性文件，审查具体行政行为是否具有停止执行的条件等。

人民法院应当在立案之日起5日内，将起诉状副本发送被告。被告应当在收到起诉状副本之日起10内向人民法院提交作出具体行政行为的有关材料，并提出答辩状。人民法院应当在收到答辩状之日起5日内，将答辩状副本发送原告。

开庭审理：人民法院审理卫生行政诉讼案件，除涉及国家秘密、个人隐私和法律另有规定的情况外，一律公开审理。原则上，卫生行政案件的审理不适用调解，只能依法作出裁判。但审理卫生行政侵权赔偿案件，可以适用调解。在诉讼中，被告对具体行政行为负有举证责任。

开庭审理依次经历开庭前传唤、通知，审理开始，法庭调查，法庭辩论，合议庭评议，判决裁定和休庭几个阶段。

无论公开审理还是不公开审理，人民法院宣告判决一律公开进行。

根据《行政诉讼法》第五十四条的规定，人民法院审理一审卫生行政诉讼案件，根据不同情况，作出以下判决：①具体行政行为证据确凿，适用法律、法规正确，符合法定程序的，判决维持。②具体行政行为有下列情形之一的，判决撤销或者部分撤销，并可以判决被告重新作出具体行政行为：主要证据不足的；适用法律、法规错误的；违反法定程序的；超越职权的；滥用职权的。③被告不履行或者拖延履行法定职责的，判决其在一定期限内履行。④行政处罚显失公正的，可以判决变更。

人民法院应当在立案之日起3个月内作出第一审判决。有特殊情况需要延长的，由高级人民法院批准，高级人民法院审理第一审案件需要延长的，由最高人民法院批准。

2. 第二审程序

第二审程序是指各级人民法院对下级人民法院就第一审案件所作出的判决、裁定，在发生法律效力之前，基于当事人的上诉，依据事实和法律，对案件进行审理的程序。

除了最高人民法院所作出的第一审判决、裁定是终审判决裁定外，当事人不服地方各级人民法院所作出的第一审判决、裁定，都有权在法定期限内向上一级人民法院起诉，引起第二审程序的开始。

(1) 上诉条件：①上诉人只能是第一审程序中的原告、被告或第三人；②上诉只能针对第一审人民法院所作出的尚未发生法律效力的判决、裁定；③上诉只能在法定期限内进行，对判决不服的上诉期限为 15 日，对裁定不服的上诉期限为 10 日，从判决、裁定送达之日起计算；④上诉原则上以书面方式进行，当事人必须向人民法院递交上诉状。

(2) 上诉程序：第二审人民法院审理上诉案件，除行政诉讼法对第二审程序的特别规定外，均适用第一审程序。

行政诉讼法对第二审程序的特别规定有：①审理第二审案件必须由审判员组成合议庭；②可以实行书面审理；③必须全面审查第一审法院认定的事实是否清楚，适用的法律法规是否正确；④第二审人民法院审理上诉案件，应当在收到上诉状之日起两个月内作出终审判决。有特殊情况需要延长的，由高级人民法院批准，高级人民法院审理上诉案件需要延长的，由最高人民法院批准。

人民法院审理上诉案件，按照下列情形，分别处理：①原判决认定事实清楚，适用法律、法规正确的，判决驳回上诉，维持原判；②原判决认定事实清楚，但是适用法律、法规错误的，依法改判；③原判决认定事实不清，证据不足，或者由于违反法定程序可能影响案件正确判决的，裁定撤销原判，发回原审人民法院重审，也可以查清事实后改判。当事人对重审案件的判决、裁定，可以上诉。

3. 审判监督程序

审判监督程序是指人民法院对于已经发生法律效力的判决、裁定，发现违反法律法规的规定，依法再次审理的程序。

以下三种情况下，可以提起审判监督程序：①当事人对已经发生法律效力的判决、裁定，认为确有错误的，可以向原审人民法院或者上一级人民法院提出申诉，但判决、裁定不停止执行。②人民法院院长对本院已经发生法律效力的判决、裁定，发现违反法律、法规规定认为需要再审的，应当提交审判委员会决定是否再审。上级人民法院对下级人民法院已经发生法律效力的判决、裁定，发现违反法律、法规规定的，有权提审或者指令下级人民法院再审。③人民检察院对人民法院已经发生法律效力的判决、裁定，发现违反法律、法规规定的，有权按照审判监督程序提出抗诉。

(四) 卫生行政诉讼的执行

卫生行政诉讼的执行是指人民法院或者卫生行政主体对生效的卫生行政案件的判决、裁定等，在义务人逾期拒不履行时，依法采取强制措施，从而使生效的判决、裁定的内容得以实现的活动。

人民法院对卫生行政案件的执行有以下几种情况：①公民、法人或者其他组织拒绝履行判决、裁定的，卫生行政主体可以向第一审人民法院申请强制执行，或者依法强制执行。②卫生行政主体拒绝履行判决、裁定的，第一审人民法院可以采取划拨卫生行政主体存款、处以罚款、提出司法建议、依法追究刑事责任等措施。③公民、法人或者其他组织对具体行政行为在法定期间不提起诉讼又不履行的，卫生行政主体可以申请人民法院强制执行。

在以上①、③种情况下，卫生行政主体可以依法对卫生行政案件强制执行。

四、卫生行政赔偿

卫生行政赔偿是指卫生行政主体及其工作人员违法行使职权，侵犯公民、法人或者其他组织的合法权益并造成损害，依法向受害人进行赔偿的制度。

（一）卫生行政赔偿的范围

卫生行政赔偿的范围是指由于卫生行政主体及其工作人员在执行公务过程中，违法侵害公民、法人和其他组织的合法权益，国家应给予赔偿的范围。

1. 国家承担赔偿责任的范围

卫生行政主体及其工作人员在行使职权时侵犯受害人人身权的赔偿范围：①违法拘留或者违法采取限制公民人身自由的行政强制措施的；②非法拘禁或者以其他方法非法剥夺公民人身自由的；③以殴打等暴力行为或者唆使他人以殴打等暴力行为造成公民身体伤害的；④违法使用武器、警械造成公民身体伤害或死亡的；⑤造成公民身体伤害或者死亡的其他违法行为。

卫生行政主体及其工作人员在行使职权时侵犯受害人财产权的赔偿范围：①违法实施罚款、吊销许可证和执照、责令停产停业、没收财物等行政处罚的；②违法对财产采取查封、扣押、冻结等行政强制措施的；③违法征收、征用财产的；④造成财产损害的其他违法行为。

2. 国家不承担赔偿责任的情形

对下列情形，国家不承担赔偿责任：①卫生行政主体工作人员与行使卫生行政职权无关的个人行为；②因公民、法人或者其他组织自己的行为致使损害发生的；③法律规定的其他情形。

（二）卫生行政赔偿程序

卫生行政赔偿程序是卫生行政赔偿请求人向赔偿义务机关请求卫生行政赔偿，赔偿义务机关依法给予赔偿，以及通过人民法院解决卫生行政赔偿争议的方式、方法和步骤的总和。

根据《国家赔偿法》、《行政诉讼法》、《行政复议法》等法律的有关规定，赔偿请求人可以单独提出卫生行政赔偿请求，也可以在卫生行政复议、卫生行政诉讼中一并提出。

1. 单独请求卫生行政赔偿的程序

赔偿请求人单独请求卫生行政赔偿，必须先向赔偿义务机关提出而不能直接向人民法院提出。

赔偿义务机关应当在收到申请之日起 2 个月内给予赔偿；逾期不予赔偿或者赔偿请求人对赔偿数额有异议的，赔偿请求人可以自期满之日起 3 个月内向人民法院提起诉讼。赔偿请求人对赔偿义务机关做出的赔偿决定有异议，也可以向复议机关申请复议。

2. 附带请求卫生行政赔偿的程序

赔偿请求人的卫生行政赔偿请求也可以在申请卫生行政复议、提起卫生行政诉讼中一并提出，复议机关或者人民法院在确认具体卫生行政行为合法性时，决定是否对赔偿请求人进行赔偿及赔偿具体数额。

赔偿请求人请求卫生行政赔偿的时效为 2 年，自其知道或者应当知道国家机关及其工作人员行使职权时的行为侵犯其人身权、财产权之日起计算。

3. 卫生行政赔偿的执行

当事人必须如实履行行政赔偿判决、裁定、调解的有关内容，一方拒绝履行的，另一方可于法定期限内向人民法院申请执行。

（三）卫生行政赔偿义务主体及追偿

1. 卫生行政赔偿义务主体

卫生行政赔偿是一种国家赔偿，国家是最终承担卫生行政赔偿的主体，但受害者无法直接请求国家承担具体的赔偿义务，必须通过组成国家的各个具体的行政机关取得赔偿。

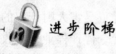 **进步阶梯**

赔偿义务机关

1. 卫生行政机关等行政机关及其工作人员行使卫生行政职权侵犯公民、法人和其他组织的合法权益造成损害的，该行政机关为赔偿义务机关。

2. 两个以上行政机关共同行使卫生行政职权时侵犯公民、法人和其他组织的合法权益造成损害的，共同卫生行使卫生行政职权的行政机关为共同赔偿义务机关。

3. 法律、法规授权的组织在行使授予的卫生行政权力时侵犯公民、法人和其他组织的合法权益造成损害的，被授权的组织为赔偿义务机关。

4. 受行政机关委托的组织或者个人在行使受委托的卫生行政权力时侵犯公民、法人和其他组织的合法权益造成损害的，委托的行政机关为赔偿义务机关。

5. 赔偿义务机关被撤销的，继续行使其职权的行政机关为赔偿义务机关；没有继续行使其职权的行政机关的，撤销该赔偿义务机关的行政机关为赔偿义务机关。

6. 经复议机关复议的，最初造成侵权行为的行政机关为赔偿义务机关，但复议机关的复议决定加重损害的，复议机关对加重的部分履行赔偿义务。

2. 追偿

追偿是指卫生行政赔偿义务机关向受害人支付赔偿费用，承担赔偿责任，依法责令有故意或者重大过失的卫生行政主体工作人员、受委托组织及个人承担全部或部分赔偿费用的法律制度。

《国家赔偿法》规定，赔偿义务机关赔偿损失后，应当责令有故意或者重大过失的工作人员或者受委托的组织或者个人承担部分或者全部赔偿费用。对有故意或者重大过失的责任人员，有关机关应当依法给予行政处分；构成犯罪的，应当依法追究刑事责任。

（四）卫生行政赔偿方式

卫生行政赔偿以支付赔偿金为主要方式；对能够返还财产或者恢复原状的，予以返还财产或者恢复原状；致人精神损害的，应当在侵权行为影响的范围内，为受害人消除影响，恢复名誉，赔礼道歉。

 进步阶梯

如何支付赔偿金

1. 侵犯公民人身自由的，每日的赔偿金按照国家上年度职工日平均工资计算。

2. 侵犯公民生命健康权的，赔偿金按照下列规定计算：①造成身体伤害的，应当支付医疗费、护理费，以及赔偿因误工减少的收入。减少的收入每日的赔偿金按照国家上年度职工日平均工资计算，最高额为国家上年度职工年平均工资的五倍；②造成部分或者全部丧失劳动能力的，应当支付医疗费、护理费、残疾生活辅助具费、康复费等因残疾而增加的必要支出和继续治疗所必需的费用，以及残疾赔偿金。残疾赔偿金根据丧失劳动能力的程度，按照国家规定的伤残等级确定，最高不超过国家上年度职工年平均工资的二十倍。造成全部丧失劳动能力的，对其扶养的无劳动能力的人，还应当支付生活费；③造成死亡的，应当支付死亡赔偿金、丧葬费，总额为国家上年度职工年平均工资的二十倍。对死者生前扶养的无劳动能力的人，还应当支付生活费。

3. 致人精神损害造成严重后果的，应当支付相应的精神损害抚慰金。

4. 侵犯公民、法人和其他组织的财产权造成损害的，按照下列规定处理：①应当返还的财产损坏的，不能恢复原状的，按照损害程度给付相应的赔偿金；②应当返还的财产灭失的，给付相应的赔偿金；③财产已经拍卖或者变卖的，给付拍卖或者变卖所得的价款；变卖的价款明显低于财产价值的，应当支付相应的赔偿金；④吊销许可证和执照、责令停产停业的，赔偿停产停业期间必要的经常性费用开支；⑤返还执行的罚款或者罚金、追缴或者没收的金钱，解除冻结的存款或者汇款的，应当支付银行同期存款利息；⑥对财产权造成其他损害的，按照直接损失给予赔偿。

习　题

1. 卫生法律法规的规范作用是什么？卫生法律法规社会作用是什么？

2. 卫生法律法规由有哪些表现形式？

3. 什么是卫生法律关系？卫生法律关系的构成要素有哪些？

4. 卫生立法的原则是什么？

5. 卫生法律适用的基本要求是什么

6. 什么是卫生法律责任？卫生行政责任、卫生民事责任、卫生刑事责任的主要形式各有哪些？

7. 什么是卫生行政执法行为？主要的卫生行政执法行为有哪些？

8. 卫生行政救济的主要方式是什么？

（李　燕）

第九章　医疗机构管理法律制度

 学海导航

1. 掌握医疗机构设置的原则、条件和审批程序。
2. 熟悉医疗机构执业登记、执业与管理的相关规定。

医疗机构管理法律制度，是国家机关依据法律授权而制定的有关医疗机构设置与管理的法律、法规、条例、规章等具有强制性效力的规范性文件的总和。它是国家对医疗机构设置与管理的依据和行为规则。

第一节　概　　述

我国医疗机构担负着防治疾病、维护广大人民群众身体健康的神圣使命。加强和完善医疗机构管理的法律制度，才能保证医疗机构神圣使命的实现。

一、医疗机构的概念

医疗机构是依法定程序设立的从事对人的疾病进行诊断、治疗、预防、保健活动的法人或自然人的社会组织。为了加强对医疗机构的管理，促进医疗卫生事业的发展，保障公民健康，国务院于1994年2月26日发布了《医疗机构管理条例》，自同年9月1日起施行。为了保证《医疗机构管理条例》的实施，卫生部还制定了《医疗机构管理条例实施细则》和《医疗机构设置规划指导原则》。我国医疗机构的成立应依照《医疗机构管理条例》、《医疗机构管理条例实施细则》及《医疗机构设置规划指导原则》的规定进行设置和登记。只有依法取得设置医疗机构批准书，并履行登记手续，领取了"医疗机构执业许可证"的单位或者个人才能开展相应的诊断、治疗活动。

医疗机构的任务是从事疾病的诊断、治疗、预防、保健活动，以救死扶伤，防病治病，为公民的健康服务为宗旨。医院、卫生院、诊所是我国医疗机构的主要形式。疾病预防控制中心、国境卫生检疫、医学科研和教学等机构在本机构业务范围之外开展诊疗活动以及美容服务机构开展医学美容业务的，必须依据有关规定，申请设置相应类别的医疗机构。

二、医疗机构的分类

（一）按其功能、规模划分

我国的医疗机构可分为综合医院、中医医院、中西医结合医院、民族医医院、专科医院、康复医院；妇幼保健院；中心卫生院、乡（镇）卫生院、街道卫生院；疗养院；综合门诊部、专科门诊部、中医门诊部、中西医结合门诊部、民族医门诊部；诊所、中医诊所、民族医诊所、卫生所、医务室、卫生保健所、社区卫生服务中心、社区卫生服务站、卫生站；村卫生室（所）；急救中心、急救站；临床检验中心；专科疾病防治院（所、站）；护理院、护理站；其他诊疗机构。

（二）按其性质划分

我国的医疗机构可分为非营利性医疗机构和营利性医疗机构。非营利性医疗机构是指为社会公众健康利益服务而设立和运营的医疗机构，不以营利为目的，其收入用于弥补医疗服务成本，实际运营中的收支结余只能用于自身的发展，如改善医疗条件、引进技术、购置医疗设备、开展新的医疗服务项目等。目前，我国非营利性医疗机构占主导地位。营利性医疗机构是指医疗服务所得可用于投资者经济回报的医疗机构。

（三）按其投资主体划分

我国的医疗机构可分为公立医疗机构、私立医疗机构、股份制医疗机构和股份合作制医疗机构，中外合资、合作医疗机构。公立医疗机构投资主体是国家即国有资产；私立医疗机构投资主体是自然人即私有资产；股份制医疗机构和股份合作制医疗机构投资主体呈多元化形式；中外合资、合作医疗机构投资主体除我国的医疗机构、公司、企业和其他经济组织外，还包括外国的医疗机构、公司、企业和其他经济组织。

随着我国社会经济的发展、医疗卫生事业改革的不断深化以及医疗服务行业对外开放的进一步扩大，我国将出现一些新的医疗机构类型。

第二节　医疗机构的设置

医疗机构的设置是我国医疗机构管理法律制度的重要内容。涉及医疗机构设置规划、医疗机构设置的原则、医疗机构设置的条件以及申请设置医疗机构的审批程序等方面。

一、医疗机构设置规划

医疗机构设置规划是以卫生区域内居民实际医疗服务需求为依据，以合理配置利用医疗卫生资源及公平地向全体公民提供高质量的基本医疗服务为目的，将各级各类、不同隶属关系、不同性质、不同投资主体形式的医疗机构进行统一规划设置和布局。

（一）医疗机构设置规划的意义

医疗机构设置规划是区域卫生规划的重要组成部分，是卫生行政部门审批设置医疗机构的依据。医疗机构设置规划由县级以上地方人民政府卫生行政部门根据其行政区域内的人口、医疗资源、医疗需求和现有医疗机构的分布状况等，依据卫生部制定的《医疗机构设置规划指导原则》而制定、报同级人民政府批准后实施。县级以上地方人民政府应当把医疗机构设置规划纳入当地的区域卫生事业发展规划和城乡建设发展总体规划。依据《医疗机构设置规划》设置区域内的各级各类医疗机构，有助于引导医疗卫生资源的合理配置，符合区域内人群对医疗服务的实际需求，避免医疗卫生资源配置的重叠或遗漏，有利于充分合理地利用我国有限的医疗卫生资源，建立适应我国国情和具有中国特色的医疗服务体系。这样既能为我国公民公平地提供基本医疗服务，又能比较有效地控制医疗成本，从而实现卫生资源的合理配置，提高卫生资源的利用效率，促进我国医疗卫生事业的健康发展。

（二）医疗机构设置规划的分级

医疗机构设置规划分省、市、县三级，地级市是制定区域卫生发展规划的基本单位。因此，省、县的医疗机构设置规划必须以市级医疗机构设置规划为基础。省级卫生行政部门制定医疗机构设置规划的重点是三级医院、重点专科和重点专科医院、急救中心、临床检验中心等医疗机构的配置；地级市卫生行政部门制定的医疗机构设置规划的重点是100张床以上的医疗机构及二级医疗机构的具体配置和布局；县级卫生行政部门制定的医疗机构设置规划的重点是100张床以下的医疗机构的具体配置和布局。

二、医疗机构设置的原则

医疗机构设置应当坚持公平性、整体效益、可及性、中西医协调发展的原则，从而保证医疗机构设置的科学性和合理性。

（一）公平性原则

公平性原则要求社会上的每一个人都具有平等享有或公平分配医疗资源的权利。这是伦理道德在医疗机构设置上的反映，是社会进步、文明的体现。医疗机构设置要从当地的医疗卫生服务供需实际出发，面向全体公民，充分发挥现有医疗资源的作用。现阶段要加强农村、基层及边远地区医疗机构的建设，严格控制城市医疗机构的发展规模，保证全体居民尤其是广大农民公平地享有基本医疗卫生服务。

（二）整体效益原则

医疗资源的合理配置是医疗机构取得高效益的前提条件。医疗机构设置要符合当地卫生发展总体规划的要求，要充分发挥医疗系统的整体功能，合理配置医疗资源，提高医疗预防保健网的整体效益，局部要服从全局。为了合理有效地利用卫生资源，确保医疗机构的服务质量，应当按医疗机构的功能、任务、规模将其分为不同级别，实行标准有别、要求不同的管理，建立和完善分级医疗体系，力争使现有的医疗资源发挥最大的效益。

（三）可及性原则

医疗机构的可及性原则直接关系到医疗卫生服务能否满足广大人民群众对医疗卫生服务的需求。医疗机构的设置要充分考虑本地区的自然条件、人口与疾病状况、经济发展水平等因素，尽可能做到布局合理，服务范围适宜，且交通便利，便于医疗卫生服务接受者及时获得有效的医疗卫生服务。

（四）中西医协调发展原则

中西医协调发展原则是从我国卫生事业的具体情况出发，根据我国人民群众防病治病的需要逐步形成的。这一原则要求我们要正确处理中国传统医学和现代西方医学的关系，既要大力发展现代医学，也不能偏废中国传统医学，注重中西医并重，保证中医、西医、中西医结合、民族医各医疗机构的合理布局及资源配置。

三、医疗机构设置的条件

医疗机构设置必须符合当地医疗机构设置规划、医疗机构设置原则和医疗机构基本标准。任何单位和个人申请设置医疗机构都必须经县级以上地方人民政府卫生行政部门审查批准，并取得设置医疗机构批准书，方可向有关部门办理其他手续。

（一）设置医疗机构的基本条件

申请设置医疗机构的单位和个人应当向卫生行政部门提交设置申请书、设置可行性研究报告、选址报告和建筑设计平面图等文件。有下列情形之一的，不得申请设置医疗机构：①不能独立承担民事责任的单位；②正在服刑或者不具有完全民事行为能力的个人；③医疗机构在职、因病退职或者停薪留职的医务人员；④发生二级以上医疗事故未满5年的医务人员；⑤因违反有关法律、法规和规章，已被吊销执业证书的医务人员；⑥被吊销"医疗机构执业许可证"的医疗机构法定代表人或者主要负责人等；⑦省、自治区、直辖市政府卫生行政部门规定的其他情形。

（二）个人诊所设置的条件

在城市申请设置诊所的个人，应当同时具备下列条件：①经医师执业技术考核合格，取得"医师执业证书"；②取得"医师执业证书"或医师职称后，从事5年以上同一专业临床工作；③省、自治区、直辖市卫生行政部门规定的其他条件。在乡镇和村申请设置诊所的个人，应当具备当地省、自治区、直辖市卫生行政部门所规定的具体条件。

进步阶梯

中外合资、合作医疗机构设置的条件

中外合资、合作医疗机构的设置和发展必须符合区域卫生规划和医疗机构设置规划，并执行医疗机构基本标准，能够提供国际先进的医疗机构管理经验、管理模式和服务模式，能够提供具有国际领先水平的医学技术和设备，可以补充或完善当地医疗服务能力、医疗技术、资金和医疗设施方面的不足。同时应当符合下列条件：①必须是独立的法人；②投资总额不得低于2000万人民币；③中方在中外合资、合作医疗机构中所占有的股份比例或权益不得低于30%；④合资、合作期限不超过20年；⑤省级以上卫生行政部门规定的其他条件。

四、申请设置医疗机构的审批程序

申请设置医疗机构必须按照一定的审批程序进行，包括申请、受理与审批等过程。

（一）申请

设置医疗机构的单位和个人应当按照以下规定提出设置申请：不设床位或者床位不满100张的医疗机构，向所在地的县级人民政府卫生行政部门申请；床位在100张以上的医疗机构和专科医院按照省级人民政府卫生行政部门的规定申请；机关、企事业单位按照国家医疗机构基本标准设置为内部职工服务的门诊部、诊所、卫生所（室），报所在地的县级卫生行政部门备案；国家统一规划的医疗机构的设置，由卫生部决定。

设置中外合资、合作医疗机构，经申请获卫生部许可后，按照有关规定向相关部门提出申请。予以批准的，发给《外商投资企业批准证书》。凭此证书到国家工商行政管理部门办理注册登记手续，并向卫生行政部门申请领取"医疗机构执业许可证"。中外合资、合作医疗机构不得设置分支机构。

（二）受理与审批

卫生行政部门对设置医疗机构申请，应当自受理之日起30日内，依据当地医疗机构设置规划进行审查，对符合医疗机构设置规划和卫生部制定的医疗机构基本标准的，发给设置医疗机构批准书；对不予批准的要以书面形式告知理由。

有下列情形之一的，设置医疗机构申请不予批准：①不符合当地《医疗机构设置规划》；②设置人不符合规定的条件；③不能提供满足投资总额的资信证明；④投资总额不能满足各项预算开支；⑤医疗机构选址不合理；⑥污水、污物、粪便处理不合格；⑦省级卫生行政部门规定

的其他情形。

第三节 医疗机构执业的登记

我国医疗机构管理法律制度对医疗机构执业的登记也作出了具体的规定，包括医疗机构执业登记的条件、医疗机构执业登记的内容、医疗机构执业登记的校验和医疗机构的名称等。

一、医疗机构执业登记的条件

医疗机构执业必须进行登记，领取医疗机构执业许可证。申请医疗机构执业登记应当填写《医疗机构申请执业登记注册书》，并具备下列条件：①有设置医疗机构批准书；②符合医疗机构的基本标准；③有适合的名称、组织机构和场所；④有与其开展的业务相适应的经费、设施、设备和专业卫生技术人员；⑤有相应的规章制度；⑥能够独立承担民事责任。

医疗机构的执业登记由批准医疗机构设置的卫生行政部门负责，登记机关在受理医疗机构执业登记申请后。应当在45日内对提交的材料进行审查和实地考察、核实，并对有关执业人员进行消毒、隔离和无菌操作等基本知识和技能的现场抽查考核。经审核合格的，发给"医疗机构执业许可证"；对审核不合格的，应将审核结果和不予批准的理由以书面形式通知申请人。

有下列情形之一的不予登记：①不符合《设置医疗机构批准书》核准的事项；②中外合资、合作医疗机构不符合《医疗机构基本标准》；③投资不到位；③医疗机构用房不能满足诊疗服务功能；⑤通讯、供电、上下水道等公共设施不能满足医疗机构正常运转；⑥医疗机构规章制度不符合要求；⑦消毒、隔离和无菌操作等基本知识和技能的现场抽查考核不合格等；⑧省级卫生行政部门规定的其他情形。

二、医疗机构执业登记的内容

医疗机构执业登记的事项有以下几个方面：①名称、地址、法定代表人或主要负责人；②所有制形式；③诊疗科目、床位（牙椅）；④注册资金等。门诊部、诊所、卫生所、医务室、卫生保健所、社区卫生服务中心、卫生站还应当核准附设药房（柜）的药品种类。

医疗机构变更与注销应当按照相关规定办理。医疗机构分立或者合并的，应当根据不同情况申请办理相应手续；保留医疗机构的，申请办理变更登记；新设置医疗机构的，申请设置许可和执业登记；终止医疗机构的，申请注销登记。医疗机构变更名称、地址、法定代表人或者主要负责人、所有制形式、注册资金、服务方式、诊疗科目、床位（牙椅）、服务对象的，应当向卫生行政部门申请办理变更登记。

机关、企事业单位设置的为内部职工服务的医疗机构向社会开放，应当按规定申请办理变更登记。

三、医疗机构执业登记的校验

床位不满 100 张的医疗机构，其"医疗机构执业许可证"每年校验一次；床位在 100 张以上的医疗机构，其执业许可证每 3 年校验一次。医疗机构应当于校验期满前 3 个月向原登记的卫生行政部门申请办理校验手续，并提交医疗机构校验申请书、医疗机构执业许可证副本等。卫生行政部门应当在受理校验申请后 30 日内完成校验。有下列情形之一的，卫生行政部门可以根据情况给予 1~6 个月的暂缓校验期限：①不符合医疗机构设置标准；②限期改正期间；③省、自治区、直辖市卫生行政部门规定的其他情形。暂缓校验期满仍不能通过校验的，由登记机关注销其"医疗机构执业许可证"。

四、医疗机构的名称

医疗机构的名称由识别名称和通用名称依次组成。医疗机构的通用名称为：医院、中心卫生院、卫生院、疗养院、妇幼保健院、门诊部、诊所、卫生所、社区卫生服务中心、社区卫生服务站、卫生站、卫生室、医务室、卫生保健所、急救中心、急救站、临床检验中心、防治院、防治所、防治站、护理院、护理站、护理中心以及卫生部规定或者认可的其他名称。可作为医疗机构识别名称的有：地名、单位名称、个人姓名、医学学科名称、医学专业和专科名称、诊疗科目名称和其他批准使用的名称。

医疗机构的名称应当名副其实，与其类别或者诊疗科目相适应。各级地方政府设置的医疗机构的识别名称中应当含有省、市、县、区、街道、乡、镇、村等行政区划名称，其他医疗机构的识别名称中不得含有行政区划名称。国家机关、企事业单位、社会团体或者个人设置的医疗机构名称中应当含有设置单位名称或者个人的姓名。

医疗机构名称中含有外国国家（地区）名称及其简称、国际组织名称，或者含有"中国"、"全国"、"中华"、"国家"等字样以及跨省地域名称等，由卫生部核准；属于中医、中西医结合和民族医医疗机构的，由国家中医药管理局核准。

医疗机构不得使用下列名称：①有损于国家、社会或者公共利益的名称；②侵犯他人利益的名称；③以外文字母、汉语拼音组成的名称；④以医疗仪器、药品、医用产品命名的名称；⑤含有"疑难病"、"专治"、"专家"、"名医"或者同类含义文字的名称以及其他宣传或者暗示诊疗效果的名称；⑥超出登记的诊疗科目范围的名称等。

第四节　医疗机构执业与管理

医疗机构执业与管理是我国医疗机构管理法律制度的重要内容。其对医疗机构开展诊疗活动的条件、医疗机构开展诊疗活动的制度、医疗机构的管理部门及其职责、医疗机构评审及处罚等都作出了具体的规定。

一、医疗机构开展诊疗活动的条件

医疗机构执业应当进行登记，并领取"医疗机构执业许可证"。未取得"医疗机构执业许可证"的，不得开展诊疗活动。医疗机构被吊销或者注销执业许可证后，不得继续开展诊疗活动。为内部职工服务的医疗机构未经许可和变更登记不得向社会开放。

二、医疗机构开展诊疗活动的制度

医疗机构在执业活动中，必须遵守以下规则：①遵守有关法律、法规、医疗技术规范、卫生行政部门的有关规定和标准，加强医疗质量管理，实施医疗质量保证方案，确保医疗安全和服务质量，不断提高服务水平。严格执行无菌消毒、隔离制度，采取科学有效的措施处理污水和废弃物，预防和减少医院感染。定期检查、考核各项规章制度和各级各类人员岗位责任制的执行和落实情况。②加强对医务人员的医德教育。组织医务人员学习医德规范和有关教材，督促医务人员恪守职业道德。③经常对医务人员进行"基础理论、基本知识、基本技能"的训练与考核，把"严格要求、严密组织、严谨态度"落实到各项工作中。④将"医疗机构执业许可证"、诊疗科目、诊疗时间和收费标准悬挂于明显处所。必须按照核准登记的诊疗科目开展诊疗活动。必须按照人民政府或者物价部门的有关规定收取医疗费用，详列细项，并出具收据。⑤医疗机构工作人员上岗工作，必须佩带载有本人姓名、职务或者职称的标牌。不得使用非卫生技术人员从事医疗卫生技术工作。⑥对危重患者应当立即抢救．对限于设备或者技术条件不能诊治的患者应当及时转诊。⑦未经医师（士）亲自诊查患者，医疗机构不得出具疾病诊断书、健康证明书或者死亡证明书等证明文件；未经医师（士）、助产人员亲自接产，医疗机构不得出具出生证明书或者死亡报告书。⑧尊重医疗卫生服务接受者对自己病情及诊疗的知情权。医疗机构施行手术、特殊检查或者特殊治疗时，必须征得医疗卫生服务接受者同意，并应当取得家属或者关系人同意并签字；无法取得医疗卫生服务接受者意见时，应当取得家属或者关系人同意并签字；无法取得医疗卫生服务接受者意见又无家属或者关系人在场，或者遇到其他特殊情况时，经治医师应当提出医疗处置方案，在取得医疗机构负责人或者被授权负责人员的批准后实施。

在诊疗活动中应当尊重医疗卫生服务接受者的隐私权。⑨医疗机构发生医疗事故，对传染病、精神病、职业病等患者的特殊诊治和处理，均应当按照国家有关法律、法规的规定办理；必须按照有关药品管理的法律、法规，加强药品管理。⑩承担相应的预防保健工作，承担县级以上人民政府卫生行政部门委托的支援农村、指导基层医疗卫生工作等任务。发生重大灾害、事故、疾病流行或者其他意外情况时，医疗机构及其卫生技术人员必须服从县级以上人民政府卫生行政部门的调遣。

三、医疗机构的管理部门及其职责

国务院卫生行政部门负责全国医疗机构的监督管理工作。县级以上地方人民政府卫生行政部门负责本行政区域内医疗机构的监督管理工作。中国人民解放军卫生主管部门负责对军队的医疗机构实施监督管理。县级以上人民政府卫生行政部门行使下列监督管理职权：①负责医疗机构的设置审批、执业登记和校验；②对医疗机构的执业活动进行检查指导；③负责组织对医疗机构的评审；④对违反医疗机构管理的行为给予处罚。

四、医疗机构评审及处罚

为了加强对医疗机构的管理，我国建立了较为完善的医疗机构评审制度，对医疗机构的评审办法、评审标准、评审内容及医疗机构评审委员会的组成等作出了具体的规定；同时对医疗机构违反医疗机构管理法律制度行为的处罚也作出了相应的规定。

（一）评审

国家实行医疗机构评审制度，由专家组成的评审委员会按照卫生部制定的医疗机构评审办法和评审标准，对医疗机构的基本标准、服务质量、技术水平、管理水平等进行综合评价。医疗机构评审委员会由县级以上地方人民政府卫生行政部门负责组织，其成员由医院管理、医学教育、医疗、医技、护理和财务等有关专家组成。卫生行政部门根据评审委员会的评审意见，对达到评审标准的医疗机构，发给评审合格证书。对未达到评审标准的医疗机构提出处理意见。

（二）处罚

《医疗机构管理条例》规定，对违反本条例的行为，由县级以上人民政府卫生行政部门按情况处以相应行政处罚。具体法律责任如下：①未取得"医疗机构执业许可证"擅自执业的，责令其停止执业活动，没收非法所得和药品、器械，并可以根据情节轻重处以1万～2万的罚款。②逾期不校验"医疗机构执业许可证"仍从事诊疗活动的，责令其限期补办校验的手续；拒不校验的，吊销其"医疗机构执业许可证"。③出卖、转让、出借"医疗机构执业许可证"的，没收非法所得，并可以处以 5000 元以下的罚款；情节严重的，吊销其"医疗机构执业许可证"。④诊疗活动超出登记范围的，予以警告、责令其改正，并可以根据情节轻重处以 3000 元以下的罚款；情节严重的，吊销其"医疗机构执业许可证"。⑤使用非卫生技术人员从事医疗卫生技术工作的，责令其限期改正，并可以处以 5000 元以下的罚款；情节严重的，吊销其"医疗机构执业许可证"。⑥出具虚假证明文件的，予以警告；对造成危害后果的，可以处以 1000 元以下的罚款；对直接责任人员由所在单位或者上级机关给予行政处分。

案 例

违反《医疗机构管理条例》规定受处罚

根据全国打击非法行医专项行动领导小组办公室的要求，陕西省卫生厅组织省卫生监督所和某市卫生局对某市皮肤泌尿专科医院进行了联合执法检查。经查，该皮肤泌尿专科医院聘用了 5 名无护士执业证书的护理人员从事护理工作，聘用了 3 名未更改执业地点的医师，还有 1 名超范围执业的医师，该院还存在超范围执业、未经审批发布医疗广告等问题。当地卫生局依法对该院作出了没收非法所得 13206 元，罚款 5000 元，并吊销"医疗机构执业许可证"的行政处罚。

习 题

1. 医疗机构在执业活动中，必须遵守哪些规则？
2. 医疗机构设置应遵循哪些原则？
3. 医疗机构执业登记必须具备哪些条件？

（秦红兵）

第十章　护士执业法律制度

学海导航

1. 了解我国和世界各国护士立法的基本情况。
2. 了解护士执业考试条件。
3. 掌握护士执业注册的条件和程序。
4. 掌握执业护士的权利和义务。
5. 了解护士执业的相关法律责任。

第一节　护士立法概述

一、我国的护士立法

护士是指依法取得护士执业证书并经过注册的护理专业人员。护士以其专业化知识和技术为患者提供护理服务，满足人民群众的健康服务需求。护士这一概念不同于护理职称序列中的"护士"，而是作为一门职业的从业人员的统称。

护理是一项涉及维护和促进人的健康的医疗行为，具有专业性，服务性的特点，近年来随着医疗卫生事业的发展，我国护理事业发展比较迅速，护理工作为维护和促进人民群众的健康发挥了积极作用。1993年3月26日，卫生部颁布《中华人民共和国护士管理办法》，自1994年1月1日开始实施，护士的执业权利受到法律保护。2008年1月31日国务院公布了《中华人民共和国护士条例》（以下简称《护士条例》），于2008年5月12日实施。《护士条例》的公布施行，对于保障护士合法权益、强化医疗卫生机构管理职责、规范护士行为，促进护理事业发展具有重要意义。与《护士条例》相适应，2008年5月4日卫生部颁布《护士执业注册管理办法》自2008年5月12日起施行。

二、世界各国护士立法

根据世界卫生组织（WHO）2000年对121个国家的调查，78个国家制定了护士法、护理人员法或者护理法。美国早在1903年就通过州立法的形式建立了注册护士制度，规定凡直接从事护理专业技术工作的人员，必须完成护理专业培训课程，通过州注册护士考试，取得注册护士执照。在欧洲，英国于1919年率先公布了《英国护理法》，随后，荷兰于1921年公布了护理法，芬兰、意大利、波兰等国也相继公布了护理法。日本于1948年颁布《护士、助产士、保健士法》，规定了准护士和护士在完成护士学校课程后，通过日本厚生省组织的全国统一考试后，才能从事护士工作；助产士和保健士在完成护理专业课程的基础上，增加1年有关助产技术或者公共卫生保健方面的课程，成为助产士或者保健士。泰国于1985年颁布实施《护士法》，主要规定了护士的工作范围、工作职责、如何取得护士执照及违反规定应予的处罚，泰国于1997年修订了《护士法》。英国在1979年颁布了《护士、助产士、公共卫生护士法》。发展中国家如印度、印度尼西亚、菲律宾等也都以法律的形式建立护士执业准入管理制度。1953年，世界卫生组织（WHO）发表了第一份有关护士立法的研究报告。1968年，国际护士委员会特别设立了一个专家委员会，制定了《系统制定护理法规的参考指导大纲》，为各国护士立法必须涉及的内容提供了权威性的指导。国外护士管理法律法规主要规定的主要内容包括：①护士的从业资质，即护士的准入条件；②护士的执业范围和执业规则；③护士的权利和义务；④护理机构的设立规则；⑤护士的继续教育。

第二节　护士执业考试和护士执业注册

一、护士执业考试

我国实行护士执业考试制度。凡申请护士执业者必须通过卫生部统一执业考试，取得"中华人民共和国护士执业证书"，这是提高护士质量，保证医疗护理质量和保护公民就医安全的重要措施。护士执业考试的目的是评价申请者是否具备护士执业所必需的专业知识和技能。考试合格者可获得在中国进行护士执业活动的资格。护士执业考试是实行护士考试制度和护士执业许可制度的前提。

（一）申请参加护士执业考试的条件

申请参加护士执业考试，必须具备两个基本条件：①专业要求，必须接受过护理专业教育；②学历要求，必须取得普通中等卫（护）校的毕业文凭或高等医学院校大专以上毕业文凭。

（二）考试内容

护士执业考试每年举行1次，实行全国统一组织、统一大纲、统一试题、统一评分标准。护士考试由国家医学考试中心具体组织实施，地、市以上卫生行政部门的医政部门承担本地区的考试实施工作。考试采用标准化考试，分中、西医两个专业。考试内容包括基础护理学、内科护理学、外科护理学、妇产科护理学、儿科护理学5个科目以及心理学基础、法律法规和伦理原则的内容。

考试合格者，获得护士执业资格考试合格证明。

二、护士执业注册

护士执业注册制度是《护士条例》确定的一项重要法律制度。护士经执业注册后取得的护士执业证书，是护士从事护理活动唯一合法的法律文书。

（一）申请护士执业注册的条件

申请护士执业注册，应当具备下列条件：①具有完全民事行为能力；②在中等职业学校、高等学校完成国务院教育主管部门和国务院卫生主管部门规定的普通全日制3年以上的护理、助产专业课程学习，包括在教学、综合医院完成8个月以上护理临床实习，并取得相应学历证书；③通过国务院卫生主管部门组织的护士执业资格考试；④符合国务院卫生主管部门规定的健康标准。包括无精神病史，无色盲、色弱、双耳听力障碍，无影响履行护理职责的疾病、残疾或者功能障碍。

护士执业注册申请，应当自通过护士执业资格考试之日起3年内提出；逾期提出申请的，除应当具备上述第一、第二和第四项规定条件外，还应当在符合国务院卫生主管部门规定条件的医疗卫生机构接受3个月临床护理培训并考核合格。

案　例

聘用无执业证护士酿祸端

某个体诊所医师王某在当地颇有名望，其诊所内雇佣的2名护士均没有护士执业证，2009年冬的一天，王某的一位朋友因"上呼吸道感染"再次到其诊所输液，王某照例开出了"青霉素"和"病毒唑"针剂，一名护士做完青霉素皮试，认为是阴性，同时该患者经常在这里输青霉素都没事，就给其进行了青霉素静脉滴注。

谁知刚进行静脉滴注没几分钟后患者就胸闷、气短、大汗淋漓，面色苍白，量血压40/20mmHg，王某一看，判断患者青霉素过敏，忙给予吸氧、皮下注射肾上腺素、静脉滴注氢化可的松药物等抢救措施，同时拨打"120"求援，但患者最终死亡。纠纷产生了，王某认为是医疗意外，但患方经咨询后认为王某雇佣没有执业证的护士属于非法行医，要求巨额赔偿，最终王某赔偿患方38万元。

（二）护士执业注册的程序

1. 首次注册

申请与受理。首次申请护士执业注册的，应当向拟执业地省、自治区、直辖市人民政府卫生主管部门提出申请。申请应提交以下材料：护士执业注册申请审核表；申请人身份证明；申请人学历证书及专业学习中的临床实习证明；护士执业资格考试成绩合格证明；省、自治区、直辖市人民政府卫生行政部门指定的医疗机构出具的申请人6个月内健康体检证明；医疗卫生机构拟聘用的相关材料。

审核与决定。首收到申请的卫生主管部门应当自收到申请之日起20个工作日内作出决定，对具备规定条件的，准予注册，并发给护士执业证书；对不具备规定条件的，不予注册，并书面说明理由。

《护士执业证书》上应当注明护士的姓名、性别、出生日期等个人信息及证书编号、注册日期和执业地点。

2. 护士执业注册的变更

护士在其执业注册有效期内变更执业地点的，应当向拟执业地省、自治区、直辖市人民政府卫生主管部门报告。收到报告的卫生主管部门应当自收到报告之日起7个工作日内为其办理变更手续。护士跨省、自治区、直辖市变更执业地点的，收到报告的卫生主管部门还应当向其原执业地省、自治区、直辖市人民政府卫生主管部门通报。

护士变更执业地点应提交的材料：①护士变更注册申请审核表；②申请人的《护士执业证书》。

3. 护士执业注册的延续

护士执业注册有效期为5年。护士执业注册有效期届满需要继续执业的，应当在护士执业注册有效期届满前30日向执业地省、自治区、直辖市人民政府卫生主管部门申请延续注册。收到申请的卫生主管部门对具备规定条件的，准予延续，延续执业注册有效期为5年；对不具备规定条件的，不予延续，并书面说明理由。

护士申请延续注册应当提交的材料包括：①护士延续注册申请审核表；②申请人的《护士执业证书》；③省、自治区、直辖市人民政府卫生行政部门指定的医疗机构出具的申请人6个月内健康体检证明。

有下列情形之一的，不予延续注册：①不符合护士执业注册健康标准的；②处暂停执业活动处罚期限未满的。

4. 护士执业注册的注销

护士执业注册后有下列情形之一的，原注册部门办理注销执业注册：①注册有效期届满未延续注册；②受吊销《护士执业证书》处罚；③护士死亡或者丧失民事行为能力。

（三）护士执业注册中的法律责任

护士执业注册申请人隐瞒有关情况或者提供虚假材料申请护士执业注册的，卫生行政部门不予受理或者不予护士执业注册，并给予警告；已经注册的，应当撤销注册。

三、护士执业记录

护士执业记录包括良好记录和不良记录。护士执业良好记录包括护士受到的表彰、奖励以及完成政府指令性任务的情况等内容。护士执业不良记录包括护士因违反护士条例以及其他卫生管理法律、法规、规章或者诊疗技术规范的规定受到行政处罚、处分的情况等内容。

县级以上地方人民政府卫生主管部门应当建立本行政区域的护士执业良好记录和不良记录，并将该记录记入护士执业信息系统。

第三节 护士执业

一、执业护士的权利和义务

（一）护士的权利

根据《护士条例》的规定，执业护士享有以下权利。

1. 获得物质报酬的权利

护士执业有按照国家有关规定获取工资报酬、享受福利待遇、参加社会保险的权利。任何单位或者个人不得克扣护士工资，降低或者取消护士福利等待遇。

2. 安全执业的权利

护士执业有获得与其所从事的护理工作相适应的卫生防护、医疗保健服务的权利。从事直接接触有毒有害物质、有感染传染病危险工作的护士，有依照有关法律、行政法规的规定接受职业健康监护的权利；患职业病的，有依照有关法律、行政法规的规定获得赔偿的权利。

3. 学习、培训的权利

护士有按照国家有关规定获得与本人业务能力和学术水平相应的专业技术职务、职称的权利；有参加专业培训、从事学术研究和交流、参加行业协会和专业学术团体的权利。

4. 获得履行职责相关的权利

《护士条例》第十五条规定，护士有获得疾病诊疗、护理相关信息的权利和其他与履行护理职责相关的权利，可以对医疗卫生机构和卫生主管部门的工作提出意见和建议。

5. 获得表彰、奖励的权利

国务院有关部门对在护理工作中作出杰出贡献的护士，应当授予全国卫生系统先进工作者荣誉称号或者颁发白求恩奖章，受到表彰、奖励的护士享受省部级劳动模范、先进工作者待遇；对长期从事护理工作的护士应当颁发荣誉证书。

6. 人格尊严和人身安全不受侵犯的权利

《护士条例》规定，扰乱医疗秩序，阻碍护士依法开展执业活动，侮辱、威胁、殴打护士，或有其他侵犯护士合法权益行为的，由公安机关依照治安管理处罚法的规定给予处罚；构成犯罪的，依法追究刑事责任。这表明，如果护士在正常执业过程中遭到侮辱甚至殴打，有关肇事者将被追究刑事责任。这将使那些以各种理由来迁怒于护士的违法犯罪行为得到有效制止，使侵犯护士人格尊严和人身安全的违法犯罪者受到应有的处罚。

（二）护士的义务

根据《护士条例》的规定，护士应当承担以下义务。

1. 依法进行临床护理义务

护士执业应当遵守法律、法规、规章和诊疗技术规范的规定，这是护士执业的根本准则。这一原则涵盖了护士执业的基本要求，包含了护士执业过程中应当遵守的大量具体规范和应当履行的大量义务。通过法律、法规、规章和诊疗技术规范的约束，护士履行对患者、患者家属以及社会的义务。如：严格地按照规范进行护理操作；为患者提供良好的环境，确保其舒适和安全；主动征求患者及家属的意见，及时改进工作中的不足；认真执行医嘱，注重与医生之间相互沟通；积极开展健康教育，指导人们建立正确的卫生观念和培养健康行为，唤起民众对健康的重视，促进地区或国家健康保障机制的建立和完善。

2. 紧急救治患者的义务

护士在执业活动中，发现患者病情危急，应当立即通知医师；在紧急情况下为抢救垂危患者生命，应当先行实施必要的紧急救护。

3. 正确查对、执行医嘱的义务

护士发现医嘱违反法律、法规、规章或者诊疗技术规范规定的，应当及时向开具医嘱的医师提出；必要时，应当向该医师所在科室的负责人或者医疗卫生机构负责医疗服务管理的人员报告。

4. 保护患者隐私的义务

护士应当尊重、关心、爱护患者，保护患者的隐私。所谓隐私是患者在就诊过程中向医师公开的、不愿让他人知道的个人信息、私人活动或私有领域，如可造成患者精神伤害的疾病、病理生理上的缺陷、有损个人名誉的疾病、患者不愿他人知道的隐情等。由于治疗护理的需要，护士在工作中可能会接触患者的一些隐私，如个人的不幸与挫折、婚姻恋爱及性生活的隐私等。以医院收治的肝炎患者为例，他们共同的心理特点是焦虑、忧郁、恐惧，担心失去工作、怕受歧视。根据《护士条例》，护士对保护患者隐私负有义务和责任。这实质上是对患者人格和权利的尊重，有利于与患者建立相互信任，以诚相待的护患关系。这样的规定实质上是对患者人格和权利的尊重，有利于与患者建立相互信任，以诚相待的护患关系。这既是一种职业道德层面的要求，也是法定义务的要求。如果违反此规定，泄露了患者的隐私，情节严重者，护士将丢掉自己的"饭碗"。

5. 积极参加公共卫生应急事件救护的义务

护士有义务参与公共卫生和疾病预防控制工作。发生自然灾害、公共卫生事件等严重威胁公众生命健康的突发事件，护士应当服从县级以上人民政府卫生主管部门或者所在医疗卫生机构的安排，参加医疗救护。

为了保证护士安心工作，鼓励人们从事护理工作，满足人民群众对护理服务的需求，《护士条例》强调了政府的职责，规定国务院有关部门、县级以上地方人民政府及其有关部门以及乡（镇）人民政府应当采取措施，改善护士的工作条件，保障护士待遇，加强护士队伍建设，促进护理事业健康发展。

 进步阶梯

国际法中护士的权利和义务

《国际护士伦理学国际法》中规定了护士在执业中的权利与义务。护士在执业中的权利包括：①具有人格尊严、人身安全不受侵犯的权利。②具有自主提出和实施护理计划的权利。③有获得疾病诊疗、护理相关信息的权利。④在特定情况下有限制患者自主权以维护患者、他人或社会根本利益的权利。⑤有接受继续教育、从事护理研究、参加专业学术团体的权利。⑥有参与护理相关制度及政策制定的权利。护士在执业中的义务包括五方面内容。①护士对患者的义务。主要有：熟练掌握专业知识和各项护理操作技术，不断学习，以保持和提高个人的专业能力；具有慎独的精神，严格地按照规范进行护理操作；尊重患者的人格和权利，维护患者的利益；有对患者进行健康教育的义务；与患者建立良好的护患关系，相互信任，以诚相待；为患者提供良好的环境，确保其舒适和安全；在对临终患者的护理中应以减轻患者痛苦为原则，使其能够安静、有尊严地离开人世；尸体料理过程中，护士应保持对逝者的尊重，并且避免对其他患者造成不良刺激；不利用职业之便收受患者或他人的贿赂。②护士对患者家属的义务。主要有：尊重患者家属；根据患者的情况，对其家属进行专业性指导；主动征求患者及家属的意见，及时改进工作中的不足；抚慰患者家属，为其提供心理支持；做好逝者的善后工作，并将遗嘱及遗物及时转告或转交给家属或相关人员妥善保管。③护士在与其他医务工作者合作过程中的义务。主要是：将患者的利益放在首位；彼此尊重，密切配合，团结协作；护士之间相互支持，相互学习；认真执行医嘱，注重与医生之间相互沟通，在患者面前维护医生的威信；了解其他医务人员的工作特点和规律，遇到问题时及时与他们联系，确保工作顺利进行。④护士在社会服务中的义务。主要有：为社会人群提供预防保健等健康服务；积极开展健康教育，指导人们建立正确的卫生观念和培养健康行为；面对重大灾害性事件，护士应全力以赴地投入到救护工作中；通过积极有效的行动，唤起民众对健康的重视，促进地区或国家健康保障机制的建立和完善。⑤护士在护理科研中的义务。

主要有：主动探索、解决护理实践中的问题，具有严谨、求实、团结、创新的科学态度；在进行实验前，应把实验目的、方法、可能出现的后果等如实告知受试者或者其合法代理人，并征得其同意；给受试者以充分的护理，把风险控制在最低限度内，必要时给予其物质或精神补偿。实验结束时，应如实、准确地总结实验结果，切忌窃取他人的科研成果。对于协作完成的科研成果，应公正地分享荣誉和物质利益。许多国家根据《国际护士伦理学国际法》制定了本国护士的权利和义务。

二、医疗卫生机构的职责

根据《护士条例》的规定，医疗卫生机构有以下职责。

（一）保证护士权利的实施

医疗卫生机构应当为护士提供卫生防护用品，并采取有效的卫生防护措施和医疗保健措施。

医疗卫生机构应当执行国家有关工资、福利待遇等规定，按照国家有关规定为在本机构从事护理工作的护士足额缴纳社会保险费用，保障护士的合法权益。对在艰苦边远地区工作，或者从事直接接触有毒有害物质、有感染传染病危险工作的护士，所在医疗卫生机构应当按照国家有关规定给予津贴。

（二）提高护理水平

医疗卫生机构配备护士的数量不得低于国务院卫生主管部门规定的护士配备标准。

医疗卫生机构应当制定、实施本机构护士在职培训计划，并保证护士接受培训。护士培训应当注重新知识、新技术的应用；根据临床专科护理发展和专科护理岗位的需要，开展对护士的专科护理培训。

（三）加强护士管理

医疗卫生机构应当按照国务院卫生主管部门的规定，设置专门机构或者配备专（兼）职人员负责护理管理工作。

医疗卫生机构应当建立护士岗位责任制并进行监督检查。护士因不履行职责或者违反职业道德受到投诉的，其所在医疗卫生机构应当进行调查。经查证属实的，医疗卫生机构应当对护士做出处理，并将调查处理情况告知投诉人。

医疗卫生机构不得允许下列人员在本机构从事诊疗技术规范规定的护理活动：未取得护士执业证书的人员；未依照护士条例的规定办理执业地点变更手续的护士；护士执业注册有效期届满未延续执业注册的护士。

第四节　法律责任

一、护士在执业活动中的法律责任

（一）护士在执业活动中需要承担法律责任的行为

护士在执业活动中需要承担法律责任的违规行为包括：①发现患者病情危急未立即通知医师的。由于护士是与患者接触最多的医务人员，最容易发现患者病情危急，所以发现患者病危立即向医师通知是护士的义务。②发现医嘱违反法律、法规、规章或者诊疗技术规范的规定，未按规定提出或者报告的。这是对护士的责任心、业务水平的要求，护士不仅要熟练掌握护理的相关技能，还要对科室的医疗知识有一定的了解，这样才能及时发现医嘱中存在的问题。③泄露患者隐私的。随着我国法治的完善与发展，人们对个人隐私权的保护意识也在逐步增强，由于护士接触患者的时间最多，获知患者隐私的机会也最多，因此，护士条例中特别规定了护士要对患者的隐私予以保密，护士对在护理中获知的患者隐私绝对不能对外泄露。④发生自然灾害、公共卫生事件等严重威胁公众生命健康的突出事件，不服从安排参加医疗救护的。

（二）对护士在执业活动中违规行为的处罚措施

《护士条例》对护士的违规行为规定了以下的处罚措施：由县级以上地方人民政府卫生主管部门依据职责分工责令改正，给予警告；情节严重的，暂停其6个月以上1年以下职业活动，直至由原发证部门吊销其护士执业证书。

护士在执业活动中造成医疗事故的，依照医疗事故处理的有关规定承担相应的法律责任。

二、医疗机构违反职责的法律责任

（一）医疗机构在护士管理中违反职责的法律责任

医疗卫生机构有下列情形之一的，由县级以上地方人民政府卫生主管部门依据职责分工责令限期改正，给予警告；逾期不改正的，根据国务院卫生主管部门规定的护士配备标准和在医疗卫生机构合法执业的护士数量核减其诊疗科目，或者暂停其6个月以上1年以下执业活动；国家举办的医疗卫生机构有下列情形之一、情节严重的，还应当对负有责任的主管人员和其他直接责任人员依法给予处分：①违反规定，护士的配备数量低于国务院卫生主管部门规定的护士配备标准的；②允许未取得护士执业证书的人员或者允许未依照规定办理执业地点变更手续、延续执业注册有效期的护士在本机构从事诊疗技术规范规定的护理活动的。

医疗卫生机构有下列情形之一的，由县级以上地方人民政府卫生主管部门依据职责分工责令限期改正，给予警告处分：①未制定、实施本机构护士在职培训计划或者未保证护士接受培训的；②未依照规定履行护士管理职责的。

（二）医疗机构在保障护士权利实施中违反职责的法律责任

医疗卫生机构有下列情形之一的，依照有关法律、行政法规的规定给予处罚；国家举办的医疗卫生机构有下列情形之一、情节严重的，还应当对负有责任的主管人员和其他直接责任人员依法给予处分：①未执行国家有关工资、福利待遇等规定的；②对在本机构从事护理工作的护士，未按照国家有关规定足额缴纳社会保险费用的；③未为护士提供卫生防护用品，或者未采取有效的卫生防护措施、医疗保健措施的；④对在艰苦边远地区工作，或者从事直接接触有毒有害物质、有感染传染病危险工作的护士，未按照国家有关规定给予津贴的。

三、卫生主管部门的法律责任

（一）卫生主管部门在护士执业注册中的法律责任

卫生行政部门实施护士执业注册，有下列情形之一的，由其上级卫生行政部门或者监察机关责令改正，对直接负责的主管人员或者其他直接责任人员依法给予行政处分：①对不符合护士执业注册条件者准予护士执业注册的；②对符合护士执业注册条件者不予护士执业注册的。

（二）卫生主管部门行政管理人员在护士监督管理中的法律责任

卫生主管部门的工作人员未依照规定履行职责，在护士监督管理工作中滥用职权、徇私舞弊，或者有其他失职、渎职行为的，依法给予处分；构成犯罪的，依法追究刑事责任。

四、其他人员的法律责任

扰乱医疗秩序，阻碍护士依法开展执业活动，侮辱、威胁、殴打护士，或者有其他侵犯护士合法权益行为的，由公安机关依照治安管理处罚法的规定给予处罚；构成犯罪的，依法追究刑事责任。

习　题

1. 申请护士执业注册的条件是什么？
2. 护士执业注册的程序是什么？
3. 执业护士的权利和义务是什么？
4. 护士在执业活动中承担法律责任的情形有哪些？

（李　燕　魏洪娟　辛芳芳）

第十一章　医疗事故处理法律制度

 学海导航

1. 掌握医疗事故的概念和构成要件。
2. 了解医疗事故预防与处置的相关规定。
3. 了解医疗事故技术鉴定的相关规定。
4. 理解医疗事故处理的原则和方式，了解医疗事故的行政监督。
5. 掌握医疗损害责任的构成要件和类型、医疗机构及医务人员的义务。
6. 掌握医疗事故应负的行政责任和刑事责任。

医疗事故处理法律制度是调整医疗事故处理过程中产生的各种社会关系的法律规范的总称。其主要内容包括医疗事故的界定，医疗事故的预防与处置，医疗事故的技术鉴定，医疗事故争议解决及医疗损害责任及其他法律责任等。医疗事故的处理涉及保护医患双方的合法权益，对维护医疗秩序，保障医疗安全具有重要意义。

第一节　概　述

一、我国医疗事故处理立法概况

1987 年 6 月，国务院颁布了《医疗事故处理办法》，这是我国第一个处理医疗事故的专门法规，对卫生行政部门处理医疗事故做出了明确规定。1988 年，卫生部相继制定《关于〈医疗事故处理办法〉若干问题的说明》、《医疗事故分级标准（试行草案)》。1997 年 3 月 14 日第八届全国人大第五次会议修订通过的《中华人民共和国刑法》对发生严重医疗事故的医务人员作出刑事处罚的规定。2002 年 4 月 4 日，国务院颁布《医疗事故处理条例》，该条例于 2002 年 9 月 1 日正式实施，《医疗事故处理办法》同时废止。2002 年 8 月，卫生部分别颁布了《医疗事故技术鉴定暂行办法》《医疗机构病历管理规定》《医疗机构分级标准（试行)》《重大医疗过失和医疗事故报告制度的规定》等配套办法。2009 年 12 月 26 日第十一届全国人大会常务委员会第十二次会议通过《中华人民共和国侵权责任法》，自 2010 年 7 月 1 日起施行，该部法律第七章规定了医疗损害责任。该法生效后，《医疗事故处理条例》有关医疗损害侵权责任的规定同时丧失效力，医疗损害责任适用该法第七章规定，而不再适用《医疗事故处理条例》。

二、医疗事故的概念及构成要件

（一）医疗事故的概念

医疗事故，是指医疗机构及其医务人员在诊疗活动中，违反医疗卫生管理法律、行政法规、部门规章和诊疗护理规范、常规，过失造成患者人身损害的事故。

（二）医疗事故的构成要件

医疗事故应当具备以下要件。

1. 造成医疗事故的主体是医疗机构及其医务人员

医疗机构是指经卫生行政部门批准取得"医疗机构执业许可证"的机构。医务人员是指经过考核和卫生行政部门批准或承认，取得相应资格及执业证书的各级各类卫生技术人员。

医疗机构及其医务人员在从事医疗活动中因过失造成患者人身损害后果的，才属于医疗事故。未经卫生行政部门批准，私自开业非法行医人员，在诊疗护理病员过程中造成病员死亡、残废、功能障碍等不良后果的，不能作为医疗事故处理。

2. 上述主体必须主观上存在过失

过失是医疗事故的行为人对自己的行为可能给患者造成不良后果所具有的心理状态，包括疏忽大意的过失和过于自信的过失。

疏忽大意的过失，医疗事故的行为人在实施诊疗行为时应当预见到自己的行为可能造成对患者的危害结果，因为疏忽大意而未能预见到，应当做到有效的防范，因为疏忽大意而未能做到，致使危害发生。过于自信的过失，是指行为人虽能预见到自己的行为可能造成对患者的危害后果，但轻信靠自己的技术、经验或有利的客观条件能够避免，因而导致了判断上和行为上的失误，致使对患者的危害结果发生。

过失通常表现为：不执行或不正确执行规章制度和履行职责，对危重患者推诿、拒治；对病史采集、患者检查处理漫不经心，草率马虎；擅离职守，延误诊治或抢救；遇到不能胜任的技术操作，既不请示，也不请人帮助，一味蛮干；擅自做无指征或有禁忌证的手术和检查；对病情分析不周密，对某些工作仅凭印象蛮干等。

3. 过失行为必须具有违法性和危害性

违法性，在医疗事故中主要是指违反医疗卫生管理法律、行政法规、部门规章、诊疗护理制度和技术操作规程。危害性，是指医务人员在过失实施的行为给患者造成了实际损害。仅有过失违法行为而没有造成实际损害的，不能认定为医疗事故。

4. 过失行为与损害结果之间存在因果关系

在医疗过程中，只有医疗过失行为与患者人身损害结果之间存在因果关系，医方才承担相应的法律责任。因果关系之所以成为确定法律责任的必要条件之一，是因为过失行为不一定引起损害后果的发生，损害后果有时也不是由医务人员的过失行为一种原因引起，既有一因一果，也有多因一果和一因多果。在后一种情况下，尤其是多因一果情况下，确定因果关系的具体情况就显得极为重要。

三、医疗事故的分级

根据对患者人身造成的损害程度，医疗事故分为四级。

一级医疗事故：造成患者死亡、重度残疾的；

二级医疗事故：造成患者中度残疾、器官组织损伤导致严重功能障碍的；

三级医疗事故：造成患者轻度残疾、器官组织损伤导致一般功能障碍的；

四级医疗事故：造成患者明显人身损害的其他后果的。

四、不属于医疗事故的情形

由于人体的复杂性和特异性以及人们对许多疾病的发生原理认识的局限性，在医疗行为被确认为是引起损害后果的原因时，如果属于以下情形之一，就能排除医疗机构及其医务人员的主观过失，该医疗行为不属于医疗事故：①在紧急情况下为抢救垂危患者生命而采取紧急医学措施造成不良后果的；②在医疗活动由于患者病情异常或者患者体质特殊而发生医疗意外的（医疗意外是指在诊疗护理过程中，由于无法抗拒的原因，导致患者出现难以预料和防范的不良后果的情况。医疗意外并不是医务人员的过失所致，而是患者自身体质变化和病情特殊而发生的，因此在医疗活动由于患者病情异常或者患者体质特殊而发生医疗意外的，不是医疗事故）；③在现有医学科学条件下，发生无法预料或者不能防范的不良后果的；④因患方原因延误诊疗导致不良后果的；⑤无过错输血感染造成不良后果的；⑥因不可抗力造成不良后果的。

第二节　医疗事故的预防与处置

一、医疗事故的预防

医疗事故的发生违背了医患双方的期望，为维护患者生命健康，医疗机构及其医务人员应当积极防范医疗事故的发生，做好以下工作：①医疗机构及其医务人员在医疗活动中，必须严格遵守医疗卫生管理法律、行政法规、部门规章和诊疗护理规范、常规，恪守医疗服务职业道德；②医疗机构应当对其医务人员进行医疗卫生管理法律、行政法规、部门规章和诊疗护理规范、常规的培训和医疗服务职业道德教育；③医疗机构应当设置医疗服务质量监控部门或者配备专（兼）职人员，具体负责监督本医疗机构的医务人员的医疗服务工作，检查医务人员执业情况，接受患者对医疗服务的投诉，向其提供咨询服务；④医疗机构应加强病历等医疗资料管理。医疗机构应当按照国务院卫生行政部门规定的要求，书写并妥善保管病历资料。因抢救急危患者，未能及时书写病历的，有关医务人员应当在抢救结束后 6 小时内据实补记，并加以注明。严禁涂改、伪造、隐匿、销毁或者抢夺病历资料；⑤在医疗活动中，医疗机构及其医务人员应当将患者的病情、医疗措施、医疗风险等如实告知患者，及时解答其咨询；但是，应当避免对患者产生不利后果；⑥医疗机构应当制定防范、处理医疗事故的预案，预防医疗事故的发生，减轻医疗事故的损害。

二、医疗事故的处置

（一）医疗事故的报告制度

必要的报告制度，对于及时化解医患矛盾，保护双方当事人的利益，维护社会稳定，具有重要的意义。《医疗事故处理条例》规定了医疗事故的逐级报告制度。

1. 医疗机构内部报告制度

在医疗活动中，医务人员发生或者发现医疗事故、可能引起医疗事故的医疗过失行为或者发生医疗事故争议的，应当立即向所在科室负责人报告。

科室负责人应当及时向本医疗机构负责医疗服务质量监控的部门或者专（兼）职人员报告；负责医疗服务质量监控的部门或者专（兼）职人员接到报告后，应当立即进行调查、核实，将有关情况如实向本医疗机构的负责人报告，并向患者通报、解释。

2. 医疗机构向卫生行政部门报告制度

发生医疗事故的，医疗机构应当按照规定向所在地卫生行政部门报告。

发生下列重大医疗过失行为的，医疗机构应当在 12 小时内向所在地卫生行政部门报告：①导致患者死亡或者可能为二级以上的医疗事故；②导致 3 人以上人身损害后果；③国务院卫生行政部门和省、自治区、直辖市人民政府卫生行政部门规定的其他情形。

3. 医疗事故处理后的报告

发生医疗事故后，无论双方当事人协商解决还是经人民法院调解或判决，医疗机构都应在 7 日内，向所在地卫生行政部门作出书面报告，并附具协议书或调解书、判决书。

《医疗事故处理条例》还规定，县级以上的卫生行政部门应当按照规定逐级将当地发生的医疗事故，以及依法对发生医疗事故的医疗机构和医务人员作出行政处理的情况，上报国务院卫生行政部门，形成前后衔接的完整的医疗事故报告制度。

（二）医疗事故的紧急处置

发生或者发现医疗过失行为，医疗机构及其医务人员应当立即采取有效措施，避免或者减轻对患者身体健康的损害，防止损害扩大。

（三）病历资料的封存和启封

病历资料是对患者的疾病发生、发展情况和医务人员对患者的疾病诊断、检查和治疗情况的客观记录，是一种重要的书证。《医疗事故管理条例》规定，发生医疗事故争议时，死亡病例讨论记录、疑难病例讨论记录、上级医师查房记录、会诊意见、病程记录应当在医患双方在场的情况下封存和启封，由医疗机构保管。

（四）现场实物的封存和检验

在处理医疗纠纷过程中，特别是在诉讼程序中，现场实物是一种重要的物证。《医疗事故管理条例》规定，疑似输液、输血、注射、药物等引起不良后果的，医患双方应当共同对现场实物进行封存和启封，封存的现场实物由医疗机构保管。需要检验的，应当由双方共同指定的、依法具有检验资格的检验机构进行检验；双方无法共同指定时，由卫生行政部门指定。疑似输血引起不良后果，需要对血液进行封存保留的，医疗机构应当通知提供该血液的采供血机构派员到场。

（五）尸体解剖检查

《医疗事故处理条例》对尸体解剖检查的时间及拒绝或拖延尸检的法律后果作了明确的规定。

患者死亡，医患双方当事人不能确定死因或者对死因有异议的，应当在患者死亡后 48 小时内进行尸检；具备尸体冻存条件的，可以延长至 7 日。

拒绝或者拖延尸检，超过规定时间，影响对死因判定的，由拒绝或拖延的一方承担责任。

第三节　医疗事故的技术鉴定

一、医疗事故的技术鉴定机构

根据《医疗事故管理条例》的规定，发生医疗事故争议，需要进行医疗事故技术鉴定，确认是否属于医疗事故的，应当由医学会负责。

地方医学会负责组织医疗事故技术鉴定，一般实行二次终结的鉴定制度。设区的市级地方医学会和省、自治区、直辖市直接管辖的县（市）地方医学会负责组织首次医疗事故技术鉴定工作。省、自治区、直辖市地方医学会负责组织本行政区域内当事人对首次医疗事故技术鉴定结论不服而提起的再次鉴定工作。

必要时，中华医学会可以组织疑难、复杂并在全国有重大影响的医疗事故争议的技术鉴定工作。中华医学会不受鉴定级别的限制，可以组织首次鉴定，也可以组织再次鉴定，但中华医学会的鉴定不是任何重大医疗过失行为、医疗事故争议的必经程序。

二、医疗事故鉴定专家库的建立

负责组织医疗事故技术鉴定工作的医学会应当建立专家库。专家库由具备一定条件的医疗卫生专业技术人员组成，他们应有良好的业务素质和执业品德，受聘于医疗卫生机构或者医学教学、科研机构并担任相应专业高级技术职务3年以上，或者为具有良好的业务素质和执业品德并具备高级技术任职资格的法医。鉴定专家由医学会聘任，而不是由卫生行政部门指定，同时，医学会可以聘请异地医疗卫生专业技术人员和法医进入专家库，不受行政区域的限制。

三、医疗事故技术鉴定的程序

（一）医疗事故技术鉴定的提起

医疗事故技术鉴定的提起方式有两种。

1. 卫生行政部门移交鉴定

卫生行政部门接到医疗机构关于重大医疗过失行为的报告，或者医疗事故争议当事人要求处理医疗事故争议的申请后，对需要进行医疗事故技术鉴定的，应当交由负责医疗事故技术鉴定工作的医学会组织鉴定。

2. 医患双方共同委托鉴定

医患双方协商解决医疗事故争议，需要进行医疗事故技术鉴定的，由双方当事人共同委托负责医疗事故技术鉴定工作的医学会组织鉴定。

（二）医疗事故技术鉴定的受理

1. 通知

负责组织医疗事故技术鉴定工作的医学会应当自受理医疗事故技术鉴定之日起5日内通知医疗事故争议双方当事人提交进行医疗事故技术鉴定所需的材料。

2. 当事人提交相应材料

当事人应当自收到医学会的通知之日起10日内提交有关医疗事故技术鉴定的材料、书面陈述及答辩。

其中，医疗机构提交的有关医疗事故技术鉴定的材料应当包括下列内容：①住院患者的病程记录、死亡病例讨论记录、疑难病例讨论记录、会诊意见、上级医师查房记录等病历资料原件；②住院患者的住院志、体温单、医嘱单、化验单（检验报告）、医学影像检查资料、特殊检查同意书、手术同意书、手术及麻醉记录单、病理资料、护理记录等病历资料原件；③抢救急危患者，在规定时间内补记的病历资料原件；④封存保留的输液、注射用物品和血液、药物等实物，或者依法具有检验资格的检验机构对这些物品、实物作出的检验报告；⑤与医疗事故技术鉴定有关的其他材料。

在医疗机构建有病历档案的门诊、急诊患者，其病历资料由医疗机构提供；没有在医疗机构建立病历档案的门诊、急诊患者，其病历资料由患者提供。

对不符合受理条件的，医学会不予受理。不予受理的，医学会应说明理由。

有下列情形之一的，医学会不予受理医疗事故技术鉴定：①当事人一方直接向医学会提出鉴定申请的；②医疗事故争议涉及多个医疗机构，其中一所医疗机构所在地的医学会已经受理的；③医疗事故争议已经人民法院调解达成协议或判决的；④当事人已向人民法院提起民事诉讼的（司法机关委托的除外）；⑤非法行医造成患者身体健康损害的；⑥卫生部规定的其他情形。

（三）组成专家鉴定组

医疗事故技术鉴定，由负责组织医疗事故技术鉴定工作的医学会组织专家鉴定组进行。医学会应当提前通知双方当事人，在指定时间、指定地点，从专家库相关学科专业组中随机抽取专家鉴定组成员。医学会主持双方当事人抽取专家鉴定组成员前，应当将专家库相关学科专业组中专家姓名、专业、技术职务、工作单位告知双方当事人。在特殊情况下，医学会根据医疗事故技术鉴定工作的需要，可以组织医患双方在其他医学会建立的专家库中随机抽取相关专业的专家参加鉴定或者函件咨询。

专家鉴定组进行医疗事故技术鉴定，实行合议制。医学会应当根据医疗事故争议所涉及的学科专业，确定专家鉴定组的构成和人数。专家鉴定组组成人数应为 3 人以上单数。医疗事故争议涉及多学科专业的，其中主要学科专业的专家不得少于专家鉴定组成员的二分之一。涉及死因、伤残等级鉴定的，应当从专家库中随机抽取法医参加专家鉴定组。

专家鉴定组成员有下列情形之一的，应当回避，当事人也可以以口头或者书面的方式申请其回避：①是医疗事故争议当事人或者当事人的近亲属的；②与医疗事故争议有利害关系的；③与医疗事故争议当事人有其他关系，可能影响公正鉴定的。

专家鉴定组依照医疗卫生管理法律、行政法规、部门规章和诊疗护理规范、常规，运用医学科学原理和专业知识，独立进行医疗事故技术鉴定，对医疗事故进行鉴别和判定，为处理医疗事故争议提供医学依据。任何单位或者个人不得干扰医疗事故技术鉴定工作，不得威胁、利诱、辱骂、殴打专家鉴定组成员。专家鉴定组成员不得接受双方当事人的财物或者其他利益。

（四）组织医疗事故技术鉴定

负责组织医疗事故技术鉴定工作的医学会应当自接到当事人提交的有关医疗事故技术鉴定的材料、书面陈述及答辩之日起 45 日内组织鉴定并出具医疗事故技术鉴定书。

医学会可以向双方当事人和其他相关组织、个人进行调查取证，进行调查取证时不得少于 2 人。

医学会应当在医疗事故技术鉴定 7 日前，将鉴定的时间、地点、要求等书面通知双方当事人。双方当事人应当按照通知的时间、地点、要求参加鉴定。医学会应当在医疗事故技术鉴定 7 日前书面通知专家鉴定组成员。专家鉴定组成员接到医学会通知后认为自己应当回避的，应当于接到通知时及时提出书面回避申请，并说明理由；因其他原因无法参加医疗事故技术鉴定的，应当于接到通知时及时书面告知医学会。

鉴定由专家鉴定组组长主持，并按照以下程序进行：①双方当事人在规定的时间内分别陈述意见和理由。陈述顺序先患方，后医疗机构；②专家鉴定组成员根据需要可以提问，当事人应当如实回答。必要时，可以对患者进行现场医学检查；③双方当事人退场；④专家鉴定组对双方当事人提供的书面材料、陈述及答辩等进行讨论；⑤经合议，根据半数以上专家鉴定组成员的一致意见形成鉴定结论。专家鉴定组成员在鉴定结论上签名。专家鉴定组成员对鉴定结论的不同意见，应当予以注明。

医疗事故技术鉴定书应当包括下列主要内容：①双方当事人的基本情况及要求；②当事人提交的材料和医学会的调查材料对鉴定过程的说明；③医疗行为是否违反医疗卫生管理法律、行政法规、部门规章和诊疗护理规范、常规；④医疗过失行为与人身损害后果之间是否存在因果关系；⑤医疗过失行为在医疗事故损害后果中的责任程度；⑥医疗事故等级；⑦对医疗事故患者的医疗护理医学建议。

 进步阶梯

医疗事故中医疗过失行为责任程度

专家鉴定组应当综合分析医疗过失行为在导致医疗事故损害后果中的作用、患者原有疾病状况等因素，判定医疗过失行为的责任程度。医疗事故中医疗过失行为责任程度分为：①完全责任，指医疗事故损害后果完全由医疗过失行为造成。②主要责任，指医疗事故损害后果主要由医疗过失行为造成，其他因素起次要作用。③次要责任，指医疗事故损害后果主要由其他因素造成，医疗过失行为起次要作用。④轻微责任，指医疗事故损害后果绝大部分由其他因素造成，医疗过失行为起轻微作用。

（五）重新鉴定

卫生行政部门审核认为参加鉴定的人员资格和专业类别或者鉴定程序不符合规定，需要重新鉴定的，医学会应当重新组织鉴定。

（六）再次鉴定

任何一方当事人对首次医疗事故技术鉴定结论不服的，可以自收到首次医疗事故技术鉴定书之日起 15 日内，向原受理医疗事故争议处理申请的卫生行政部门提出再次鉴定的申请，或由双方当事人共同委托省、自治区、直辖市医学会组织再次鉴定。

当事人提出再次鉴定申请的，负责组织首次医疗事故技术鉴定的医学会应当及时将收到的鉴定材料移送负责组织再次医疗事故技术鉴定的医学会。

四、鉴定费的收取

医疗事故技术鉴定，可以收取鉴定费用。经鉴定，属于医疗事故的，鉴定费用由医疗机构支付；不属于医疗事故的，鉴定费用由提出医疗事故处理申请的一方支付。鉴定费用标准由省、自治区、直辖市人民政府价格主管部门会同同级财政部门、卫生行政部门规定。

重新鉴定时不得再收取鉴定费。

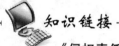 **知识链接**

《侵权责任法》实施后医疗鉴定走向何方

2010 年 7 月 1 日，《侵权责任法》正式实施。其中关于"医疗纠纷"的规定也开始正式发挥其法律规范作用。有人因此欢呼：医疗事故鉴定机构的路走到头了，再没有存在的必要。从此患者起诉医院再不用过"医疗事故鉴定"这道"坎儿"。也有人因此担忧：这个已经存在了 23 年的机构如果真的就此消失，医疗事故认定工作该如何继续？司法鉴定机构又能否扛起医疗事故或过错认定这个专业性极强的任务？

当医疗事故鉴定机构与医疗事故鉴定制度同处十字路口时，记者采访了医学界和法学界以及相关部门，为医疗事故鉴定寻找着未来之路。

……

注定尴尬的存在

医疗事故鉴定之所以能成为一道"坎儿"，与现行的医疗纠纷案件审理方式有关。《医疗事故处理条例》明确规定："不属于医疗事故的，医疗机构不承担赔偿责任。"因此，一旦认定不属于医疗事故，那么医院很可能就不用承担赔偿责任。

"医疗领域是一个专业性极强的领域。我们靠自己的能力肯定无法判定医疗事故，只有依据专门机构的鉴定结论。"一位基层法院民事审判庭的法官告诉记者，在《侵权责任法》实施前，各级法院都是按照国务院颁布的《医疗事故处理条例》来审理医疗纠纷案件的。根据该条例规定，当医患双方针对是否发生医疗事故产生争议时，应进行医疗事故鉴定。这时，医疗事故鉴定委员会的鉴定报告往往起着"一纸定乾坤"的作用。如果鉴定结果构成医疗事故，法院判令医院承担赔偿责任；反之，直接驳回患者的起诉。

2002年《医疗事故处理条例》实施后，最高人民法院为处理医疗纠纷案件确立了这样的原则：法院处理医疗事故引起的人身损害赔偿纠纷时，应当以《医疗事故处理条例》为依据；对不构成医疗事故的其他医疗侵权纠纷应当按照《民法通则》第一百零六条和一百零九条规定处理。这种"双重标准"就导致了一个尴尬的现象：医疗事故成立后，法院按照《医疗事故处理条例》作出判决，受害者得到的赔偿往往很低。而如果医疗事故不成立，但是法院认定医院有过错，适用人身损害赔偿标准作出判决时，受害者反而能够得到相对较高的赔偿。

目前，涉及医疗纠纷的鉴定有两种，一种是由当地医学会下属的医疗事故鉴定委员会作出的医疗事故鉴定，另一种是由司法鉴定机构作出的医疗过错责任鉴定。前者因鉴定专家组与医院有千丝万缕的关系，令患者不信任，后者又因为缺乏具有丰富临床实践经验的医师，令医疗机构和医务人员不信任。这种尴尬，不仅影响着医疗纠纷案件的审理，也不利于医患矛盾的缓和。

还没有定论的将来

曾有学者宣称，《侵权责任法》正式实施之后，其中关于"医疗纠纷"的条款将足以用来解决医疗纠纷。《医疗事故处理条例》将会自动废止，医疗鉴定委员会也会就此退出历史舞台。但是，实际情况是：卫生部门目前还没有作出取消医疗事故鉴定委员会的决定。医疗鉴定委员会，这个颇具争议的组织，未来将会怎样，还没有定论。

《侵权责任法》确实为患者维权提供了相对明确的依据。今后再出现医疗纠纷，患者可以不需要申请医疗事故鉴定，只要拿出医院有过错的证据就行了。只要医院存在伪造、篡改病历的行为，法院就可以直接推定有过错，要求医院承担赔偿责任。

然而，在实际诉讼过程中，如何才能确定医院伪造和篡改病历，依然需要进行司法鉴定。另外，《侵权责任法》对于医疗损害的鉴定，到底是由医学会下属的医疗事故鉴定委员会来做还是由社会上的司法鉴定机构来做，按照何种标准来做，并没有作出明确规定。

很可能是医疗事故鉴定与医疗司法鉴定同时存在，由法官进行审查决定采用哪份证据。这也给医疗事故鉴定委员会留下了一条"活路"。

未来之路：各管各的，不再混淆

"也许，医疗事故鉴定委员今后会退出民事领域，单纯在行政领域起作用。"某专家为医疗事故鉴定委员会设定出这样的未来。

医学是一门经验科学，需要丰富的医学理论和临床经验，才能确定一起医疗纠纷是否属于医疗事故。因此，医疗事故鉴定委员会的专家组有其存在的必要。但是，考虑到专家都来自本地各大医院，这种"自己给自己鉴定"的嫌疑给医疗事故鉴定结论的准确性打了折扣。

因此，未来的"医疗事故技术鉴定"很可能转化成专家组对医疗事故的评价结果，作为卫生行政部门对发生医疗事故的医疗机构和医务人员作出行政处罚的依据。医患之间的医疗纠纷，医疗事故鉴定委员会则不再介入，而是交由社会上的司法鉴定机构来完成出具鉴定结论的工作。与此相配套，《医疗事故处理条例》也应当作出相应修改，从此退出民事领域，成为单纯的规范医疗事故预防和处理工作的行政法规。

节选自辽宁法制网　发布日期：2010－7－1318：23：00

来源：辽宁法制报

第四节　医疗事故的处理

一、医疗事故的处理原则

在医疗事故处理活动中，应坚持以下三项原则。

（一）公开、公平、公正原则

公开是指处理医疗事故争议时，要采取公开的方式，让当事人了解医疗事故处理的法律依据、事实依据、证据内容、处理过程和处理结果。公平是指在医疗事故处理过程中医患双方的法律地位平等，权利义务统一，适用法律一致。公正是指在处理医疗事故争议时，平等地对待争议的双方，不偏袒任何人。

（二）及时、便民原则

发生医疗事故后，要在最短的时间内，用最少的人力、物力、财力解决争议。要简化手续、方便群众，尽量为医患双方提供方便。

（三）实事求是原则

实事求是原则就是要求医疗机构、卫生行政部门和司法部门，对发生的医疗事故争议要坚持实事求是的科学态度，做到事实清楚、定性准确、责任明确、处理恰当。

二、医疗事故的处理方式

医疗事故争议的处理方式有以下几种。

（一）医患双方协商解决

发生医疗事故，医患双方可以自行协商解决，消除争议，达成共识。医疗事故争议由双方当事人自行协商解决的，应当制作协议书。并且，医疗机构应当自协商解决之日起7日内向所在地卫生行政部门作出书面报告，并附具协议书。

（二）行政处理

发生医疗事故争议后，医患双方当事人不愿协商解决或协商解决不承担，可以向卫生行政部门提出解决争议的申请，申请应当为书面申请，申请书应当载明申请人的基本情况、有关事实、具体请求及理由等。卫生行政部门应当自收到医疗事故争议处理申请之日起10日内进行审查，作出是否受理的决定。对符合规定的，予以受理，需要进行医疗事故技术鉴定的，应当自作出受理决定之日起5日内将有关材料交由负责医疗事故技术鉴定工作的医学会组织鉴定并书面通知申请人；对不符合规定，不予受理的，应当书面通知申请人并说明理由。

当事人申请卫生行政部门处理的，由医疗机构所在地的县级人民政府卫生行政部门受理。医疗机构所在地是直辖市的，由医疗机构所在地的区、县人民政府卫生行政部门受理。当事人既向卫生行政部门提出医疗事故争议处理申请，又向人民法院提起诉讼的，卫生行政部门不予受理；卫生行政部门已经受理的，应当终止处理。

有下列情形之一的，县级人民政府卫生行政部门应当自接到医疗机构的报告或者当事人提出医疗事故争议处理申请之日起7日内移送上一级人民政府卫生行政部门处理：①患者死亡；②可能为二级以上的医疗事故；③国务院卫生行政部门和省、自治区、直辖市人民政府卫生行政部门规定的其他情形。

（三）行政调解

医疗事故争议发生后，对已确定为医疗事故的，卫生行政部门应医疗事故争议双方当事人请求，可以进行医疗事故赔偿调解。调解时，应当遵循当事人双方自愿原则，并应当计算赔偿数额。

经调解，双方当事人就赔偿数额达成协议的，制作调解书，双方当事人应当履行；调解不成或者经调解达成协议后一方反悔的，卫生行政部门不再调解。

行政调解不作为处理医疗事故的必经程序和诉讼的前置条件。

（四）诉讼解决

发生医疗事故赔偿争议，当事人可以直接向人民法院提起诉讼，诉讼是解决医疗事故赔偿争议的司法救济途径。

三、医疗事故的行政监督

卫生行政部门收到负责组织医疗事故技术鉴定工作的医学会出具的医疗事故技术鉴定书后，应当对参加鉴定的人员资格和专业类别、鉴定程序进行审核；必要时，可以组织调查，听取医疗事故争议双方当事人的意见。

卫生行政部门经审核，对符合规定作出的医疗事故技术鉴定结论，应当作为对发生医疗事故的医疗机构和医务人员作出行政处理的依据；经审核，发现医疗事故技术鉴定不符合本条例规定的，应当要求重新鉴定。

医疗事故争议由双方当事人自行协商解决的，医疗机构应当自协商解决之日起 7 日内向所在地卫生行政部门作出书面报告，并附具协议书。

医疗事故争议经人民法院调解或者判决解决的，医疗机构应当自收到生效的人民法院的调解书或者判决书之日起 7 日内向所在地卫生行政部门作出书面报告，并附具调解书或者判决书。

县级以上地方人民政府卫生行政部门应当按照规定逐级将当地发生的医疗事故以及依法对发生医疗事故的医疗机构和医务人员作出行政处理的情况，上报国务院卫生行政部门。

第五节　法律责任

一、医疗损害责任（民事责任）

《侵权责任法》第七章专门规定医疗损害责任。通过对损害赔偿责任和医疗机构行为、患者行为的规定，明确规定了医疗机构和患者的权利义务和医疗机构的责任，对于维护医患合法权益、和谐医患关系，具有重要意义。

医疗纠纷案件司法实践中，长期以来存在着双轨制的处理方式，即医疗机构可以承担一般人身损害赔偿责任也可以承担医疗事故损害赔偿责任。《侵权责任法》实施后，把双轨制的诉讼处理方式统一为医疗过错损害赔偿责任，相应的消除了适用法律依据双轨制的混乱现象，有利于患者维权，同时能够减少诉讼成本、节约社会资源，有利于解决医患矛盾、消除医患对立。

（一）医疗损害责任的构成要件

医疗损害责任的构成要件包括以下四方面。

1. 承担医疗损害责任的主体是医疗机构

《侵权责任法》第五十四条规定"患者在诊疗活动中受到损害，医疗机构及其医务人员有过错的，由医疗机构承担赔偿责任。"根据此规定，承担医疗损害责任的主体是法定的医疗机构而不是医务人员或者其他人员。

2. 患者有损害结果

损害结果必须是客观的、真实的、确定的。

3. 诊疗行为与损害结果之间有因果关系

诊疗行为是医疗机构及其医务人员运用医学理论和方法维护人体生命健康所必需的行为，包括：诊断、治疗、护理、保健等具体诊疗行为以及相关的管理行为。与诊疗行为相对应的是非诊疗行为，如因医疗机构的设施有瑕疵导致患者摔伤、自残、自杀，因医疗机构管理有瑕疵导致损害，医务人员的故意伤害行为，非法行医等行为。只有法定医疗机构及其医务人员的诊疗行为才承担医疗损害责任，因非诊疗行为导致的人身损害，适用《侵权责任法》人身损害赔偿的一般规定。

医疗损害责任的构成，因果关系仍然是必备的条件，并非只要医务人员存在过错，医疗机构就必须承担赔偿责任。患者的损害结果必须是直接或间接由诊疗行为引起的，两者之间存在必然的因果关系。

4. 医疗机构及其医务人员有过错

《侵权责任法》明确规定了侵权损害责任的一般归责原则是过错责任原则，医疗机构承担过错责任。

《医疗事故处理条例》中规定，只有医疗事故才承担医疗损害赔偿责任。而《侵权责任法》规定，只要是存在医疗过错，不论是医疗事故还是医疗过失，都要承担医疗损害赔偿责任。

侵权责任法还规定了医疗损害责任特殊情况下的过错推定。

 进步阶梯

医疗损害责任中的过错推定

《侵权责任法》在规定过错责任原则以保证医疗行业能够持续发展和医疗服务的可及性的同时，也考虑到患者由于不具备专业知识所导致的举证能力的欠缺而规定了过错推定的内容。

《侵权责任法》第五十八条规定，患者有损害，因下列情形之一的，推定医疗机构有过错：①违反法律、行政法规、规章以及其他有关诊疗规范的规定；②隐匿或者拒绝提供与纠纷有关的病历资料；③伪造、篡改或者销毁病历资料。

如果患者能够证明医疗机构存在上列行为，说明医疗机构存在过错，不再需要患者另行举证证明医疗机构存在过错，患者只需要就过错与损害后果存在因果关系承担证明责任就可以要求医疗机构承担赔偿责任。如果患者不能证明推定的过错与损害后果存在因果关系，或者医疗机构能够证明推定的过错不存在或者推定的过错与损害后果不存在因果关系，医疗机构的行为不构成侵权，不需要承担医疗损害责任。这一规定对于规范医疗机构的行为，强化患者的诉讼能力从而救济患者的损害是有利的。

（二）医疗损害责任的类型

《侵权责任法》明确规定了三种与医疗密切相关的损害赔偿责任，即医疗技术损害责任、医疗伦理损害责任、医疗产品损害责任。

1. 医疗技术损害责任

医疗技术损害责任是由于医务人员在诊疗活动中没有为患者提供符合当时的诊疗技术水平的诊疗服务而产生的损害赔偿责任。《侵权责任法》第五十七条规定："医务人员在诊疗活动中未尽到与当时的医疗水平相应的诊疗义务，造成患者损害的，医疗机构应当承担赔偿责任。"这一规定确认，医疗机构及医务人员在诊疗行为中，存在不符合当时的医疗水平的过失行为，医疗机构应当承担赔偿责任，这一责任的归责原则是过错责任原则。

2. 医疗伦理损害责任

医疗伦理损害责任是医务人员在诊疗活动中未尽告知义务而导致患者丧失选择权而发生的损害赔偿责任。医疗伦理损害责任的核心，是具有医疗伦理过失。《侵权责任法》第五十五条规定："医务人员在诊疗活动中应当向患者说明病情和医疗措施。需要实施手术、特殊检查、特殊治疗的，医务人员应当及时向患者说明医疗风险、替代医疗方案等情况，并取得其书面同意；不宜向患者说明的，应当向患者的近亲属说明，并取得其书面同意。医务人员未尽到前款义务，造成患者损害的，医疗机构应当承担赔偿责任。"医疗机构及医务人员违反告知义务造成患者损害的，就构成违反告知义务的医疗伦理损害责任。

3. 医疗产品损害责任

医疗产品损害责任是由于诊疗活动中使用了有缺陷的药品、消毒药剂、医疗器械、血液等而导致的损害赔偿责任。《侵权责任法》第五十九条规定"因药品、消毒药剂、医疗器械的缺陷，或者输入不合格的血液造成患者损害的，患者可以向生产者或者血液提供机构请求赔偿，也可以向医疗机构请求赔偿。患者向医疗机构请求赔偿的，医疗机构赔偿后，有权向负有责任的生产者或者血液提供机构追偿。"

根据此规定，医疗机构承担的是先行赔偿的义务，目的在于保护患者的权利，便于患者获得赔偿，并非认定医疗机构是产品销售者，更不是规定医疗机构应当承担无过错责任。医疗机构在产品责任中，仍然是承担过错责任，即只有医疗机构在产品的保管、选择、使用中存在过错的，医疗机构才承担最终的赔偿责任。

《侵权责任法》对这三种责任的明确规定，基本上涵盖了诊疗过程中人为损害的所有赔偿责任，不论人为损害的原因是医务人员过错还是药品、器械存在缺陷，只要是非疾病自身因素发生的损害后果，都能够根据《侵权责任法》得到救济。

（三）医疗机构不承担医疗赔偿责任的情形

患者有损害，因下列情形之一的，医疗机构不承担赔偿责任：①患者或者其近亲属不配合医疗机构进行符合诊疗规范的诊疗；②医务人员在抢救生命垂危的患者等紧急情况下已经尽到合理诊疗义务；③限于当时的医疗水平难以诊疗；④前款第一项情形中，医疗机构及其医务人员也有过错的，应当承担相应的赔偿责任。

（四）《侵权责任法》规定的医疗机构及其医务人员的权利与义务

1. 医疗机构及其医务人员的义务

（1）提供与当时的诊疗水平相应的诊疗服务义务。这是医疗机构和医务人员的主要义务。相应的患者权利即为获得与当时的诊疗水平相应的诊疗服务。

（2）告知义务。包括医务人员在诊疗活动中应当向患者说明病情和医疗措施。需要实施手术、特殊检查、特殊治疗的，医务人员应当及时向患者或其近亲属说明医疗风险、替代医疗方案等情况。

（3）紧急救助义务。因抢救生命垂危的患者等紧急情况，不能取得患者或者其近亲属意见的，经医疗机构负责人或者授权的负责人批准，可以立即实施相应的医疗措施。

（4）书写保管病历义务。医疗机构及其医务人员应当按照规定填写并妥善保管住院志、医嘱单、检验报告、手术及麻醉记录、病理资料、护理记录、医疗费用等病历资料。患者要求查阅、复制前款规定的病历资料的，医疗机构应当提供。

（5）患者隐私保护义务。医疗机构及其医务人员应当对患者的隐私保密。泄露患者隐私或者未经患者同意公开其病历资料，造成患者损害的，应当承担侵权责任。

（6）不得过度检查的义务。医疗机构及其医务人员不得违反诊疗规范实施不必要的检查。

2. 医疗机构及其医务人员的权利

《侵权责任法》第六十四条规定，医疗机构及其医务人员的合法权益受法律保护。干扰医疗秩序，妨害医务人员工作、生活的，应当依法承担法律责任。

由于权利与义务的一致性，与医疗机构及其医务人员的义务和权利相对应的，就是患者的权利与义务。

二、行政责任

（一）医疗机构及其医务人员应承担的行政责任

1. 医疗机构及其医务人员就医疗事故本身应承担的行政责任

医疗机构发生医疗事故的，由卫生行政部门根据医疗事故等级和情节，给予警告；情节严重的，责令限期停业整顿直至由原发证部门吊销执业许可证，对负有责任的医务人员依照刑法关于医疗事故罪的规定，依法追究刑事责任；尚不够刑事处罚的，依法给予行政处分或者纪律处分。对发生医疗事故的有关医务人员，除依照上述规定处罚外，卫生行政部门并可以责令暂停6个月以上1年以下执业活动；情节严重的，吊销其执业证书。

2. 在预防和处置医疗事故中医务人员的行政责任

医疗机构有下列情形之一的，由卫生行政部门责令改正；情节严重的，对负有责任的主管人员和其他直接责任人员依法给予行政处分或者纪律处分：①未如实告知患者病情、医疗措施和医疗风险的；②没有正当理由，拒绝为患者提供复印或者复制病历资料服务的；③未按照国务院卫生行政部门规定的要求书写和妥善保管病历资料的；④未在规定时间内补记抢救工作病历内容的；⑤未按照规定封存、保管和启封病历资料和实物的；⑥未设置医疗服务质量监控部门或者配备专（兼）职人员的；⑦未制定有关医疗事故防范和处理预案的；⑧未在规定时间内向卫生行政部门报告重大医疗过失行为的；⑨未按照规定向卫生行政部门报告医疗事故的；⑩未按照规定进行尸检和保存、处理尸体的。

3. 医疗机构拒绝尸检或破坏病历资料的行政责任

医疗机构或者其他有关机构违反规定，有下列情形之一的，由卫生行政部门责令改正，给予警告；对负有责任的主管人员和其他直接责任人员依法给予行政处分或者纪律处分；情节严重的，由原发证部门吊销其执业证书或者资格证书：①承担尸检任务的机构没有正当理由，拒绝进行尸检的；②涂改、伪造、隐匿、销毁病历资料的。

（二）卫生行政部门及其工作人员应承担的行政责任

1. 卫生行政部门违反法定义务应承担的责任

卫生行政部门违反规定，有下列情形之一的，由上级卫生行政部门给予警告并责令限期改正；情节严重的，对负有责任的主管人员和其他直接责任人员依法给予行政处分：

（1）接到医疗机构关于重大医疗过失行为的报告后，未及时组织调查的；

（2）接到医疗事故争议处理申请后，未在规定时间内审查或者移送上一级人民政府卫生行政部门处理的；

（3）未将应当进行医疗事故技术鉴定的重大医疗过失行为或者医疗

事故争议，移交医学会组织鉴定的；

（4）未按照规定逐级将当地发生的医疗事故，以及依法对发生医疗事故的医疗机构和医务人员的行政处理情况上报的；

（5）未依照规定审核医疗事故技术鉴定书的。

2. 卫生行政部门工作人员违反法定义务应承担的责任

刑事责任见本节第三部分的相关内容。不够刑事处罚的，依法给予降级或者撤职的行政处分。

（三）参加医疗事故鉴定人员的行政责任

参加医疗事故技术鉴定工作的人员违反规定，接受申请鉴定双方或者一方当事人的财物或者其他利益，出具虚假医疗事故技术鉴定书，造成严重后果尚不够刑事处罚的，由原发证部门吊销其执业证书或者资格证书。

（四）关于寻衅滋事、扰乱医疗秩序的行政处罚

以医疗事故为由，寻衅滋事、抢夺病历资料，扰乱医疗机构正常医疗秩序和医疗事故技术鉴定工作，尚不够刑事处罚的，依法给予治安管理处罚。

三、刑事责任

（一）医疗事故罪

医务人员由于严重不负责任，造成就诊人死亡或者严重损害就诊人身体健康的，处三年以下有期徒刑或者拘役。

（二）伪证罪

医疗事故争议中的伪证罪，表现为医疗机构相关档案管理人员在发生医疗事故后，丢失、涂改、隐匿、伪造、销毁病案和有关资料，提供伪证而严重影响司法机关的正常活动。

（三）其他刑事责任

1. 卫生行政部门工作人员的刑事责任

卫生行政部门的工作人员在处理医疗事故过程中违反规定，利用职务上的便利收受他人财物或者其他利益，滥用职权，玩忽职守，或者发现违法行为不予查处，造成严重后果的，依照刑法关于受贿罪、滥用职权罪、玩忽职守罪或者其他有关罪的规定，依法追究刑事责任。

2. 医疗事故技术鉴定人员的刑事责任

参加医疗事故技术鉴定工作的人员违反规定，接受申请鉴定双方或者一方当事人的财物或者其他利益，出具虚假医疗事故技术鉴定书，造成严重后果的，依照刑法关于受贿罪的规定，依法追究刑事责任。

3. 患者及其家属的刑事责任

以医疗事故为由，寻衅滋事、抢夺病历资料，扰乱医疗机构正常医

疗秩序和医疗事故技术鉴定工作，依照刑法关于扰乱社会秩序罪的规定，依法追究刑事责任。

习　题

1. 什么是医疗事故？医疗事故构成要件有哪些？
2. 如何做好医疗事故的预防与处置？
3. 医疗事故处理的原则和方式有哪些？
4. 什么是医疗损害责任？医疗损害责任的构成要件是什么？
5. 医疗事故应负的行政责任和刑事责任有哪些？

（李　燕）

第十二章　传染病防治法律制度

学海导航

1. 掌握我国传染病防治原则，传染病预防和报告制度。
2. 熟悉我国法定传染病的种类、控制及医疗救治规定。
3. 了解我国传染病通报、公布、监督、保障法律规定及法律责任。

传染病是危害人类健康的常见病和多发病，其严重时能影响国家安全和社会稳定。为了预防、控制和消除传染病的发生与流行，保障人体健康和公共卫生，我国制定了《中华人民共和国传染病防治法》（以下简称《传染病防治法》），1989 年 2 月 21 日第七届全国人民代表大会常务委员会第六次会议通过，在总结 2003 年抗击传染性非典型肺炎基础上，2004 年 8 月 28 日第十届全国人民代表大会常务委员会第十一次会议修订了《传染病防治法》，2004 年 12 月 1 日施行至今，共有九章八十条。国务院、卫生部等还先后颁布了传染病防治实施办法、管理规范等法律文件，使我国传染病预防和管理的法制建设日益完善。

第一节　概　述

一、《传染病防治法》概念

《传染病防治法》是调整预防、控制和消除传染病的发生与流行，保障人体健康活动中产生的各种社会关系的法律规范的总称。

二、《传染病防治法》的适用范围

根据《传染病防治法》第十二条规定，在中华人民共和国领域内的一切单位和个人，必须接受疾病预防控制机构、医疗机构有关传染病的调查、检验、采集样本、隔离治疗等预防、控制措施，如实提供有关情况。有关单位和个人合法权益受到侵犯可以依法申请行政复议或者提起诉讼。

三、传染病防治管理原则

国家对传染病防治实行预防为主的方针，防治结合、分类管理、依靠科学、依靠群众。

四、传染病的分类

（一）法定传染病种类

我国《传染病防治法》根据传染病对人体健康和对社会的危害程度以及采取的预防控制措施作为分类原则，实行分类管理，把法定传染病分为甲、乙、丙三类。

甲类传染病：鼠疫、霍乱。

乙类传染病包括：传染性非典型肺炎、艾滋病、病毒性肝炎、脊髓灰质炎、人感染高致病性禽流感、麻疹、流行性出血热、狂犬病、流行性乙型脑炎、登革热、炭疽、细菌性和阿米巴性痢疾、肺结核、伤寒和副伤寒、流行性脑脊髓膜炎、百日咳、白喉、新生儿破伤风、猩红热、布鲁氏菌病、淋病、梅毒、钩端螺旋体病、血吸虫病、疟疾等。

丙类传染病包括：流行性感冒、流行性腮腺炎、风疹、急性出血性结膜炎、麻风病、流行性和地方性斑疹伤寒、黑热病、包虫病、丝虫病，除霍乱、细菌性和阿米巴性痢疾、伤寒和副伤寒以外的感染性腹泻病等。

上述规定以外的其他传染病，根据其暴发、流行情况和危害程度，需要列入乙类、丙类传染病的，由国务院卫生行政部门决定并予以公布。

（二）特殊管理病种

对乙类传染病中传染性非典型肺炎、炭疽中的肺炭疽和人感染高致病性禽流感，采取本法所称甲类传染病的预防、控制措施。其他乙类传染病和突发原因不明的传染病需要采取本法所称甲类传染病的预防、控制措施的，由国务院卫生行政部门及时报经国务院批准后予以公布、实施。省、自治区、直辖市人民政府对本行政区域内常见、多发的其他地方性传染病，可以根据情况决定按照乙类或者丙类传染病管理并予以公布，报国务院卫生行政部门备案。

五、传染病防治的管理职责

（一）各级政府领导职责

各级人民政府领导传染病防治工作。县级以上人民政府制定传染病防治规划并组织实施，建立健全传染病防治的疾病预防控制、医疗救治和监督管理体系。国务院卫生行政部门主管全国传染病防治及其监督管理工作。县级以上地方人民政府卫生行政部门负责本行政区域内的传染病防治及其监督管理工作。县级以上人民政府其他部门在各自的职责范围内负责传染病防治工作。

（二）军队的传染病防治管理

军队的传染病防治工作，依照本法和国家有关规定，由中国人民解放军卫生主管部门实施监督管理。

（三）各级疾病预防控制机构职责

各级疾病预防控制机构承担传染病监测、预测、流行病学调查、疫情报告以及其他预防、控制工作。

（四）医疗机构职责

医疗机构承担与医疗救治有关的传染病防治工作和责任区域内的传染病预防工作。城市社区和农村基层医疗机构在疾病预防控制机构的指导下，承担城市社区、农村基层相应的传染病防治工作。

（五）居委会、村委会职责

居民委员会、村民委员会应当组织居民、村民参与社区、农村的传染病预防与控制活动。

（六）学校职责

各级各类学校应当对学生进行健康知识和传染病预防知识的教育。医学院校应当加强预防医学教育和科学研究，对在校学生以及其他与传染病防治相关人员进行预防医学教育和培训，为传染病防治工作提供技术支持。

（七）工作人员培训

疾病预防控制机构、医疗机构应当定期对其工作人员进行传染病防治知识、技能的培训。

（八）相关工作

国家发展现代医学和中医药等传统医学，支持和鼓励开展传染病防治的科学研究，提高传染病防治的科学技术水平；国家支持和鼓励开展传染病防治的国际合作；国家支持和鼓励单位和个人参与传染病防治工作。

国家开展预防传染病的健康教育。新闻媒体应当无偿开展传染病防治和公共卫生教育的公益宣传。

第二节　传染病的预防与控制

一、传染病的预防

（一）各级政府及卫生、行政部门在传染病预防工作中的要求

1. 开展卫生健康教育，消除各种传染病传播媒介

各级人民政府组织开展群众性卫生活动，进行预防传染病的健康教育，倡导文明健康的生活方式，提高公众对传染病的防治意识和应对能力，加强环境卫生建设，消除鼠害和蚊、蝇等病媒生物的危害。

各级人民政府农业、水利、林业行政部门按照职责分工负责指导和

组织消除农田、湖区、河流、牧场、林区的鼠害与血吸虫危害，以及其他传播传染病的动物和病媒生物的危害。

铁路、交通、民用航空行政部门负责组织消除交通工具以及相关场所的鼠害和蚊、蝇等病媒生物的危害。

2. 改善公共卫生设施，做好计划免疫工作

地方各级人民政府应当有计划地建设和改造公共卫生设施，改善饮用水卫生条件，对污水、污物、粪便进行无害化处置。

国家实行有计划的预防接种制度，制定传染病预防接种规划并组织实施；对儿童实行免费预防接种证制度。

3. 建立传染病监测制度

国务院卫生行政部门制定国家传染病监测规划和方案。省、自治区、直辖市人民政府卫生行政部门根据国家传染病监测规划和方案，制定本行政区域的传染病监测计划和工作方案。各级疾病预防控制机构对传染病的发生、流行以及影响其发生、流行的因素，进行监测；对国外发生、国内尚未发生的传染病或者国内新发生的传染病，进行监测。

4. 建立传染病预警制度

国务院卫生行政部门和省、自治区、直辖市人民政府根据传染病发生、流行趋势的预测，及时发出传染病预警，根据情况予以公布。

5. 制定传染病预防、控制预案

县级以上地方人民政府应当制定传染病预防、控制预案，报上一级人民政府备案。地方人民政府和疾病预防控制机构接到国务院卫生行政部门或者省、自治区、直辖市人民政府发出的传染病预警后，应当按照传染病预防、控制预案，采取相应的预防、控制措施。

（二）各级疾病预防控制机构在传染病预防控制中的职责

各级疾病预防控制机构在传染病预防控制中的职责包括以下方面：①实施传染病预防控制规划、计划和方案；②收集、分析和报告传染病监测信息，预测传染病的发生、流行趋势；③开展对传染病疫情和突发公共卫生事件的流行病学调查、现场处理及其效果评价；④开展传染病实验室检测、诊断、病原学鉴定；⑤实施免疫规划，负责预防性生物制品的使用管理；⑥开展健康教育、咨询，普及传染病防治知识；⑦指导、培训下级疾病预防控制机构及其工作人员开展传染病监测工作；⑧开展传染病防治应用性研究和卫生评价，提供技术咨询。

（三）医疗机构职责

医疗机构必须严格执行国务院卫生行政部门规定的管理制度、操作规范，防止传染病的医源性感染和医院感染。医疗机构应当确定专门的部门或者人员，承担传染病疫情报告、本单位的传染病预防、控制以及责任区域内的传染病预防工作；承担医疗活动中与医院感染有关的危险因素监测、安全防护、消毒、隔离和医疗废物处置工作。

（四）有关传染病患者、病原携带者和疑似传染病患者规定

关心、帮助传染病患者、病原携带者和疑似传染病患者，使其得到及时救治。任何单位和个人不得歧视传染病患者、病原携带者和疑似传染病患者。

传染病患者、病原携带者和疑似传染病患者，在治愈前或者在排除传染病嫌疑前，不得从事法律、行政法规和国务院卫生行政部门规定禁止从事的易使该传染病扩散的工作。

（五）传染病预防管理工作的相关规定

1. 严格监督管理，严防传染病病原扩散

疾病预防控制机构、医疗机构的实验室和从事病原微生物实验的单位，应当符合国家规定的条件和技术标准，建立严格的监督管理制度，对传染病病原体样本按照规定的措施实行严格监督管理，严防传染病病原体的实验室感染和病原微生物的扩散。

2. 严格血液采集及其制品管理，防止血液传播疾病

采供血机构、生物制品生产单位必须严格执行国家有关规定，保证血液、血液制品的质量。禁止非法采集血液或者组织他人出卖血液。

疾病预防控制机构、医疗机构使用血液和血液制品，必须遵守国家有关规定，防止因输入血液、使用血液制品引起经血液传播疾病的发生。

3. 加强艾滋病的防治工作

各级人民政府应当加强艾滋病的防治工作，采取预防、控制措施，防止艾滋病的传播。具体办法由国务院制定。

4. 人畜共患传染病有关的动物传染病的防治管理工作

县级以上人民政府农业、林业行政部门以及其他有关部门，依据各自的职责负责与人畜共患传染病有关的动物传染病的防治管理工作。与人畜共患传染病有关的野生动物、家畜家禽，经检疫合格后，方可出售、运输。

5. 加强传染病菌种、毒种管理

对传染病菌种、毒种和传染病检测样本的采集、保藏、携带、运输和使用实行分类管理，建立健全严格的管理制度。对可能导致甲类传染病传播的以及国务院卫生行政部门规定的菌种、毒种和传染病检测样本，确需采集、保藏、携带、运输和使用的，须经省级以上人民政府卫生行政部门批准。具体办法由国务院制定。

6. 严格执行消毒处理制度

对被传染病病原体污染的污水、污物、场所和物品，有关单位和个人必须在疾病预防控制机构的指导下或者按照其提出的卫生要求，进行严格消毒处理；拒绝消毒处理的，由当地卫生行政部门或者疾病预防控制机构进行强制消毒处理。

7. 自然疫源地预防控制工作

在国家确认的自然疫源地计划兴建水利、交通、旅游、能源等大型建设项目的，应当事先由省级以上疾病预防控制机构对施工环境进行卫生调查。建设单位应当根据疾病预防控制机构的意见，采取必要的传染病预防、控制措施。施工期间，建设单位应当设专人负责工地上的卫生防疫工作。工程竣工后，疾病预防控制机构应当对可能发生的传染病进行监测。

8. 传染病防治消毒产品管理

用于传染病防治的消毒产品、饮用水供水单位供应的饮用水和涉及饮用水卫生安全的产品，应当符合国家卫生标准和卫生规范；饮用水供水单位从事生产或者供应活动，应当依法取得卫生许可证；生产用于传染病防治的消毒产品的单位和生产用于传染病防治的消毒产品，应当经省级以上人民政府卫生行政部门审批。具体办法由国务院制定。

二、传染病的报告、通报和公布

（一）疫情报告

《传染病防治法》明确我国传染病报告遵循属地管理、分级负责，谁接诊，谁报告。对疫情报告人、报告内容、程序、方式和时限做了规定。

1. 疫情报告

疫情报告分为责任疫情报告和义务疫情报告。

责任疫情报告人，指疾病预防控制机构、医疗机构和采供血机构及其执行职务的人员，包括执行职务的医疗保健人员、卫生防疫人员、乡村医生、个体开业医生。责任疫情报告人发现本法规定的传染病疫情或者发现其他传染病暴发、流行以及突发原因不明的传染病时，应当遵循疫情报告属地管理原则，按照国务院规定的或者国务院卫生行政部门规定的内容、程序、方式和时限报告。

义务疫情报告人，指任何单位和个人。发现传染病患者或者疑似传染病患者时，应当及时向附近的疾病预防控制机构或者医疗机构报告。

2. 报告方式和时限

2006 年颁布的《传染病信息报告管理规范》对报告方式和报告时限作出了具体的规定，相关人员必须严格遵守。

（1）报告方式：传染病疫情信息实行网络直报，没有条件实行网络直报的医疗机构，在规定的时限内将传染病报告卡报告属地县级疾病预防控制机构。

（2）报告时限：①责任疫情报告人发现甲类传染病，乙类传染病中的肺炭疽、传染性非典型肺炎、脊髓灰质炎、人感染高致病性禽流感患者或疑似患者，其他传染病和不明原因疾病暴发时，应与 2 小时内将传染病报告卡通过网络报告，未实行网络直报的责任报告单位应于 2 小时内以最快的通信方式（电话、传真）向当地县级疾病预防控制机构报告，并于 2 小时内寄送出传染病报告卡。②责任疫情报告人发现其他乙类、丙类传染病患者及疑似患者，规定报告的传染病病原携带者，实行网络直报的责任报告单位应于 24 小时内进行网络报告，未实行网络直报的责任报告单位应于 24 小时内寄送出传染病报告卡。③县级疾病预防控制机构收到无网络直报条件责任报告单位报送的传染病报告卡后，应于 2 小时内通过网络直报。

（二）疫情通报

港口、机场、铁路疾病预防控制机构以及国境卫生检疫机关发现甲类传染病患者、病原携带者、疑似传染病患者时，应当按照国家有关规定立即向国境口岸所在地的疾病预防控制机构或者所在地县级以上地方人民政府卫生行政部门报告并互相通报。

县级以上地方人民政府卫生行政部门应当及时向本行政区域内的疾病预防控制机构和医疗机构通报传染病疫情以及监测、预警的相关信息；国务院卫生行政部门应当及时向国务院其他有关部门和各省、自治区、直辖市人民政府卫生行政部门通报全国传染病疫情以及监测、预警的相关信息；毗邻的以及相关的地方人民政府卫生行政部门，应当及时互相通报本行政区域的传染病疫情以及监测、预警的相关信息；县级以上人民政府有关部门发现传染病疫情时，应当及时向同级人民政府卫生行政部门通报；中国人民解放军卫生主管部门发现传染病疫情时，应当向国务院卫生行政部门通报。

动物防疫机构和疾病预防控制机构，应当及时互相通报动物间和人间发生的人畜共患传染病疫情以及相关信息。

依照本法的规定负有传染病疫情报告职责的人民政府有关部门、疾病预防控制机构、医疗机构、采供血机构及其工作人员，不得隐瞒、谎报、缓报传染病疫情。

（三）疫情信息公布

国务院卫生行政部门定期公布全国传染病疫情信息。省、自治区、直辖市人民政府卫生行政部门定期公布本行政区域的传染病疫情信息。

传染病暴发、流行时，国务院卫生行政部门负责向社会公布传染病疫情信息，并可以授权省、自治区、直辖市人民政府卫生行政部门向社会公布本行政区域的传染病疫情信息。

公布传染病疫情信息应当及时、准确。

三、传染病的控制

（一）一般性控制措施

医疗机构发现甲类传染病时，应当及时采取下列措施：①对患者、病原携带者，予以隔离治疗，隔离期限根据医学检查结果确定；②对疑似患者，确诊前在指定场所单独隔离治疗；③对医疗机构内的患者、病原携带者、疑似患者的密切接触者，在指定场所进行医学观察和采取其他必要的预防措施。

拒绝隔离治疗或者隔离期未满擅自脱离隔离治疗的，可以由公安机关协助医疗机构采取强制隔离治疗措施。医疗机构发现乙类或者丙类传染病患者，应当根据病情采取必要的治疗和控制传播措施。医疗机构对本单位内被传染病病原体污染的场所、物品以及医疗废物，必须依照法律、法规的规定实施消毒和无害化处置。

疾病预防控制机构发现传染病疫情或者接到传染病疫情报告时，应当及时采取下列措施：①对传染病疫情进行流行病学调查，根据调查情况提出划定疫点、疫区的建议，对被污染的场所进行卫生处理，对密切接触者，在指定场所进行医学观察和采取其他必要的预防措施，并向卫生行政部门提出疫情控制方案；②传染病暴发、流行时，对疫点、疫区进行卫生处理，向卫生行政部门提出疫情控制方案，并按照卫生行政部门的要求采取措施；③指导下级疾病预防控制机构实施传染病预防、控制措施，组织、指导有关单位对传染病疫情的处理。

县级以上地方人民政府可以实施的隔离措施：对已经发生甲类传染病病例的场所或者该场所内的特定区域的人员，所在地的县级以上地方人民政府可以实施隔离措施，并同时向上一级人民政府报告；接到报告的上级人民政府应当即时作出是否批准的决定。上级人民政府作出不予批准决定的，实施隔离措施的人民政府应当立即解除隔离措施。在隔离期间，实施隔离措施的人民政府应当对被隔离人员提供生活保障；被隔离人员有工作单位的，所在单位不得停止支付其隔离期间的工作报酬。隔离措施的解除，由原决定机关决定并宣布。

（二）紧急控制措施

传染病暴发、流行时，县级以上地方人民政府应当立即组织力量，按照预防、控制预案进行防治，切断传染病的传播途径，必要时，报经上一级人民政府决定，可以采取下列紧急措施并予以公告：①限制或者停止集市、影剧院演出或者其他人群聚集的活动；②停工、停业、停课；③封闭或者封存被传染病病原体污染的公共饮用水源、食品以及相关物品；④控制或者扑杀染疫野生动物、家畜家禽；⑤封闭可能造成传染病扩散的场所。

上级人民政府接到下级人民政府关于采取前款所列紧急措施的报告时，应当即时作出决定。紧急措施的解除，由原决定机关决定并宣布。

（三）疫区的宣布和封锁

甲类、乙类传染病暴发、流行时，县级以上地方人民政府报经上一级人民政府决定，可以宣布本行政区域部分或者全部为疫区；国务院可以决定并宣布跨省、自治区、直辖市的疫区。县级以上地方人民政府可以在疫区内采取本法第四十二条规定的紧急措施，并可以对出入疫区的人员、物资和交通工具实施卫生检疫。

省、自治区、直辖市人民政府可以决定对本行政区域内的甲类传染病疫区实施封锁；但是，封锁大、中城市的疫区或者封锁跨省、自治区、直辖市的疫区，以及封锁疫区导致中断干线交通或者封锁国境的，由国务院决定。

疫区封锁的解除，由原决定机关决定并宣布。

（四）人员物资调集

传染病暴发、流行时，根据传染病疫情控制的需要，国务院有权在全国范围或者跨省、自治区、直辖市范围内，县级以上地方人民政府有权在本行政区域内紧急调集人员或者调用储备物资，临时征用房屋、交通工具以及相关设施、设备。

（五）药品和器械保障

传染病暴发、流行时，药品和医疗器械生产、供应单位应当及时生产、供应防治传染病的药品和医疗器械。铁路、交通、民用航空经营单位必须优先运送处理传染病疫情的人员以及防治传染病的药品和医疗器械。县级以上人民政府有关部门应当做好组织协调工作。

（六）尸体处理

患甲类传染病、炭疽死亡的，应当将尸体立即进行卫生处理，就近火化。患其他传染病死亡的，必要时，应当将尸体进行卫生处理后火化或者按照规定深埋。

为了查找传染病病因，医疗机构在必要时可以按照国务院卫生行政部门的规定，对传染病患者尸体或者疑似传染病患者尸体进行解剖查验，并应当告知死者家属。

（七）污染物的消毒处理

疫区中被传染病病原体污染或者可能被传染病病原体污染的物品，经消毒可以使用的，应当在当地疾病预防控制机构的指导下，进行消毒处理后，方可使用、出售和运输。

四、传染病的医疗救治

（一）加强和完善传染病医疗救治服务网络的建设

县级以上人民政府应当指定具备传染病救治条件和能力的医疗机构承担传染病救治任务，或者根据传染病救治需要设置传染病医院。

（二）医疗机构实施医疗救治的管理规定

医疗机构应当对传染病患者或者疑似传染病患者提供医疗救护、现场救援和接诊治疗，书写病历记录以及其他有关资料，并妥善保管。医疗机构应当实行传染病预检、分诊制度；对传染病患者、疑似传染病患者，应当引导至相对隔离的分诊点进行初诊。医疗机构不具备相应救治能力的，应当将患者及其病历记录复印件一并转至具备相应救治能力的医疗机构。具体办法由国务院卫生行政部门规定。

（三）提高医疗机构传染病医疗救治能力

医疗机构的基本标准、建筑设计和服务流程，应当符合预防传染病医院感染的要求；医疗机构应当按照规定对使用的医疗器械进行消毒；对按照规定一次使用的医疗器具，应当在使用后予以销毁；医疗机构应当按照国务院卫生行政部门规定的传染病诊断标准和治疗要求，采取相应措施，提高传染病医疗救治能力。

第三节 传染病的监督管理

一、监督管理

县级以上人民政府卫生行政部门对传染病防治工作履行下列监督检查职责：①对下级人民政府卫生行政部门履行本法规定的传染病防治职责进行监督检查；②对疾病预防控制机构、医疗机构的传染病防治工作进行监督检查；③对采供血机构的采供血活动进行监督检查；④对用于传染病防治的消毒产品及其生产单位进行监督检查，并对饮用水供水单位从事生产或者供应活动以及涉及饮用水卫生安全的产品进行监督检查；⑤对传染病菌种、毒种和传染病检测样本的采集、保藏、携带、运输、使用进行监督检查；⑥对公共场所和有关单位的卫生条件和传染病预防、控制措施进行监督检查。

省级以上人民政府卫生行政部门负责组织对传染病防治重大事项的处理。

二、保障措施

国务院及各级人民政府将对传染病防治工作给予政策及经费、人员待遇和物资等方面的支持和保障。

> **案 例**
>
> **传染病防治人人有责**
>
> 王某，河北省石家庄市某中西医结合诊所法人代表。2003年4月24日，王某收治发热患者成某，5天后，成某因治疗效果不明显转院，5月8日被省胸科医院确认为非典（SARS）病例。当时诊所负责人王某指派护士张某某护理治疗，致使张某某被直接感染。后王某因怕被吊销营业执照，于5月3日悄悄将张某某辞退，致使张某某在石家庄市滞留6天。这期间，王某与其电话联系过两次，却未

向有关部门汇报任何情况。张某某其后回到灵寿老家,私自输液进行治疗,先后与31人密切接触,涉及6个乡、9个村、4个单位,造成"非典"疫情传播,给社会带来严重危害。

请结合传染病防治法相关规定对王某的行为进行分析。

第四节　法律责任

传染病的预防与治疗关系到每个公民、社会和国家利益,各级有关部门、单位和个人必须严格依照法律规定各司其职,各尽其责。我国对违反传染病防治法律规定的行为将依法追究其责任,主要包括:行政责任、民事责任和刑事责任。

一、行政责任

地方各级人民政府、县级以上人民政府卫生行政部门、县级以上人民政府有关部门、疾病预防控制机构、医疗机构、采供血机构、国境卫生检疫机关、动物防疫机构、铁路、交通、民航经营单位未依照本法规定履行或未按规定及时履行传染病防治和保障职责的,有失职、渎职行为的,由其本级人民政府或上级人民政府卫生行政部门责令改正、通报批评、给予警告;上述行为造成传染病传播、流行或者其他严重后果的,对负有责任的主管人员和其他直接责任人员,依法给予降级、撤职、开除的处分,并可以依法吊销有关机构的执业许可证、有关责任人员的执业证书。

其他行政处罚的情况如下。

采供血机构非法采集血液或者组织他人出卖血液的,由县级以上人民政府卫生行政部门予以取缔,没收违法所得,可以并处十万元以下的罚款。

违反本法规定,有下列情形之一,导致或者可能导致传染病传播、流行的,由县级以上人民政府卫生行政部门责令限期改正,没收违法所得,可以并处五万元以下的罚款;已取得许可证的,原发证部门可以依法暂扣或者吊销许可证;构成犯罪的,依法追究刑事责任:①饮用水供水单位供应的饮用水不符合国家卫生标准和卫生规范的;②涉及饮用水卫生安全的产品不符合国家卫生标准和卫生规范的;③用于传染病防治的消毒产品不符合国家卫生标准和卫生规范的;④出售、运输疫区中被传染病病原体污染或者可能被传染病病原体污染的物品,未进行消毒处理的;⑤生物制品生产单位生产的血液制品不符合国家质量标准的。

违反本法规定,有下列情形之一的,由县级以上地方人民政府卫生行政部门责令改正,通报批评,给予警告,已取得许可证的,可以依法暂扣或吊销许可证;造成传染病传播、流行以及其他严重后果的,对负有责任的主管人员和其他直接责任人员，依法给予降级、撤职、开除的处分，并可以依法吊销有关责任人员的执业证书；构成犯罪的，依法追究刑事责任：①疾病预防控制机构、医疗机构和从事病原微生物实验的单位，不符合国家规定的条件和技术标准，对传染病病原体样本未按照规定进行严格管理，造成实验室感染和病原微生物扩散的；②违反国家有关规定，采集、保藏、携带、运输和使用传染病菌种、毒种和传染病检测样本的；③疾病预防控制机构、医疗机构未执行国家有关规定，导致因输入血液、使用血液制品引起经血液传播疾病发生的。

未经检疫出售、运输与人畜共患传染病有关的野生动物、家畜家禽的，由县级以上地方人民政府畜牧兽医行政部门责令停止违法行为，并依法给予行政处罚。

在国家确认的自然疫源地兴建水利、交通、旅游、能源等大型建设项目，未经卫生调查进行施工的，或者未按照疾病预防控制机构的意见采取必要的传染病预防、控制措施的，由县级以上人民政府卫生行政部门责令限期改正，给予警告，处五千元以上三万元以下的罚款；逾期不改正的，处三万元以上十万元以下的罚款，并可以提请有关人民政府依据职责权限，责令停建、关闭。

二、民事责任

单位和个人违反传染病防治法规定，导致传染病传播、流行，给他人人身、财产造成损害的，应当依法承担民事责任。

三、刑事责任

对于上述违反《传染病防治法》行为，情节严重，构成犯罪的，依照《刑法》追究刑事责任。

妨害传染病防治罪：违反传染病防治法的规定，有下列情形之一，引起甲类传染病传播或者有传播严重危险的，处三年以下有期徒刑或者拘役；后果特别严重的，处三年以上七年以下有期徒刑：①供水单位供应的饮用水不符合国家规定的卫生标准的；②拒绝按照卫生防疫机构提出的卫生要求，对传染病病原体污染的污水、污物、粪便进行消毒处理的；③准许或者纵容传染病患者、病原携带者和疑似传染病患者从事国务院卫生行政部门规定禁止从事的易使该传染病扩散的工作的；④拒绝执行卫生防疫机构依照传染病防治法提出的预防、控制措施的。

单位犯前款罪的，对单位判处罚金，并对其直接负责的主管人员和其他直接责任人员，依照前款的规定处罚。

传染病菌种、毒种扩散罪：从事实验、保藏、携带、运输传染病菌种、毒种的人员，违反国务院卫生行政部门的有关规定，造成传染病菌种、毒种扩散，后果严重的，处三年以下有期徒刑或者拘役；后果特别严重的，处三年以上七年以下有期徒刑。

违反国境卫生检疫规定，引起检疫传染病传播或者有传播严重危险的，处三年以下有期徒刑或者拘役，并处或者单处罚金。单位犯前款罪的，对单位判处罚金，并对其直接负责的主管人员和其他直接责任人员，依照前款的规定处罚。

明知自己患有梅毒、淋病等严重性病仍然卖淫、嫖娼的，处五年以下有期徒刑、拘役或者管制，并处罚金。

此外还有传染病防治失职罪、玩忽职守罪、制作血液制品事故罪等。

习　题

1. 简要回答我国传染病防治法的原则及适用范围。
2. 简述甲类传染病疫情报告方式及时限。
3. 请列举我国传染病预防管理制度。

（颜景霞）

第十三章 突发公共卫生事件应急处理法律制度

 学海导航

1. 掌握突发公共卫生事件的含义、特征，报告的程序和时限，应急控制措施。

2. 熟悉突发公共卫生事件应急预案的内容，违反条例的法律责任。

3. 了解应急工作的方针、原则。

《突发公共卫生事件应急条例》（以下简称《应急条例》）是依照《中华人民共和国传染病防治法》的规定，在总结防治非典型肺炎工作经验教训的基础上，借鉴国外的有益做法制定，2003 年 5 月 7 日经国务院第 7 次常务会议通过，5 月 9 日公布施行。《应急条例》共分六章，五十四条。

第一节 概 述

一、突发公共卫生事件的概念

（一）突发公共卫生事件含义

突发公共卫生事件是指突然发生，造成或者可能造成社会公众健康严重损害的重大传染病疫情、群体性不明原因疾病、重大食物和职业中毒以及其他严重影响公众健康的事件。

（二）突发公共卫生事件的特征

1. 具有突发性

突发公共卫生事件是突然发生的，是突如其来的，一般来讲，是不易预测的事件。例如，非典型肺炎的发生与传播，就是突如其来的公共卫生事件。

2. 具有公共卫生的属性

突发公共卫生事件针对的不是特定的人，而是不特定的社会群体。它的范围包括：重大的传染病疫情、群体性不明原因疾病、重大食物和职业中毒以及其他严重影响公众健康的事件。

3. 对公众健康的损害和影响要达到一定的程度

我们判断一个发生了的事件是否为突发公共卫生事件，除了要看其是否具备前两个特征外，还要看该事件是不是属于已经对社会公众健康造成严重损害的事件，或者从发展的趋势看，属于可能对公众健康造成严重影响的事件。

二、突发公共卫生事件法律制度的含义及其立法

（一）突发公共卫生事件法律制度的含义

突发公共卫生事件应急处理法律制度是国家适应社会发展和医疗卫生工作需要，在国务院领导亲自指导下制定的，明确规定了处理突发公共卫生事件的组织领导、遵循原则和各项制度、措施，明确了各级政府及有关部门、社会有关组织和公民在应对突发公共卫生事件工作中承担的责任和义务，及其违法行为的法律责任，进一步促进我国应对突发公共卫生事件工作实现制度化、法制化。

（二）法律的制定

《突发公共卫生事件应急条例》一方面根据防治"非典"工作新形势下出现的新情况、新问题，把传染病防治法等有关法律规定的一些制度具体化，进一步增强可操作性；另一方面针对前一阶段防治"非典"工作中暴露出的问题和薄弱环节，按照行政应急的特点，设立了一些新的制度、措施，特别是把党中央、国务院对防治"非典"所采取的一系列坚决、果断、有效的政策措施，通过行政法规的形式予以条文化、规范化，从法律角度进一步确立了应对突发公共卫生事件的快速处置机制，并强化了相应责任，提高了处置突发公共卫生事件的反应能力。

（三）立法目的及意义

突发公共卫生事件应急处理立法目的是在我国建立起"信息畅通、反应快捷、指挥有力、责任明确"的处理突发公共卫生事件的应急法律制度。有利于有效预防、及时控制和消除突发公共卫生事件的危害，保障公众身体健康与生命安全，维护正常的社会秩序。

《突发公共卫生事件应急条例》着重解决突发公共卫生事件应急处理工作中存在的信息渠道不畅、信息统计不准、应急反应不快、应急准备不足等问题，有利于建立统一、高效、有权威的突发公共卫生事件应急处理机制。

《突发公共卫生事件应急条例》的颁布实施是中国公共卫生事业发展史上的一个里程碑，标志着中国将突发公共卫生事件应急处理纳入了法制轨道。

三、突发公共卫生事件应急处理的方针和原则

（一）突发公共卫生事件应急工作应当遵循的方针

突发公共卫生事件应急工作应当遵循的方针是预防为主、常备不懈。

预防为主、常备不懈的方针，不仅是对各级卫生行政部门的要求，也是对各级人民政府及其有关部门的要求。由于突发公共卫生事件是突然发生的，很多具有不可预见性，但是突发公共卫生事件并不是完全不可以预防的。因此，各级政府及其有关部门要对各类可能发生突发公共卫生事件的情况进行分析、预测，有针对性地制定应急处理预案，采取相应的预防措施，防范突发公共卫生事件的发生。

（二）突发公共卫生事件应急工作应当贯彻的原则

突发公共卫生事件应急工作应当贯彻统一领导、分级负责，反应及时、措施果断，依靠科学、加强合作的原则。

统一领导，分级负责。在突发公共卫生事件的应急处理的各项工作中，由应急处理指挥部的总指挥统一领导和指挥，各有关部门都要在突发公共卫生事件应急处理指挥部的领导下，按照应急预案规定的工作方案以及应急处理指挥部根据突发公共卫生事件的具体情况作出的部署，开展各项与本部门有关的应急工作。全国性的和跨省的突发公共卫生事件应急处理工作由中央负责，国务院设立全国突发公共卫生事件应急处理指挥部，负责统一领导和指挥；属于地方突发公共卫生事件的，由地方负责，突发公共卫生事件发生地的省级人民政府要设立地方突发公共卫生事件应急处理指挥部，负责统一领导和指挥。

反应及时、措施果断。要求在突发公共卫生事件发生后，有关人民政府及其有关部门应当及时作出反应，应该积极主动地作出反应，立即了解情况，组织调查，采取必要的控制措施。果断处理所发生的事件，不可优柔寡断、玩忽职守，贻误处理的最佳时机。

依靠科学、加强合作。处理突发公共卫生事件要尊重、依靠科学，各有关部门、科研单位、学校等都要通力合作，资源共享。

（三）突发公共卫生事件的分级

根据突发公共卫生事件性质、危害程度、涉及范围，突发公共卫生事件划分为特别重大（Ⅰ级）、重大（Ⅱ级）、较大（Ⅲ级）和一般（Ⅳ级）四级。

1. 特别重大突发公共卫生事件（Ⅰ级）

（1）肺鼠疫、肺炭疽在大、中城市发生并有扩散趋势，或肺鼠疫、肺炭疽疫情波及两个以上的省份，并有进一步扩散趋势。

（2）发生传染性非典型肺炎、人感染高致病性禽流感病例，并有扩散趋势。

（3）涉及多个省份的群体性不明原因疾病，并有扩散趋势。

（4）发生新传染病或我国尚未发现的传染病发生或传入，并有扩散趋势，或发现我国已消灭的传染病重新流行。

（5）发生烈性病菌株、毒株、致病因子等丢失事件。

（6）周边以及与我国通航的国家和地区发生特大传染病疫情，并出现输入性病例，严重危及我国公共卫生安全的事件。

（7）国务院卫生行政部门认定的其他特别重大突发公共卫生事件。

2. 重大突发公共卫生事件（Ⅱ级）

（1）在一个县（市）行政区域内，一个平均潜伏期内（6天）发生5例以上肺鼠疫、肺炭疽病例；或者相关联的疫情波及两个以上的县（市）。

（2）发生传染性非典型肺炎、人感染高致病性禽流感疑似病例。

（3）腺鼠疫发生流行，在一个市（地）行政区域内，一个平均潜伏期内多点连续发病20例以上，或流行范围波及两个以上市（地）。

（4）霍乱在一个市（地）行政区域内流行，1周内发病30例以上，或波及两个以上市（地），有扩散趋势。

（5）乙类、丙类传染病波及两个以上县（市），1周内发病水平超过前5年同期平均发病水平两倍以上。

（6）我国尚未发现的传染病发生或传入，尚未造成扩散。

（7）发生群体性不明原因疾病，扩散到县（市）以外的地区。

（8）发生重大医源性感染事件。

（9）预防接种或群体预防性服药出现人员死亡。

（10）一次食物中毒人数超过100人并出现死亡病例，或出现10例以上死亡病例。

（11）一次发生急性职业中毒50人以上，或死亡5人以上。

（12）境内外隐匿运输、邮寄烈性生物病原体、生物毒素造成我境内人员感染或死亡的。

（13）省级以上人民政府卫生行政部门认定的其他重大突发公共卫生事件。

3. 较大突发公共卫生事件（Ⅲ级）

（1）发生肺鼠疫、肺炭疽病例，一个平均潜伏期内病例数未超过5例，流行范围在一个县（市）行政区域以内。

（2）腺鼠疫发生流行，在一个县（市）行政区域内，一个平均潜伏期内连续发病10例以上，或波及两个以上县（市）。

（3）霍乱在一个县（市）行政区域内发生，1周内发病10～29例，或波及两个以上县（市），或市（地）级以上城市的市区首次发生。

（4）一周内在一个县（市）行政区域内，乙、丙类传染病发病水平超过前5年同期平均发病水平1倍以上。

（5）在一个县（市）行政区域内发现群体性不明原因疾病。

（6）一次食物中毒人数超过100人，或出现死亡病例。

（7）预防接种或群体预防性服药出现群体心因性反应或不良反应。

（8）一次发生急性职业中毒10～49人，或死亡4人以下。

（9）市（地）级以上人民政府卫生行政部门认定的其他较大突发公共卫生事件。

4. 一般突发公共卫生事件（Ⅳ级）

（1）腺鼠疫在一个县（市）行政区域内发生，一个平均潜伏期内病例数未超过 10 例。霍乱在一个县（市）行政区域内发生，1 周内发病 9 例以下。

（2）一次食物中毒人数 30～99 人，未出现死亡病例。一次发生急性职业中毒 9 人以下，未出现死亡病例。

（3）县级以上人民政府卫生行政部门认定的其他一般突发公共卫生事件。

四、各级政府及有关部门的职责

（一）国务院的职责

突发公共卫生事件发生后，国务院设立全国突发公共卫生事件应急处理指挥部，由国务院有关部门和军队有关部门组成，国务院主管领导人担任总指挥，负责对全国突发公共卫生事件应急处理的统一领导、统一指挥。

（二）国务院卫生行政部门和其他有关部门的职责

国务院卫生行政主管部门和其他有关部门，在各自的职责范围内做好突发公共卫生事件应急处理的有关工作。

（三）省、自治区、直辖市人民政府的职责

突发公共卫生事件发生后，省、自治区、直辖市人民政府成立地方突发公共卫生事件应急处理指挥部，省、自治区、直辖市人民政府主要领导人担任总指挥，负责领导、指挥本行政区域内突发公共卫生事件应急处理工作。

（四）县级以上地方人民政府卫生行政主管部门的职责

县级以上地方人民政府卫生行政主管部门，具体负责组织突发公共卫生事件的调查、控制和医疗救治工作。县级以上地方人民政府有关部门，在各自的职责范围内做好突发公共卫生事件应急处理的有关工作。县级以上各级人民政府应当组织开展防治突发公共卫生事件相关科学研究，建立突发公共卫生事件应急流行病学调查、传染源隔离、医疗救护、现场处置、监督检查、监测检验、卫生防护等有关物资、设备、设施、技术与人才资源储备，所需经费列入本级政府财政预算。

国务院有关部门和县级以上地方人民政府及其有关部门，应当建立严格的突发公共卫生事件防范和应急处理责任制，切实履行各自的职责，保证突发公共卫生事件应急处理工作的正常进行。

（五）县级以上各级人民政府的职责

县级以上各级人民政府及其卫生行政主管部门，应当对参加突发公共卫生事件应急处理的医疗卫生人员，给予适当补助和保健津贴；对参

加突发公共卫生事件应急处理作出贡献的人员，给予表彰和奖励；对因参与应急处理工作致病、致残、死亡的人员，按照国家有关规定，给予相应的补助和抚恤。

（六）其他特殊政策

国家鼓励、支持开展突发公共卫生事件监测、预警、反应处理有关技术的国际交流与合作。

第二节　突发公共卫生事件的预防与应急准备

一、制定突发公共卫生事件应急预案

突发公共卫生事件应急预案是指经一定程序制定的处置突发事件的事先方案。编制突发公共卫生事件应急预案的目的是有效预防、及时控制和消除突发公共卫生事件及其危害，指导和规范各类突发公共卫生事件的应急处理工作，最大限度地减少危害，保障公众身心健康与生命安全。

（一）应急预案制定的部门及要求

国务院卫生行政主管部门按照分类指导、快速反应的要求，制定全国突发公共卫生事件应急预案，报请国务院批准。

省、自治区、直辖市人民政府根据全国突发公共卫生事件应急预案，结合本地实际情况，制定本行政区域的突发公共卫生事件应急预案。

（二）应急预案的主要内容

根据《突发公共卫生事件应急条例》规定，全国突发公共卫生事件应急预案应当包括以下主要内容：①应急处理指挥部的组成和相关部门的职责；②事件的监测与预警；③信息的收集、分析、报告、通报制度；④应急处理技术和监测机构及其任务；⑤突发公共卫生事件的分级和应急处理工作方案；⑥突发公共卫生事件预防、现场控制，应急设施、设备、救治药品和医疗器械以及其他物资和技术的储备与调度；⑦突发公共卫生事件应急处理专业队伍的建设和培训。

突发公共卫生事件应急预案应当根据突发公共卫生事件的变化和实施中发现的问题及时进行修订、补充。

二、突发公共卫生事件预防与监测

（一）开展日常预防宣传教育

地方各级人民政府应当依照法律、行政法规的规定，做好传染病预防和其他公共卫生工作，防范突发公共卫生事件的发生。县级以上各级人民政府卫生行政主管部门和其他有关部门，应当对公众开展突发公共卫生事件应急知识的专门教育，增强全社会对突发公共卫生事件的防范意识和应对能力。

（二）建立预防控制体系

国家建立统一的突发公共卫生事件预防控制体系。县级以上地方人民政府应当建立和完善突发公共卫生事件监测与预警系统。县级以上各级人民政府卫生行政主管部门，应当指定机构负责开展突发公共卫生事件的日常监测，并确保监测与预警系统的正常运行。

（三）监测与预警工作要求

监测与预警工作应当根据突发公共卫生事件的类别，制定监测计划，科学分析、综合评价监测数据。对早期发现的潜在隐患以及可能发生的突发公共卫生事件，应当依照本条例规定的报告程序和时限及时报告。

三、突发公共卫生事件应急准备

（一）储备应急物资

国务院有关部门和县级以上地方人民政府及其有关部门，应当根据突发公共卫生事件应急预案的要求，保证应急设施、设备、救治药品和医疗器械等物资储备。

（二）加强急救医疗服务网络的建设

县级以上各级人民政府应当加强急救医疗服务网络的建设，配备相应的医疗救治药物、技术、设备和人员，提高医疗卫生机构应对各类突发公共卫生事件的救治能力。

设区的市级以上地方人民政府应当设置与传染病防治工作需要相适应的传染病专科医院，或者指定具备传染病防治条件和能力的医疗机构承担传染病防治任务。

（三）定期开展培训和演练

县级以上地方人民政府卫生行政主管部门，应当定期对医疗卫生机构和人员开展突发公共卫生事件应急处理相关知识、技能的培训，定期组织医疗卫生机构进行突发公共卫生事件应急演练，推广最新知识和先进技术。

第三节 突发公共卫生事件应急处理

案 例

2007 年 9 月 21 日 23：36 分，"120"指挥调度中心接到求救电话，诉：银川市金凤区宝湖路与亲水南街交叉路口一辆大型运输车与一辆小轿车发生相撞车祸，死伤 8 人。

23：37分，"120"指挥调度室急派当班3辆救护车9名医疗急救人员，奔赴事故现场。迅速启动中心大型突发公共卫生事件应急预案，同时上报中心领导及市卫生局。并调派急救备班人员迅速到岗，处置当班的医疗急救任务。

23：44分急救车辆及人员到达现场，见现场轿车严重损坏变形，车内人员伤情严重，无法抬出。给急救工作带来障碍，立即请求"119"联动救援。医疗急救人员迅速进行检伤，确定有8名伤员，其中7人因严重车祸重度颅脑毁损伤、胸腹联合伤致呼吸心跳停止，出现不可逆死亡表现，已失去救治意义。另有1名伤员为严重多发伤，处于深昏迷状态，自主呼吸浅弱，心率150次/min、血压60/40mmHg。因患者下肢被卡在变形的车内无法抬出，将患者上半身平卧在急救平车上，迅速开放静脉通路、快速补液纠正休克、置口咽通气管面罩加压吸氧、颈围固定头颈部、伤处止血包扎、骨折夹板固定、动态监护各项生命体征。经过1小时20分钟消防官兵切割开轿车取出伤者后，维持生命体征基本平稳后，紧急转送到宁夏医科大学附属医院ICU，进一步救治。

请对案例中突发公共卫生事件的应急处理情况进行分析与思考。

一、应急预案启动程序

（一）专家评估

突发公共卫生事件发生后，卫生行政主管部门应当组织专家对突发公共卫生事件进行综合评估，初步判断突发公共卫生事件的类型，提出是否启动突发公共卫生事件应急预案的建议。

（二）批准实施

在全国范围内或者跨省、自治区、直辖市范围内启动全国突发公共卫生事件应急预案，由国务院卫生行政主管部门报国务院批准后实施。省、自治区、直辖市启动突发公共卫生事件应急预案，由省、自治区、直辖市人民政府决定，并向国务院报告。

（三）督察和指导

全国突发公共卫生事件应急处理指挥部对突发公共卫生事件应急处理工作进行督察和指导，地方各级人民政府及其有关部门应当予以配合。

省、自治区、直辖市突发公共卫生事件应急处理指挥部对本行政区域内突发公共卫生事件应急处理工作进行督察和指导。

（四）突发公共卫生事件的技术调查、确证、处置、控制和评价工作

由省级以上人民政府卫生行政主管部门或者其他有关部门指定的突

发公共卫生事件应急处理专业技术机构负责。

（五）法定传染病的宣布

新发现的突发传染病由国务院卫生行政主管部门对及时宣布为法定传染病；甲类传染病的宣布，由国务院决定。

（六）应急预案启动前后相关部门职责

应急预案启动前，县级以上各级人民政府有关部门应当根据突发公共卫生事件的实际情况，做好应急处理准备，采取必要的应急措施。

应急预案启动后，突发公共卫生事件发生地的人民政府有关部门，应当根据预案规定的职责要求，服从突发公共卫生事件应急处理指挥部的统一指挥，立即到达规定岗位，采取有关的控制措施。

医疗卫生机构、监测机构和科学研究机构，应当服从突发公共卫生事件应急处理指挥部的统一指挥，相互配合、协作，集中力量开展相关的科学研究工作。

二、应急控制措施

突发公共卫生事件发生后，国务院有关部门和县级以上地方人民政府及其有关部门，应当保证突发公共卫生事件应急处理所需的医疗救护设备、救治药品、医疗器械等物资的生产、供应；铁路、交通、民用航空行政主管部门应当保证及时运送。根据突发公共卫生事件应急处理的需要，突发公共卫生事件应急处理指挥部有权紧急调集人员、储备的物资、交通工具以及相关设施、设备；必要时，对人员进行疏散或者隔离，依法对传染病疫区实行封锁；可以对食物和水源采取控制措施。

县级以上地方人民政府卫生行政主管部门应当对突发公共卫生事件现场等采取控制措施，宣传突发公共卫生事件防治知识，及时对易受感染的人群和其他易受损害的人群采取应急接种、预防性投药、群体防护等措施。

参加突发公共卫生事件应急处理的工作人员，应当按照预案的规定，采取卫生防护措施，并在专业人员的指导下进行工作。

国务院卫生行政主管部门或者其他有关部门指定的专业技术机构，有权进入突发公共卫生事件现场进行调查、采样、技术分析和检验，对地方突发公共卫生事件的应急处理工作进行技术指导，有关单位和个人应当予以配合；任何单位和个人不得以任何理由予以拒绝。

对新发现的突发传染病、不明原因的群体性疾病、重大食物和职业中毒事件，国务院卫生行政主管部门应当尽快组织力量制定相关的技术标准、规范和控制措施。交通工具上发现根据国务院卫生行政主管部门的规定需要采取应急控制措施的传染病患者、疑似传染病患者，其负责人应当以最快的方式通知前方停靠点，并向交通工具的营运单位报告。

交通工具的前方停靠点和营运单位应当立即向交通工具营运单位行政主管部门和县级以上地方人民政府卫生行政主管部门报告。卫生行政主管部门接到报告后，应当立即组织有关人员采取相应的医学处置措施。交通工具上的传染病患者密切接触者，由交通工具停靠点的县级以上各级人民政府卫生行政主管部门或者铁路、交通、民用航空行政主管部门，根据各自的职责，依照传染病防治法律、行政法规的规定，采取控制措施。

涉及国境口岸和入出境的人员、交通工具、货物、集装箱、行李、邮包等需要采取传染病应急控制措施的，依照国境卫生检疫法律、行政法规的规定办理。

三、应急处理措施

医疗卫生机构应当对因突发公共卫生事件致病的人员提供医疗救护和现场救援，对就诊者必须接诊治疗，并书写详细、完整的病历记录；按照规定对需要转送的患者，应当将患者及其病历记录的复印件转送至接诊的或者指定的医疗机构。医疗卫生机构内应当采取卫生防护措施，防止交叉感染和污染。医疗卫生机构应当对传染病患者密切接触者采取医学观察措施；医疗机构收治传染病患者、疑似传染病患者，应当依法报告所在地的疾病预防控制机构。接到报告的疾病预防控制机构应当立即对可能受到危害的人员进行调查，根据需要采取必要的控制措施。

街道、乡镇以及居民委员会、村民委员会在传染病暴发、流行时，应当组织力量，团结协作，群防群治，协助做好疫情信息的收集和报告、人员的分散隔离、公共卫生措施的落实工作，向居民、村民宣传传染病防治的相关知识。

对传染病暴发、流行区域内流动人口，突发公共卫生事件发生地的县级以上地方人民政府应当做好预防工作，落实有关卫生控制措施；对传染病患者和疑似传染病患者，应当采取就地隔离、就地观察、就地治疗的措施。有关部门、医疗卫生机构应当对传染病做到早发现、早报告、早隔离、早治疗，切断传播途径，防止扩散。县级以上各级人民政府应当提供必要资金，保障及时、有效的救治。

在突发公共卫生事件中需要接受隔离治疗、医学观察措施的患者、疑似患者和传染病患者密切接触者在卫生行政主管部门或者有关机构采取医学措施时应当予以配合；拒绝配合的，由公安机关依法协助强制执行。

第四节　突发公共卫生事件的报告和信息发布

一、突发事件应急报告及通报制度

（一）报告

1. 需要报告的情形

①发生或者可能发生传染病暴发、流行的；②发生或者发现不明原因的群体性疾病的；③发生传染病菌种、毒种丢失的；④发生或者可能发生重大食物和职业中毒事件的。

2. 报告的主体

①突发公共卫生事件监测机构；②医疗卫生机构；③有关单位和个人；④卫生行政主管部门以及县级以上人民政府逐级报告。

3. 时限和程序

报告主体发现有上述需要报告规定情形之一的，应当在 2 小时内向所在地县级人民政府卫生行政主管部门报告；接到报告的卫生行政主管部门应当在 2 小时内向本级人民政府报告，并同时向上级人民政府卫生行政主管部门和国务院卫生行政主管部门报告。

县级人民政府应当在接到报告后 2 小时内向设区的市级人民政府或者上一级人民政府报告；设区的市级人民政府应当在接到报告后 2 小时内向省、自治区、直辖市人民政府报告。

省、自治区、直辖市人民政府应当在接到报告 1 小时内，向国务院卫生行政主管部门报告。

国务院卫生行政主管部门对可能造成重大社会影响的突发公共卫生事件，应当立即向国务院报告。

4. 任何单位和个人

对突发公共卫生事件，不得隐瞒、缓报、谎报或者授意他人隐瞒、缓报、谎报。

（二）调查核实

接到报告的地方人民政府、卫生行政主管部门依照本条例规定报告的同时，应当立即组织力量对报告事项调查核实、确证，采取必要的控制措施，并及时报告调查情况。

（三）通报

国务院卫生行政主管部门应当根据发生突发公共卫生事件的情况，及时向国务院有关部门和各省、自治区、直辖市人民政府卫生行政主管部门以及军队有关部门通报。突发公共卫生事件发生地的省、自治区、直辖市人民政府卫生行政主管部门，应当及时向毗邻省、自治区、直辖市人民政府卫生行政主管部门通报。

接到通报的省、自治区、直辖市人民政府卫生行政主管部门，必要时应当及时通知本行政区域内的医疗卫生机构。

县级以上地方人民政府有关部门，已经发生或者发现可能引起突发公共卫生事件的情形时，应当及时向同级人民政府卫生行政主管部门通报。

（四）举报

国家建立突发公共卫生事件举报制度，公布统一的突发公共卫生事件报告、举报电话。

任何单位和个人有权向人民政府及其有关部门报告突发公共卫生事件隐患，有权向上级人民政府及其有关部门举报地方人民政府及其有关部门不履行突发公共卫生事件应急处理职责，或者不按照规定履行职责的情况。接到报告、举报的有关人民政府及其有关部门，应当立即组织对突发公共卫生事件隐患、不履行或者不按照规定履行突发公共卫生事件应急处理职责的情况进行调查处理。

对举报突发公共卫生事件有功的单位和个人，县级以上各级人民政府及其有关部门应当予以奖励。

二、应急处理的信息发布

国家建立突发公共卫生事件的信息发布制度。国务院卫生行政主管部门负责向社会发布突发公共卫生事件的信息。必要时，可以授权省、自治区、直辖市人民政府卫生行政主管部门向社会发布本行政区域内突发公共卫生事件的信息。信息发布应当及时、准确、全面。

第五节　法律责任

在突发公共卫生事件预防与应急管理过程中违反法律规定、不履行或不及时、不正确履行法定义务的行政部门、医疗机构、单位和个人将依法追究责任。

一、各级政府及有关行政部门法律责任

县级以上地方人民政府及其卫生行政主管部门未依照本条例的规定履行报告职责，对突发公共卫生事件隐瞒、缓报、谎报或者授意他人隐瞒、缓报、谎报的；国务院有关部门、县级以上地方人民政府及其有关部门未依照本条例的规定，完成突发公共卫生事件应急处理所需要的设施、设备、药品和医疗器械等物资的生产、供应、运输和储备的；突发公共卫生事件发生后，县级以上地方人民政府及其有关部门对上级人民政府有关部门的调查不予配合，或者采取其他方式阻碍、干涉调查的；县级以上各级人民政府卫生行政主管部门和其他有关部门在突发公共卫生事件调查、控制、医疗救治工作中玩忽职守、失职、渎职的；县级以

上各级人民政府有关部门拒不履行应急处理职责的。

以上情况由同级人民政府或者上级人民政府有关部门责令改正、通报批评、给予警告；对主要负责人、负有责任的主管人员和其他责任人员依法给予降级、撤职的行政处分；造成传染病传播、流行或者对社会公众健康造成其他严重危害后果的，依法给予开除的行政处分；构成犯罪的，依法追究刑事责任。

二、医疗卫生机构法律责任

医疗卫生机构有下列行为之一的，由卫生行政主管部门责令改正、通报批评、给予警告；情节严重的，吊销"医疗机构执业许可证"；对主要负责人、负有责任的主管人员和其他直接责任人员依法给予降级或者撤职的纪律处分；造成传染病传播、流行或者对社会公众健康造成其他严重危害后果，构成犯罪的，依法追究刑事责任：①未依照本条例的规定履行报告职责，隐瞒、缓报或者谎报的；②未依照本条例的规定及时采取控制措施的；③未依照本条例的规定履行突发公共卫生事件监测职责的；④拒绝接诊患者的；⑤拒不服从突发公共卫生事件应急处理指挥部调度的。

三、有关单位和个人的法律责任

在突发公共卫生事件应急处理工作中，隐瞒、缓报或者谎报，阻碍突发公共卫生事件应急处理工作人员执行职务，拒绝国务院卫生行政主管部门或者其他有关部门指定的专业技术机构进入突发公共卫生事件现场，或者不配合调查、采样、技术分析和检验的，对有关责任人员依法给予行政处分或者纪律处分；触犯《中华人民共和国治安管理处罚法》，构成违反治安管理行为的，由公安机关依法予以处罚；构成犯罪的，依法追究刑事责任。

在突发公共卫生事件发生期间，散布谣言、哄抬物价、欺骗消费者，扰乱社会秩序、市场秩序的，由公安机关或者工商行政管理部门依法给予行政处罚；构成犯罪的，依法追究刑事责任。

习　题

1. 什么叫突发公共卫生事件？
2. 全国突发公共卫生事件应急预案的内容有哪些？
3. 说明突发公共卫生事件应急报告的程序和时限。

（颜景霞）

第十四章　其他卫生法律制度

学海导航

1. 掌握药品管理、食品安全、血液管理的相关立法及法律规定。

2. 熟悉母婴保健、计划生育、初级卫生保健等法的相关立法及法律规定。

3. 了解医疗器械监督管理、红十字会、初级卫生保健等法的相关立法及法律规定。

第一节　药品管理法律制度

一、概述

（一）药品管理法的概念

药品管理法是调整药品监督管理，确保药品质量，增进药品疗效，保障用药安全，维护人体健康活动中产生的各种社会关系的法律规范总和。一切在中华人民共和国境内从事药品的研制、生产、经营、使用和监督的单位或者个人都为药品管理法的调整对象。

（二）药品管理法的立法

1950 年 11 月，为配合禁止鸦片烟毒工作和解决旧中国遗留的伪劣假冒药品充斥市场的情况，卫生部颁布《麻醉药品管理暂行办法》，这是我国药品管理的第一个行政法规。1963 年，卫生部、化工部、商业部联合发布了我国药品管理的第一个综合性法规《关于加强药政管理的若干规定（草案）》。1984 年 9 月 10 日第六届全国人大常委会第 7 次会议通过了《中华人民共和国药品管理法》，这是新中国成立以来我国第一部药品管理法律。2001 年 2 月 28 日，第九届全国人大常委会第 20 次会议通过了修订后的《药品管理法》，并于 2001 年 12 月 1 日起施行。为保证《药品管理法》的有效实施，国务院先后制定和颁布了诸多部门规章。同时，各省、自治区、直辖市也相应制定了一系列有关药品管理的地方性法规和规章，从而形成了比较完备的药品监督管理法律体系。

二、药品管理的法律规定

（一）药品标准

药品标准，是指国家对药品质量规格及检验方法所做的技术性规范，由一系列反映药品特征的参数和技术指标组成，是药品生产、经营、供应、使用、检验和管理部门必须共同遵循的法定依据。我国实行国家药品标准制度。《药品管理法》规定，药品必须符合国家的药品标准。只有符合国家药品标准的药品才是合格药品，方可销售、使用。国务院药品监督管理部门颁布的《中华人民共和国药典》和药品标准为国家药品标准。

国家药品标准还包括其不可分割组成部分的国家药品标准品、对照品。国家药品标准品、对照品，是作为药品检验对照用的标准物质，是国家药品标准的物质基础，是控制药品质量必不可少的工具。鉴于国家药品标准品、对照品的重要性，《药品管理法》规定，国务院药品监督机构管理部门的药检机构，即中国药品生物制品检定所负责标定国家药品标准、对照品。《药品管理法》规定，列入国家药品标准的药品名称为药品通用名称。已经作为通用名称的，该名称不得作为药品商标使用。

（二）药品注册

药品注册，指国家食品药品监督管理局根据药品注册申请人的申请，依照法定程序，对拟上市销售的药品的安全性、有效性、质量可控性等进行系统评价，并决定是否同意其申请的审批过程。为保证药品的安全、有效和质量可控，规范药品注册行为，2007 年 7 月国家食品药品监督管理局发布了《药品注册管理办法》，2008 年 1 月又发布了《中药注册管理补充规定》。

1. 药品注册的原则和制度

《药品管理法》规定，国家鼓励研究和创新制药，保护公民、法人和其他组织研究、开发新药的合法权益。《药品注册管理办法》规定，药品注册工作应当遵循公开、公平、公正的原则。国家食品药品监督管理局对药品注册实行主审集体负责制、相关人员公示制和回避制、责任追究制、受理、检验、审评、审批、送达等环节接受社会监督。在药品注册过程中，药品监督管理部门认为涉及公共利益的重大许可事项，应当向社会公告，并举行听证。行政许可直接涉及申请人与他人之间重大利益关系的，药品监督管理部门在作出行政许可决定前，应当告知申请人、利害关系人享有要求听证、陈述和申辩的权利。药品监督管理部门应当向申请人提供可查询的药品注册受理、检查、检验、审评、审批的进度和结论等信息。药品监督管理部门应当在行政机关网站或者注册申请受理场所公开下列信息：①药品注册申请事项、程序、收费标准和依据、时限，需要提交的全部材料目录和申请书示范文本；②药品注册受理、检查、检验、审评、审批各环节人员名单和相关信息；③已批准的药品目录等综合信息。药品监督管理部门、相关单位以及参与药品注册工作的人员，对申请人提交的技术秘密和实验数据负有保密的义务。

2. 药品注册申请的内容

药品注册申请包括新药申请、仿制药申请、进口药申请、补充申请和再注册申请。境内申请人申请药品注册按照新药申请、仿制药申请的程序和要求办理，境外申请人申请药品注册按照进口药品申请程序和要求办理。

新药申请是指未曾在中国境内上市销售的药品的注册申请。已上市药品改变剂型、改变给药途径、增加新适应证的药品按照新药申请程序申报。国务院药品监督管理部门对创制的新药、治疗疑难危重疾病的新药的注册申请实行特殊审批。

仿制药申请是指生产国家食品药品监督管理局已批准上市的已有国家标准的药品注册申请，但是生物制品按照新药申请程序申报。

进口药品申请是指在境外生产的药品在中国境内上市销售的注册申请。

补充申请是指新药申请、仿制药申请或者进口药品申请经批准后，改变、增加或取消原批准事项或内容的注册申请。

再注册申请是指药品批准证明文件有效期满后，申请人拟继续生产或进口该药品的注册申请。

（三）新药、仿制药管理

1. 新药管理

新药是指未曾在我国境内上市销售的药品，已上市销售的药品改变剂型、改变给药途径、增加新的适应证或制成新的复方制剂按新药管理。《药品注册管理办法》规定，新药注册申报与审批分为临床试验申报审批和生产上市申报审批两个阶段。两次申报与审批均由省级药品监督管理部门受理，最终由国家食品药品监督管理局审批。办法还对新药科技成果的权局和转让等作了规定。

新药临床试验申请与审批申请人完成临床前研究后，填写《药品注册申请表》，向所在地省级药品监督管理部门如实报送有关材料。省级药品监督管理部门对申报资料进行形式审查，提出审查意见，并将审查意见、核查报告、申报资料等送交国家食品药品监督管理局药品审评中心。国家食品药品监督管理局依据技术审评意见作出审批决定。符合规定的，发给《药物临床试验批件》；不符合规定，不予批准，发给《审批意见通知件》，并说明理由。

新药生产申请与审批申请人完成药物临床试验后，填写《药品注册申请表》，向所在地省级药品监督管理部门报送申请的申报资料，并同时向中国药品生物制品检定所报送制备标准品的原材料及有关标准物质的研究资料。省级药品监督管理部门对申报资料进行形式审查，提出审查意见，并在规定的时限内将审查意见、核查报告及申报资料送交国家食品药品监督管理局药品审评中心。国家食品药品监督管理局药品审评中心依据技术审评意见、样品生产现场检查报告和样品检验结果，形成综合审评意见，作出审批决定。符合规定的，发给新药证书，申请人已持有"药品生产许可证"并具备生产条件的，同时发给药品批准文号。

2. 仿制药管理

仿制药品，是指仿制国家已经批准正式生产、并载于国家药品标准（包括《中国生物制品规程》）的品种。《药品注册管理办法》规定，申请生产仿制药的审批程序，与新药申报程序相似。

（四）药品进出口管理

1. 进口药品管理

药品进口，须经国务院药品监督管理部门组织审查，经审查确认符合质量标准，安全有效的，方可批准进口，并发给进口药品注册证书。禁止进口疗效不明确、不良反应大或者其他原因危害人体健康的药品。医疗单位临床急需或者个人自用进口的少量药品，按照国家有关规定办理进口手续。

国务院药品监督管理部门对下列药品在销售前或者进口时，指定药品检验机构进行检验；检验不合格的，不得销售或者进口：①国务院药品监督管理部门规定的生物制品；②首次在中国销售的药品；③国务院规定的其他药品。

药品必须从允许药品进口的口岸进口，并由进口药品的企业向口岸所在地药品监督管理部门登记备案。海关凭药品监督管理部门出具的"进口药品通关单"放行。无"进口药品通关单"的，海关不得放行。药品通关时，由口岸所在地药品监督管理部门通知药品检验机构按照国务院药品监督管理部门的规定进行抽查检验。检验不合格的不得进口。

2. 出口药品管理

为保证出口药品的质量，规范药品出口，凡我国制造销售的药品，经省级药品监督管理部门审查批准后，并办理相关手续才能出口。未经批准不得组织药品出口。对国内供应不足的药品，国务院有权限制或者禁止出口。进口、出口麻醉药品和国家规定范围的精神药品，必须持有国务院药品监督管理部门发给的"进口准许证"、"出口准许证"。

（五）药品审评

对药品进行评审，包括通过临床用药评定新药，对老药进行再评价，淘汰危害严重、疗效不确切或不合理的组方是药品管理的重要内容。《药品管理法》规定，国务院药品监督管理部门组织药学、医学和其他技术人员，对新药进行审评，对已经批准生产的药品进行再评价。通过新药评定和药品再评价，对于疗效肯定、临床应用广泛的药品或者疗效较好或有一定疗效而临床需要的药品应当积极组织生产和科研改进；对于疗效不明确、不良反应大或者其他原因危害人民健康的药品，应当撤销其批准文号，已被撤销批准文号的药品，不得继续生产和销售；已经生产的，由当地药品监督管理部门监督销毁或者处理。通过药品审评淘汰不合格药品，保障人民用药安全。

（六）药品分类管理

《药品管理法》规定，国家对药品实行处方药与非处方药分类管理制度。处方药，是指必须凭具有处方资格的医师开具的处方方可调配、购买和使用，并须在医务人员指导和监控下使用的药品。非处方药，是指由国务院药品监督管理部门公布的，不需要凭执业医师和执业助理医师处方，消费者可以自行判断、购买和使用的药品。

（七）药品储备

《药品管理法》规定，国家实行药品储备制度。国内发生重大灾情、疫情及其他突发事件时，国务院规定的部门可以紧急调用企业药品。我国自 1997 年起，在中央统一策划、统一规划、统一组织实施的原则下，改革现行的国家药品储备体制，建立中央和地方两级医药储备制度，实行动态储备、有偿调用的体制。中央医药储备主要负责重大灾情、疫情及重大突发事故和战略储备所需的特种、专项药品；地方医药储备主要负责储备地区性或一般灾情、疫情及突发事件和地方常见病、多发病防治所需的药品。

（八）禁止生产和销售假药与劣药

1. 禁止生产和销售假药

假药是指药品所含成分与国家药品标准规定的成分不符，以及以非药品冒充药品或者以他种药品冒充此种药品。有下列情形之一的为假药或视为假药：①药品所含成分与国家药品标准的成分不符；②以非药品冒充药品或者以他种药品冒充此种药品的；③国务院药监督管理部门规定禁止使用的；④依照《药品管理法》必须批准而未经批准生产、进口，或者依法必须检验而未经检验即销售的；⑤变质的；⑥被污染的；⑦使用依照《药品管理法》必须取得批准文号而未取得批准文号的原料药生产的；⑧所标明的适应证或者功能主治超出规定范围的。

 进步阶梯

我国药品管理规范问题

GMP 是英文 Good Manufacturing Practice 的缩写，意思是药品生产质量管理规范。它是一套行业强制性标准，要求企业从原料、人员、设施设备、生产过程、包装运输、质量控制等方面按国家 GMP 法规达到工艺、质量要求，形成一套可操作的作业规范帮助企业及时发现生产过程中存在的问题，并加以纠正。

有媒体报道，2002年年底，某药厂就已经"全厂通过GMP认证"。"其实，GMP并不是针对药厂进行的认证，而是针对某一种药品，只能说是某药厂生产的某种药品通过了GMP认证。

GMP规范的制定，是建立在对生产过程科学理解的基础上。因此，随着制药业科学和技术进展，GMP规范也要不断更新。我国目前的GMP制定于1998年，从目前的情况看，已不能完全适应我国药品生产质量管理的要求，需要更新。

我国目前GMP还存在一个重要的问题，就是只重视对制度和规范本身的要求，而缺少对执行规范的监督体系。对保证人民安全用药来说，企业能否贯彻执行GMP的规范非常重要，这需要企业重视人员培训和执行细节的管理，单靠国家监管很难保证。

按照GMP的规范，药品生产企业在生产过程中，从原材料的获得、生产、储存到销售等等环节，都必须达到国家制定的标准。从原材料来说，企业每购进一批原材料，都需要进行抽检，这样就可以杜绝假冒原材料的进入。

对企业来说，检测的成本很高，每做一批检测，费用多数都要上万元，这对企业来说负担很重。如果药厂不能做到每批原材料都进行检测，那么至少也应该拥有固定的供货商，在经过严格检验确认原材料质量的前提下，通过经常性、制度化的抽检，把出现问题的风险控制在合理可控的范围内。一旦出现问题，也能够迅速追查到问题的根源。企业内部也需要建立完善的监督机制，每个环节都能把好关。

药品监管部门在每一种药品申请注册的时候也会对药厂生产的药品进行抽检，但即使抽检没有问题，也不意味着从此可以免检。

据介绍，在美国，药厂生产一种药品，必须将生产该药品过程中的技术细节和可能出现的问题全部如实报给美国食品药品监督管理局（FDA）。FDA的专家研究后决定是否允许药厂生产。这样，如果该药品上市后出现问题，责任就由FDA承担。相反，如果药厂隐瞒了任何问题，造成的后果则全部由企业承担。

目前我国药厂GMP水平普遍较低，在我国通过GMP认证的药品，还难以通过美国FDA的GMP标准衡量。据了解，目前我国药厂向美国申请出口的越来越多，但至今还没有一种成药通过美国GMP认证从而在美国上市。

对于药厂来说，工作人员是否有规范操作的意识和能力很重要，而我国药厂的工作人员目前在这方面还有不小的缺口。药厂要加强培训，建立健全监督体系。

2. 禁止生产和销售劣药

劣药是指药品成分含量不符合国家药品标准规定的药品。药品成分含量不符合国家药品标准的情形，虽不像药品所含成分与国家药品标准规定的成分不符那样危害严重，但它也同样会给使用者带来不安全的隐患。同样可能造成病患者贻误治疗时机，甚至危及病患者的生命安全的严重后果。因此，对劣药也要予以禁止。有下列情形的药品，按劣药论处：①未标明有效期或者更改有效期限的；②不注明或者更改生产批号的；③超过有效期的④直接接触药品的包装材料和窗口未经批准的；⑤擅自添加着色剂、防腐剂、香料、矫味剂及辅料的；⑥其他不符合药品标准规定的。

（九）特殊药品管理

《药品管理法》规定，国家对麻醉药品、精神药品、医疗用毒性药品、放射性药品，戒毒药品，实行特殊管理，管理办法由国务院指定。

麻醉药品是指连续使用后易产生生理依赖性，能成瘾癖的药品，包括阿片类、可卡因类、大麻类、合成麻醉药类及卫生部指定的其他易成瘾癖的药品、药用原植物及其制剂。

精神药品是指直接作用中枢神经系统，使之兴奋或抑制，连续使用能产生依赖性的药品。

医疗用毒性药品是指毒性剧烈、治疗剂量与中毒剂量相近，使用不当会致人中毒或死亡的药品。

放射性药品是指用于临床诊断或者治疗的放射性核素制剂或者其标记药物，包括裂变制品、堆照制品、加速器制品、放射性同位素发生器及其配套药盒、放射免疫分析药盒等。

戒毒药品是指控制并消除滥用阿片类药物的急剧戒断症状与体征的戒毒治疗药品和能减轻消除稽延性症状的戒毒治疗辅助药品。

三、医疗机构的药剂管理规定

（一）医疗机构配制制剂的条件

医疗机构配制制剂是医疗机构依法报批后自行配制制剂以用于本单位临床和科研。医疗机构配制制剂的条件是：必须配备依法经过资格认定的药学技术人员；必须具备具有能够保证制剂质量的设施、管理制度、检验仪器和卫生条件。医疗机构配制制剂应当遵守《医疗机构制剂配制质量管理规范》；不得与其他单位共用配制场所、配制设备及检验设施等。

（二）医疗机构配制制剂的审批

医疗机构配制制剂应当向所在地省、自治区、直辖市（食品）药品监督管理部门提出申请，省、自治区、直辖市药品监督管理部门应当自收到申请之日起 30 个工作日内，按照国家食品药品监督管理局制定的

《医疗机构制剂许可证验收标准》组织验收。验收合格的，予以批准，并自批准决定作出之日起 10 个工作日内向申请人核发"医疗机构制剂许可证"。

（三）医疗机构配制制剂的使用

医疗机构配制制剂应当是本单位临床需要而市场上没用供应的品种，并需经所在地省、自治区、直辖市人民政府药品监督管理部门批准后方可配制。配制的制剂必须按照规定进行质量检验合格的，凭医师处方在本医疗机构使用。严格禁止医疗机构配制的制剂在市场上销售或变相销售。但是，特殊情况下，经国务院或省、自治区、直辖市人民政府的药品监督管理部门批准，医疗机构配制的制剂可以在指定的医疗机构之间调剂使用。

（四）医疗机构的药品管理

医疗机构购进药品，必须建立并执行进货检查验收制度，验明药品其他标识。不符合规定要求的，不得购进和使用。医疗机构的药剂人员调配处方，必须经过核对，对处方所列药品不得擅自更改和代用。对有配伍禁忌或者超剂量的处方，应当拒绝调配，必要时经处方医生更正或者重新签字方可调配。医疗机构必须制定和执行药品保管制度，采取必要的保护措施，保证药品质量。个人设置的门诊部、诊所等医疗机构不得配备常用药品和急救药品以外的其他药品。

四、药品监督的法律规定

（一）药品监督管理机构

国家食品药品监督管理局主管全国药品监督管理工作，国务院有关部门在各自的职责范围内负责与药品有关的监督管理工作。省、自治区、直辖市人民政府药品监督管理部门负责本行政区域内的药品监督管理工作。省、自治区、直辖市人民政府有关部门在各自的职责范围内负责与药品有关的监督管理工作。

（二）药品监督管理机构的职责

药品监督管理部门的主要职责是：①对开办药品生产、经营企业进行审批、发放许可证；②拟订 GLP、GCP 并监督实施；制定并监督实施 GMP 和 GSP；③审批新药、仿制药、进口药，并分别发放新药证书、生产批准文号、进口药品注册证；④审批医疗机构的制剂室并发放许可和审批医疗机构制剂的品种；⑤对直接接触药品的包装材料实施监督管理；⑥负责药品广告的审批并发放批准文号；⑦负责对药品质量的监督检查，发布药品质量公告；⑧对可能危害人体健康的药品依法采取行政强制控制措施；⑨对违反《药品管理法》有关规定的行为依法实施行政处罚等。

（三）药品检验机构及其职责

药品检验机构是执行国家对药品监督检验的法定专业机构。《药品管理法》规定，药品监督管理部门设置或者确定药品检验机构。药品检验机构的主要职责是依法实施药品审批和药品质量监督检查所需的药品检验工作。包括药品审批时的药品检验、药品质量监督检查过程中的药品检验，如对药品监督管理部门抽查药品质量的检验，对生物制品、首次在中国销售的药品和国务院规定的其他药品在销售前或进口时进行的检验。《药品管理法》规定，药品检验机构和确定的专业从事药品检验的机构不得参与药品生产经营活动，不得以其名义推荐或者监制、监销药品。

（四）药品不良反应报告和召回制度

药品不良反应，是指合格药品在正常用法用量下出现的与用药目的无关的或意外的有害反应。《药品管理法》规定，药品生产企业、药品经营企业和医疗单位，应当经常考察本单位所生产、经营、使用的药品的质量、疗效和不良反应。医疗单位发现药品中毒事故必须及时向当地卫生行政部门报告。2004年3月国家食品药品监督管理局发布了《药品不良反应报告和监测管理办法》，把药品不良反应监测工作列为药品生产、经营、使用单位和监督管理部门的法定义务。

药品不良反应报告制度的实施主体是药品生产企业、经营企业、医疗机构和药品不良反应监测中心，报告药品不良反应是上述单位的法定义务。

新药监测期内的药品应向所在地的省、自治区、直辖市药品不良反应监测中心报告该药品发生的所有不良反应，且每年汇总报告1次；新药监测期已满的药品，应该报告药品引起的新的和严重的不良反应，其中，在首次药品批准证明文件有效期届满当年汇总报告1次，以后每5年汇总报告1次。

进口药品自首次获准进口之日起5年内，报告该进口药品发生的所有不良反应；满5年的，报告该进口药品发生的新的和严重的不良反应。

药品生产、经营企业和医疗卫生机构发现群体不良反应，应立即向所在地的省、自治区、直辖市药品监督管理部门、卫生行政管理部门以及药品不良反应监测中心报告。省、自治区、直辖市药品监督管理部门应立即会同同级卫生行政管理部门组织调查核实，并向国家食品药品监督管理局、卫生部和国家药品不良反应监测中心报告。

药品召回，是指药品生产企业（包括进口药品的境外制药厂商）按照规定的程序收回已上市销售的存在安全隐患的药品。根据召回主体不同，药品召回分为：①主动召回。药品生产企业对收集的信息进行分析，对可能存在安全隐患的药品按照《药品召回管理办法》的要求进行调查评估，发现药品存在安全隐患的，进行召回。②责令召回。药品监督管理部门经过调查评估，认为存在《药品管理办法》所称的安全隐患，药品生产企业应当召回药品而未主动召回的，责令药品生产企业召回药品。国家食品药品监督管理局和省、自治区、直辖市药品监督管理部门应当建立药品召回信息公开制度、采用有效途径向社会公布存在安全隐患的药品信息和药品召回的情况。

五、法律责任

（一）行政责任

有违反《药品管理法》下列情形之一的，由县级以上药品监督管理部门按照国家药品监督管理局规定的职责分工决定行政处罚；吊销"药品生产许可证"、"药品经营许可证"、"医疗机构制剂许可证"、"医疗机构执业许可证"或者撤销药品批准证明文件的，由原发证、批准的部门决定：①未取得药品生产、经营许可证、医疗机构制剂许可证生产、经营药品的，提供虚假的证明、文件资料、样品或者采取其他欺骗手段取得许可证或者药品批准证明文件的；②生产、销售假药、劣药的，专门用于生产假药、劣药的原辅材料、包装材料、生产设备的，知道或者应当知道属于假劣药品而为其提供运输、保管、仓储等便利条件的；③药品生产、经营企业、药物非临床安全性评价研究机构、药物临床试验机构未按照规定实施质量管理规范的；④药品的生产、经营企业或者医疗机构违反规定，从无许可证的单位购进药品的；⑤进口已获得药品进口注册证书的药品，未按照规定向允许药品进口的口岸所在地的药品监督管理部门备案的；⑥伪造、变造、买卖、出租、出借许可证或者药品批准证明文件的；⑦医疗机构将其配制的制剂在市场上销售的；⑧药品经营企业违反药品管理法有关药品销售的规定的；⑨药品标识不符合规定的；⑩药品检验机构出具虚假证明文件，不构成犯罪的；⑪药品的生产、经营企业、医疗机构在药品购销中暗中给予、收受回扣或者其他利益的，药品的生产企业、经营企业或者其代理人给予使用其药品的医疗机构的负责人、药品采购人员、医师等有关人员以财物或者其他利益的；⑫违反有关药品广告管理规定的；⑬药品监督管理部门违反《药品管理法》有关规定的；⑭药品监督管理部门或者其设置的药品检验机构或者其确定的专业从事药品检验的机构参与药品生产经营活动的。

对上述有违法行为的单位、个人处罚应出具书面处罚通知书；对假药、劣药的处罚通知书应当载明药品检验所的质量检验结果。当事人对行政处罚决定不服的，可以在接到处罚通知书之日起 15 日内向人民法院起诉。但是，对药品监督管理部门作出的药品控制的决定，当事人必须立即执行。对处罚决定不履行逾期又不起诉的，由做出行政处罚决定的机关申请人民法院强制执行。

（二）民事责任

药品的生产企业、经营企业、医疗机构违反药品管理法规定，给药品使用者造成损害的，依法承担赔偿责任。药品检验机构出具的检验结果不实，造成损失的应当承担相应的赔偿责任。

（三）刑事责任

违反药品管理法的有关规定，情节严重，构成犯罪的，依法追究刑事责任。

《刑法》第一四一条规定，生产、销售假药，足以严重危害人体健康的，处3年以下有期徒刑或者拘役，并处或者单处销售金额50%以上两倍以下罚金。对人体健康造成严重危害的，处3年以上10年以下有期徒刑，并处销售金额50%以上两倍以下罚金。致人死亡或者对人体健康造成特别严重危害的，处10年以上有期徒刑、无期徒刑或者死刑，并处销售金额50%以上两倍以下罚金或者没收财产。

《刑法》第一四二条规定，生产、销售劣药、对人体健康造成严重危害的，处3年以上10年以下有期徒刑，并处销售金额50%以上两倍以下罚金。后果特别严重的，处10年以上有期徒刑或者无期徒刑，并处销售金额50%以上两倍以下罚金或者没收财产。

《刑法》第三五五条规定，依法从事生产、运输、管理、使用国家管制的麻醉药品、精神药品的人员，违反国家规定，向吸食、注射毒品的人提供国家规定管制的能够使人形成瘾癖的麻醉药品、精神药品的，处3年以下有期徒刑或者拘役，并处罚金。情节严重的，处3年以上7年以下有期徒刑，并处罚金。向走私、贩卖毒品的犯罪分子或者以牟利为目的，向吸食、注射毒品的人提供国家规定管制的能够使人形成瘾癖的麻醉药品、精神药品的，依照《刑法》第三四七条关于走私、贩卖、运输、制造毒品的规定予以定罪处罚。单位犯上述罪的，对单位判处罚金，并对直接负责的主管人员和其他直接责任人员，依照上述的规定处罚。

第二节　食品安全法律制度

一、概述

（一）食品安全法的概念

食品安全法是调整食品生产经营和食品卫生监督管理活动中产生的各种社会关系的法律规范的总称。

为保证食品安全卫生，防止食品污染和有害因素对人体的危害，保障人民身体健康，《食品安全法》规定，凡在中华人民共和国领域内从事食品生产经营的，都必须遵守食品安全法，包括外国独资企业、中外合资企业和国内所有从事食品生产经营的单位和个人。无论是进口还是国产的食品，食品添加剂，食品容器、包装材料和食品用工具、设备、洗涤剂、消毒剂的生产经营都在食品卫生法的适用范围内。《食品安全法》也同样适用于食品的生产经营场所、生产经营过程以及从业人员的管理。

（二）食品安全立法

新中国成立初期，为了对食品卫生进行监督管理，保护人体健康，卫生部发布了单项规章、标准，如《清凉饮料食物管理办法》等。1964年国务院颁布了《食品卫生管理办法试行条例》，1979年，国务院颁布了《食品卫生管理条例》，1982年，全国人大常委会审议通过《中华人民共和国食品卫生法（试行）》，1995年10月30日，第八届全国人大常委会第16次会议审议通过了经过修订的《中华人民共和国食品卫生法》，2009年2月28日第十一届全国人民代表大会常务委员会第七次会议通过了《中华人民共和国食品安全法》（以下简称《食品安全法》）。

二、食品、食品原料及其用具的卫生管理

（一）食品卫生

1. 食品的基本卫生要求

《食品安全法》规定，食品应当无毒、无害，符合应当有的营养要求，具有相应的色、香、味等感官性状。

2. 食品的分类

食品按其原料及其特有的功能，大致可分为普通食品、特殊食品和进口食品。

普通食品。普通食品应符合食品卫生法的规定，保证食用安全，有一定营养及良好的感官性状。食品必须按照卫生标准和卫生管理办法实施检验合格后，方可出厂或者销售；食品不得有夸大或者虚假的宣传内容；食品包装标识必须清楚，容易辨识，在国内市场销售的食品，必须有中文标识；定型包装的食品，必须在包装标识或者产品说明书上根据不同产品分别按照规定标出品名、产地、厂名、生产日期、批号或者代号、规格、西方或者主要成分、保持期限、食用或者使用方法等。

特殊食品。特殊食品是指有目的的调整食品的营养成分、功效成分，或采取新的工艺技术、利用新的资源生产的食品，根据《食品安全法》的授权，对部分特殊食品需要采取卫生许可制度。特殊食品包括营养强化食品、特殊营养食品、新资源食品、转基因食品、保健食品、药膳、辐照食品、有机食品和绿色食品。

3. 食品中不得加入药物

食品加入药物，将导致消费者无病吃药，即使不发生药物中毒，也会造成潜在性危害。加入药物的食品，作为药物，缺乏应有的疗效；作为食品，缺乏安全性。因此，《食品安全法》规定，食品不得加入药物。

但是，按照传统既是食品又是药品的作为原料、调料或者营养强化剂加入的除外。至今，卫生部已公布了3批按照传统既是食品又是药品的品种名单：第一批包括八角茴香、刀豆、紫苏等61种；第二批包括麦芽、黄芥子、鲜芦根等8种；第三批包括蒲公英、益智、鱼腥草等8种。

4. 专供婴幼儿主辅食品的卫生

食品中有一类专供婴幼儿食用的主、辅食品，由于婴幼儿的消化系统、免疫系统不够完美，抵御疾病的能力较弱，必须确保婴幼儿食用的主、辅食品的安全。《食品安全法》规定，专供婴幼儿的主、辅食品，必须符合国务院卫生行政部门制定的营养、卫生标准。

5. 禁止生产经营的食品

《食品安全法》规定，禁止生产经营下列食品：①腐败变质、油脂酸败、霉变、生虫、污秽不洁、混有异物或者其他感官性状异常，可能对人体健康有害的；②含有毒、有害物质或者被有毒、有害物质污染，可能对人体健康有害的；③含有致病性寄生虫、微生物的，或者微生物毒素含量超过国家限定标准的；④未经兽医卫生检验或者检验不合格的肉类及其制品；⑤病死、毒死或者原因不明的禽、畜、兽、水产动物等及其制品；⑥容器包装污秽不洁、严重破损或者运输工具不洁造成污染的；⑦掺假、掺杂、伪造，影响营养、卫生的；⑧用非食品原料加工的，加入非食品用化学物质的或者将非食品当做食品的；⑨超过保质期限的；⑩为防病等特殊需要，国务院卫生行政部门或者省、自治区、直辖市人民政府专门规定禁止出售的；⑪含有未经国务院卫生行政部门批准使用的添加剂或者农药残留超过国家规定容许量的；⑫其他不符合食品安全标准和卫生要求的。

案 例

綦江县首现"一赔十"食品案例

綦江新闻网消息：雷女士花20元买回一箱冰棍，不料小孩吃了腹泻。雷女士拨打了市工商局12315投诉，反映该县某副食经营店销售的冰棒存在质量问题，小孩食用后发生腹泻。这是《食品安全法》实施以来，该县首次接到的有关食品问题的投诉。县工商局得到市局投诉反馈后高度重视，立即派出执法人员立即对此事展开调查。原来，雷女士所投诉的问题冰棒尚在有效保质期内，但由于部分冰棒包装袋在经销商进货途中发生破损，导致液体变质。由于经营者和消费者在销售和饮用过程中均未注意查看，小孩食用了受到污染的冰棒发生了腹泻。在小孩送医院检查后，经执法人员的调解，经销方很快认识到自己存在的过错，最终，在工商部门的调解下，商家主动按照商品价格的十倍进行赔偿，并及时向雷女士支付了支付1000元医药费。在《食品安全法》实施的第一个月，綦江县圆满处置首宗"十倍赔偿"案例。

按照过去《消费者权益保障法》的规定，消费者在遭遇问题食品时最多只能获赔损失，即便存在欺诈行为，也不过是买一赔一。而 6 月 1 日起实施的《食品安全法》大大提高了赔偿标准，消费者除了可以要求损失赔偿外，还可以向生产者或者销售者要求支付相当于价款十倍的赔偿金。工商执法人员告诉记者，依照《食品安全法》的有关条款，雷女士与经销商最终达成了和解，由经销商向雷女士一次性赔偿消费者购买冰棍十倍的价款，即 200 元赔偿金，而雷女士也因此成为该县首个获食品消费"一赔十"的消费者。

（二）食品添加剂的卫生

食品添加剂是指为改善食品品质和色、香、味，以及为防腐和加工工艺的需要而加入食品中的化学合成或者天然物质。卫生部《食品添加剂卫生管理办法》和《食品添加剂使用卫生标准》规定：①食品添加剂必须采用国家允许使用、取得卫生许可证的企业生产的食品级食品添加剂；②生产经营和使用食品添加剂，必须符合食品添加剂使用卫生标准和卫生管理办法的规定，不符合卫生标准和卫生管理办法的食品添加剂，不得经营、使用；③食品添加剂生产者必须按照卫生标准和卫生管理办法实施检验合格后，方可出厂或者销售；④复合食品添加剂中各单一品种必须符合国家规定的使用范围和使用量；⑤申请生产或者使用未列入《食品添加剂使用卫生标准》的品种时，申请单位应当提出卫生评价的资料和国外批准使用的依据，由省、自治区、直辖市卫生行政部门初审后，提交卫生部组织的技术评审，通过后，由卫生部批准公布，并列入《食品添加剂使用卫生标准》；⑥食品添加剂必须在包装标识或者产品说明书上根据不同产品分别按照不同产品分别按照规定标出品名、产地、厂名、生产日期、批号或者代号、规格、配方或者主要成分、保质期限、食用或者使用方法等；⑦食品添加剂的产品说明书，不得有夸大或者虚假的宣传内容。

（三）食品容器、包装材料和食品用工具、设备的卫生

《食品安全法》规定，食品容器、包装材料和食品用工具、设备必须符合卫生标准和卫生管理办法的规定；食品容器、包装材料和食品用工具、设备的生产必须采用符合卫生要求的原材料。产品应当便于清洗和消毒。专用于食品的容器、包装材料及其他用具，其生产者必须按照卫生标准和卫生管理办法实施检验合格后，方可出厂或销售；利用新的原材料生产的食品容器、包装材料和食品用工具、设备的新品种，生产经营企业在投入生产前，必须提出该产品卫生评价所需的资料。在投入生产前还需提供样品，并按照规定的食品卫生标准审批程序报请审批。

（四）清洗食品和食品工具、设备的洗涤剂、消毒剂的卫生

用于清洗食品和食品用工具、设备的洗涤剂、消毒剂应当对人体安

全、无毒。它的生产与销售应当符合卫生部颁发的《消毒管理办法》的规定。

三、食品生产经营的卫生管理

食品生产经营是指一切食品的生产（不包括种植业和养殖业）、采集、收购、加工、储存、运输、陈列、供应、销售活动。一切从事食品生产经营活动的单位或个人，都应当遵守《食品安全法》和其他有关法规关于生产经营卫生的规定。

（一）食品生产经营场所的卫生管理

食品生产经营场所要选择地势干燥、交通方便、有充足水源的地区；场所周围不得有粉尘、有害气体、放射性物质和其他扩散性污染源；不得有昆虫大量孳生的潜在场所，避免危及产品卫生；要远离有害场所。《食品安全法》规定的具体要求是：场所适宜、设施良好、环境整洁。

（二）食品生产经营过程的卫生管理

食品生产经营过程的卫生管理，是指采取多种有效的控制措施，防止在食品原料采集、加工、储存、运输、销售至最终食用等各个环节混入不利于食品安全的物质，通过实施良好生产规范（GMP）、危险分析和关键控制点（HACCP）等措施，从而保证食品的卫生与安全。

1. 食品 GMP 管理

食品 GMP 管理是为保障食品卫生和质量而制定的贯穿食品生产全过程的一系列措施、方法和技术要求。GMP 要求食品生产企业应具备良好的生产设备，合理的生产过程，完善的质量管理和严格的检测系统，确保终产品的卫生质量符合标准的要求。国外具有良好管理的食品生产企业大多实施了 GMP 管理。

2. 危险分析和关键控制点（HACCP）

危险分析和关键控制点（HACCP）是指在食品生产过程中，评估食品原料的采集、加工、贮备等全过程，找出影响终产品安全的关键控制点，并采取有效措施控制，以确保食品安全的全过程管理方法。

3. 食品卫生检验制度

《食品安全法》规定，食品、食品添加剂和专用于食品的容器、包装材料及其他用具，其生产者必须按照卫生标准和卫生管理办法实施检验合格后，方可出厂或销售。

四、食品安全标准

（一）食品安全标准的概念

食品安全标准是指为保障人体健康、对食品、食品添加剂、食品用具及其生产经营企业的卫生要求所制定的标准。食品安全标准是强制执行的标准。除食品安全标准外，不得制定其他的食品强制性标准。

（二）食品安全标准的内容

食品安全标准的内容包括以下方面：①食品、食品相关产品中的致病性微生物、农药残留、兽药残留、重金属、污染物质以及其他危害人体健康物质的限量规定；②食品添加剂的品种、使用范围、用量；③专供婴幼儿和其他特定人群的主辅食品的营养成分要求；④对与食品安全、营养有关的标签、标识、说明书的要求；⑤食品生产经营过程的卫生要求；⑥与食品安全有关的质量要求；⑦食品检验方法与规程；⑧其他需要制定为食品安全标准的内容。

（三）食品安全标准的管理

食品安全国家标准由国务院卫生行政部门负责制定、公布，国务院标准化行政部门提供国家标准编号。食品中农药残留、兽药残留的限量规定及其检验方法与规程由国务院卫生行政部门、国务院农业行政部门制定。屠宰畜、禽的检验规程由国务院有关主管部门会同国务院卫生行政部门制定。有关产品国家标准涉及食品安全国家标准规定内容的，应当与食品安全国家标准相一致。国务院卫生行政部门应当对现行的食用农产品质量安全标准、食品卫生标准、食品质量标准和有关食品的行业标准中强制执行的标准予以整合，统一公布为食品安全国家标准。食品安全国家标准公布前，食品生产经营者应当按照现行食用农产品质量安全标准、食品卫生标准、食品质量标准和有关食品的行业标准生产经营食品。食品安全国家标准应当经食品安全国家标准审评委员会审查通过。食品安全国家标准审评委员会由医学、农业、食品、营养等方面的专家以及国务院有关部门的代表组成。制定食品安全国家标准，应当依据食品安全风险评估结果并充分考虑食用农产品质量安全风险评估结果，参照相关的国际标准和国际食品安全风险评估结果，并广泛听取食品生产经营者和消费者的意见。没有食品安全国家标准的，可以制定食品安全地方标准。省、自治区、直辖市人民政府卫生行政部门组织制定食品安全地方标准，应当参照执行本法有关食品安全国家标准制定的规定，并报国务院卫生行政部门备案。企业生产的食品没有食品安全国家标准或者地方标准的，应当制定企业标准，作为组织生产的依据。国家鼓励食品生产企业制定严于食品安全国家标准或者地方标准的企业标准。企业标准应当报省级卫生行政部门备案，在本企业内部适用。

食品安全标准应当供公众免费查阅。

五、食品安全监督

（一）食品安全监督机构及其职责

根据十一届全国人大一次会议通过的《国务院机构改革方案》，国家食品药品监督管理局改由卫生部管理，由卫生部承担食品安全综合协调、组织查处食品安全重大事故的责任。

1. 国务院卫生行政部门的职责

（1）对食品生产经营企业进行卫生许可及相关的日常监督，对食品流通和餐饮环节进行卫生监督；

（2）对新资源食品、食品添加剂新品种等产品进行安全性审查并监督，对禁止使用的食品容器、包装材料和工具等作出规定；

（3）拟定食品卫生管理法规和食品卫生标准，承担国内食品法典协调小组工作；

（4）组织食品卫生、食源性疾病的监测，发布监测信息及预警信息，承担食品危险性评估的管理工作；

（5）指导公众饮食与健康，促进公众合理营养，平衡膳食。

2. 县级以上地方人民政府卫生行政部门的职责

（1）食品卫生监测、检验和技术指导；

（2）协助培训食品生产经营人员，监督食品生产经营人员的健康检查；

（3）宣传食品卫生、营养知识，进行食品卫生评价，公布食品卫生情况；

（4）对食品生产经营企业的新建、扩建、改建工程的选址和设计进行卫生审查，并参加工程验收；

（5）对食物中毒和食品污染事故进行调查，并采取控制措施；

（6）对违反食品卫生法的行为进行巡回监督检查；

（7）对违反食品卫生法的行为追查责任，依法进行行政处罚；

（8）负责其他食品卫生监督事项。

（二）食品安全监督制度

食品安全监督是政府依法对食品安全卫生实行的一种行政监督，具有权威性和强制性。食品卫生监督制度主要包括经常性食品卫生监督制度、预防性食品卫生监督制度、食品卫生许可制度、食品生产经营索证制度、进出口食品的审验制度、食品生产经营从业人员健康检查制度、食品生产经营企业量化分级管理制度、食品检验机构的资质认定制度、食品广告管理制度及食品卫生监督员制度等。

案例

安徽阜阳大头娃娃事件　总经销一审获刑8年

2004年，住在阜阳市青年路的福建人王文官被工商部门在店中查出100多箱劣质奶粉。因涉嫌生产、销售不符合卫生标准的食品，王文官被批捕，后在逃。当年4月25日，他被阜阳市公安局颍泉分局列为网上逃犯。同年4月27日，肥东警方在一次行动中，在一民宅发现大量假奶粉，并在肥东县境内将福建籍妇女陈美容及其丈夫王升官抓获。经审讯查明，王升官系王文官的弟弟，该批劣质奶粉系王文官被列为网上逃犯后，由阜阳转移至肥东存放。此后，陈美容和王升官被刑拘。但王文官始终下落不明。

2008年8月12日凌晨，王文官入住肥东龙岗工业区一家酒店浴场时，向服务员报的是其弟弟王升官的名字，却出示了自己的身份证，引起了服务员的警觉。随后，肥东县龙岗派出所民警将其抓获，并移交阜阳警方。据悉，潜逃四年间，王文官为了逃避抓捕，外出从来不坐火车，只坐汽车；而在外地留宿，也几乎不住正规酒店宾馆，而是选择在浴场过夜。在潜逃4年多后，王文官于2008年8月被肥东县警方抓获归案，记者日前获悉，2009年3月王文官初被阜阳市颍泉区法院一审判处有期徒刑8年。

六、法律责任

（一）行政责任

对违反《食品安全法》的食品生产经营者，县级以上地方人民政府卫生行政部门可依法给予行政处罚；依法行使食品卫生监督权的其他机关，在规定的职责范围内依法做出行政处罚决定。

《食品安全法》对行政处罚的对象及种类作了明确规定：

未经许可从事食品生产经营活动，或者未经许可生产食品添加剂的，由有关主管部门按照各自职责分工，没收违法所得、违法生产经营的食品、食品添加剂和用于违法生产经营的工具、设备、原料等物品；违法生产经营的食品、食品添加剂货值金额不足一万元的，并处二千元以上五万元以下罚款；货值金额一万元以上的，并处货值金额五倍以上十倍以下罚款。

有下列情形之一的，由有关主管部门按照各自职责分工，没收违法所得、违法生产经营的食品和用于违法生产经营的工具、设备、原料等物品；违法生产经营的食品货值金额不足一万元的，并处二千元以上五万元以下罚款；货值金额一万元以上的，并处货值金额五倍以上十倍以下罚款；情节严重的，吊销许可证：①用非食品原料生产食品或者在食品中添加食品添加剂以外的化学物质和其他可能危害人体健康的物质，或者用回收食品作为原料生产食品；②生产经营致病性微生物、农药残留、兽药残留、重金属、污染物质以及其他危害人体健康的物质含量超过食品安全标准限量的食品；③生产经营营养成分不符合食品安全标准的专供婴幼儿和其他特定人群的主辅食品；④经营腐败变质、油脂酸败、霉变生虫、污秽不洁、混有异物、掺假掺杂或者感官性状异常的食品；⑤经营病死、毒死或者死因不明的禽、畜、兽、水产动物肉类，或者生产经营病死、毒死或者死因不明的禽、畜、兽、水产动物肉类的制品；⑥经营未经动物卫生监督机构检疫或者检疫不合格的肉类，或者生产经营未经检验或者检验不合格的肉类制品；⑦经营超过保质期的食品；⑧生产经营国家为防病等特殊需要明令禁止生产经营的食品；⑨利用新的食品原料从事食品生产或者从事食品添加剂新品种、食品相关产品新品种生产，未经过安全性评估；⑩食品生产经营者在有关主管部门责令其召回或者停止经营不符合食品安全标准的食品后，仍拒不召回或者停止经营的；⑪经营被包装材料、容器、运输工具等污染的食品；⑫生产经营无标签的预包装食品、食品添加剂或者标签、说明书不符合本法规定的食品、食品添加剂；⑬食品生产者采购、使用不符合食品安全标准的食品原料、食品添加剂、食品相关产品；⑭食品生产经营者在食品中添加药品。

有下列情形之一的，由有关主管部门按照各自职责分工，责令改正，给予警告；拒不改正的，处二千元以上二万元以下罚款；情节严重的，责令停产停业，直至吊销许可证：①未对采购的食品原料和生产的食品、食品添加剂、食品相关产品进行检验；②未建立并遵守查验记录制度、出厂检验记录制度；③制定食品安全企业标准未依照本法规定备案；④未按规定要求贮存、销售食品或者清理库存食品；⑤进货时未查验许可证和相关证明文件；⑥生产的食品、食品添加剂的标签、说明书涉及疾病预防、治疗功能；⑦安排患有本法第 34 条所列疾病的人员从事接触直接入口食品的工作。

事故单位在发生食品安全事故后未进行处置、报告的，由有关主管部门按照各自职责分工，责令改正，给予警告；毁灭有关证据的，责令停产停业，并处二千元以上十万元以下罚款；造成严重后果的，由原发证部门吊销许可证。

有下列情形之一的，依照《食品安全法》第85条的规定给予处罚：①进口不符合我国食品安全国家标准的食品；②进口尚无食品安全国家标准的食品，或者首次进口食品添加剂新品种、食品相关产品新品种，未经过安全性评估；③出口商未遵守本法的规定出口食品。

违反《食品安全法》规定，进口商未建立并遵守食品进口和销售记录制度的，依照有关规定给予处罚。

集中交易市场的开办者、柜台出租者、展销会的举办者允许未取得许可的食品经营者进入市场销售食品，或者未履行检查、报告等义务的，由有关主管部门按照各自职责分工，处二千元以上五万元以下罚款；造成严重后果的，责令停业，由原发证部门吊销许可证。

未按照要求进行食品运输的，由有关主管部门按照各自职责分工，责令改正，给予警告；拒不改正的，责令停产停业，并处二千元以上五万元以下罚款；情节严重的，由原发证部门吊销许可证。

被吊销食品生产、流通或者餐饮服务许可证的单位，其直接负责的主管人员自处罚决定做出之日起五年内不得从事食品生产经营管理工作。

食品生产经营者聘用不得从事食品生产经营管理工作的人员从事管理工作的，由原发证部门吊销许可证。

（二）民事责任

违反《食品安全法》的规定，造成人身、财产或者其他损害的，依法承担赔偿责任。生产不符合食品安全标准的食品或者销售明知是不符合食品安全标准的食品，消费者除要求赔偿损失外，还可以向生产者或者销售者要求支付价款十倍的赔偿金。应当承担民事赔偿责任和缴纳罚款、罚金，其财产不足以同时支付时，先承担民事赔偿责任。

（三）刑事责任

《食品安全法》指出，违反本法规定，构成犯罪的，依法追究刑事责任。

《刑法》第一四三条规定，生产、销售不符合卫生标准的食品，足以造成严重食物中毒事故或者其他严重食源性疾患的，处3年以下有期徒刑或者拘役，并处或者单处销售金额百分之五十以上两倍以下罚金；对人体健康造成严重危害的，处3年以上7年以下有期徒刑；并处销售金额百分之五十以上两倍以下罚金；后果特别严重的，处7年以上有期徒刑或者无期徒刑，并处销售金额万分之五十以上两倍以下罚金或者没收财产。

《刑法》第一四四条规定，在生产、销售的食品中掺入有毒、有害的非食品原料的，或者销售明知掺有有毒、有害的非食品原科的食品的，处5年以下有期徒刑或者拘役，并处或者单处销售金额百分之五十以上两倍以下罚金；造成严重食物中毒事故或者其他严重食源性疾患。对人体健康造成严重危害的，处5年以上10年以下有期徒刑，并处销售金额百分之五十以上两倍以下罚金；致人死亡或者对人体健康造成特别严重危害的，处10年以上有期徒刑、无期徒刑或者死刑，并处销售金额百分之五十以上两倍以下罚金或者没收财产。

案 例

"鹿"死谁手？

2008年12月31日早上8时，三鹿集团股份有限公司原董事长兼总经理、党委书记田文华，被押上河北省石家庄市中级人民法院的刑事审判庭接受审判。相信这一刻，田文华本人也未预料过，曾经的她，每每出场时伴随着的是摆满鲜花、受人瞩目的主席台和欢庆会场；此刻，田文华从光环缠绕的著名企业家、劳模变成了戴着手铐、站在人民法院审判庭上受审的罪人。在本次庭审中，三鹿集团是被告单位，田文华为第一被告人，副总经理王玉良、杭志奇及总经理助理吴聚生分别为第二、第三、第四被告人。石家庄市人民检察院的起诉书指控：三鹿集团及原董事长兼总经理田文华等四高管涉嫌生产、销售伪劣产品罪。

随着原三鹿集团董事长兼总经理田文华等三鹿集团4名高管接受审判，使引起巨大震动的三鹿问题奶粉事件系列刑事案件的审理进入高潮。而此前，自2008年12月26日起，三鹿问题奶粉系列刑事案件在石家庄市中级人民法院及下属县市法院已陆续开庭，先后有4批共21名犯罪嫌疑人分别因"以危险方法危害公共安全罪"和"生产、销售有毒、有害食品罪"受审。

2009年1月22日下午，石家庄市中级人民法院对三鹿问题奶粉系列刑事案件一审宣判，以生产、销售伪劣产品罪判处田文华无期徒刑，原三鹿高管王玉良、杭志奇、吴聚生分别被判处有期徒刑15年、8年和5年。

第三节　血液与血液制品管理法律制度

一、概述

（一）献血法的概念

献血法是调整保证临床用血需要和安全，保障献血者和用血者身体健康活动中产生的各种社会关系的法律规范的总称。

（二）献血和血液管理立法

我国的血液管理制度，与世界上许多国家一样，是一个从有偿供血向无偿献血过渡，最终实现自愿无偿献血的过程。1944年中国第一个血库在昆明建立，标志着我国有偿献血制度的开始，并一直延续到20世纪70年代末。1978年国务院批转卫生部《关于加强输血工作的请示报告》，正式提出实行公民义务献血制度，同时建立健全全国各级输血机构。1984年，卫生部和中国红十字总会在全国倡导自愿无偿献血。1996年，国务院发布了《血液制品管理条例》。随后，卫生部相继颁发了《全国血站工作条例》《关于加强输血工作管理的若干规定》、《采供血机构和血液管理办法》以及《血站基本标准》等规章或规范性文件。为了保证临床用血的需要和安全，保障献血者和用血者的身体健康，1997年12月29日，第八届全国人大常委会第29次会议通过了《中华人民共和国献血法》（以下简称《献血法》），自1998年10月1日起施行。为鼓励无偿献血，卫生部、中国红十字总会在1999年颁布了《全国无偿献血表彰奖励办法》。同时，各省、自治区、直辖市也相继出台了有关献血工作的地方法规或规章，推动了无偿献血工作。《献血法》及其配套法规的颁布实施，确立了我国实行无偿献血制度，标志着我国血液管理工作开始进入全面依法管理的阶段，对于提高血液质量，预防和控制经血液传播的疾病，保障献血者和用血者的身体健康，保证医疗用血需要，促进临床合理、科学用血和血液事业的发展；进一步弘扬人道主义精神，加强和促进社会主义精神文明建设具有重要意义。

二、采血与供血管理

（一）血站采集血液的基本要求

采血是以采血器材与人体发生直接接触的活动，对这一活动各个环节进行严格规范和管理，是保障献血者的身体健康，保证血液质量以及用血者用血安全的重要前提。血站应当根据医疗机构临床用血需求，制定血液采集、制备、供应计划，保障临床用血安全、及时、有效，并为献血者提供各种安全、卫生、便利的条件。

1. 开展无偿献血宣传

血站作为采集、提供临床用血的公益性卫生机构，在采血活动中应当开展无偿献血宣传。血站开展献血者招募，应当为献血者提供安全、卫生、便利的条件和良好的服务。

2. 献血者健康检查

为了保障献血者和用血者身体健康，血站应当按照国家有关规定对献血者进行健康检查和血液采集。①血站在每次采血前必须免费对献血者进行必要的身体健康检查。身体状况不符合献血条件的，血站应向其说明情况，不得采集血液。②血站采血前应当对献血者身份进行核对并进行登记。严禁采集冒名顶替者的血液；严禁超量、频繁采集血液。血站不得采集血液制品生产用原料血浆。③血站采集血液应当遵循自愿和知情同意的原则，并对献血者履行规定的告知义务。④血站应当建立献血者信息保密制度，为献血者保密。

3. 实行全面质量管理

血站开展采供血业务应当实行全面质量管理，严格遵守《中国输血技术操作规程》、《血站质量管理规范》和《血站实验室质量管理规范》等技术规范和标准。血站应当建立对有易感染经血液传播疾病危险行为的献血者献血后的报告工作程序、献血屏蔽和淘汰制度；建立人员岗位责任制度和采供血管理相关工作制度，并定期检查、考核各项规章制度和各级各类人员岗位责任制的执行和落实情况。《献血法》规定，采血必须由具有采血资格的医务人员进行。根据《血站管理办法》，血站工作人员应当符合岗位执业资格的规定，并接受血液安全和业务岗位培训与考核，领取岗位培训合格证书后方可上岗。血站工作人员每人每年应当接受不少于 75 学时的岗位继续教育。

4. 严格遵守采血量和采血间隔规定

《献血法》规定，血站对献血者每次采集血液量一般为 200mL，最高不得超过 400mL，两次采集间隔期间不少于 6 个月。严格禁止血站违反规定对献血者超量、频繁采集血液。

5. 采血器材的使用

血站采集血液必须使用有生产单位名称和批准文号的一次性采血器材，不得使用可重复使用的采血器材和无生产单位名称和批准文号的一次性采血器材；同时，一次性采血器材使用一次后必须销毁，不得再次使用。

6. 血液检测

血站对采集的血液必须根据国务院卫生行政部门制定的献血者血液检验标准规定的项目进行检测；未经检测或者检测不合格的血液，不得向医疗机构提供。《血站管理办法》规定，血站应当保证所采集的血液由具有血液检测实验室资格的实验室进行检测。对检测不合格或者报废的血液，血站应当严格按照有关规定处理。

（二）血站供血的基本要求

1. 发血

血站应当保证发出的血液质量符合国家有关标准，其品种、规格、数量、活性、血型无差错；未经检测或者检测不合格的血液，不得向医疗机构提供。

2. 血液包装、储存和运输

临床用血质量的优劣除了与血液本身的质量有关外，还与血袋的包装、储存、运输有着密切关系。因此，血站向医疗机构提供的血液，其包装、储存和运输应当符合《血站质量管理规范》的要求。血液包装袋上应当标明：①血站的名称及其许可证号；②献血编号或者条形码；③血型；④血液品种；⑤采血日期及时间或者制备日期及时间；⑥有效日期及时间；⑦储存条件。血站还应当加强对其所设储血点的质量监督，确保储存条件，保证血液储存质量；按照临床需要进行血液储存和调换。

3. 禁止买卖无偿献血者的血液

无偿献血的血液必须用于临床，不得买卖。血站不得将无偿献血的血液出售给单采血浆站或者血液制品生产单位。即使随着科学合理用血、成分输血的推行，可能会有部分血液成分剩余，血站也应该在确保临床用血的前提下，将剩余成分血浆由省、自治区、直辖市人民政府卫生行政部门协调血液制品生产单位解决。血站剩余成分血浆以及科研或者特殊需要用血而进行的调配所得的收入，全部用于无偿献血者用血返还费用，血站不得挪作他用。特殊血型的血液需要从外省、自治区、直辖市调配的，由省级人民法院卫生行政部门批准。

（三）原始记录和标本保存

献血、检测和供血的原始记录应当至少保存10年，法律、行政法规和卫生部另有规定的，依照有关规定执行。血液检测的全血标本的保存期应当与全血有效期相同；血清（浆）标本的保存期应当在全血有效期满后半年。

（四）颁发《无偿献血证》

血站采集献血者的血液，须在《无偿献血证》及献血档案中记录献血者的姓名、出生日期、血型、献血时间、地点、献血量、采血者签名，并加盖该血站采血专用章。血站采集血液后，对献血者发给《无偿献血证》。

三、临床用血的管理

（一）临床用血的概念

临床用血，是指用于临床的全血、成分血。医疗机构不得使用原料血浆，除批准的科研项目外，不得直接使用脐带血。

《献血法》规定，医疗机构临床用血应当遵照合理、科学的原则，制定用血计划，不得浪费和滥用血液。医疗机构应当根据自己的规模、床位以及平均每天的用血量严格掌握输血指征，定期向当地血站提出自己的用血计划，同时做好输血记录。避免不必要的输血，严禁无输血适应证的输血。

为了能更加合理、科学地利用血液，国家鼓励临床用血新技术的研究和推广。医疗、科研单位应当深入研究新技术的开发和应用。血站应当建立相应制度，改善技术条件和设备条件，向开展亲友、社会互助献血的医疗机构提供方便、及时、安全的服务。

（二）临床用血管理

1. 管理机构

医疗机构应当设立由医院领导、业务主管部门及相关科室负责人组成的临床输血管理委员会，负责临床用血的规范管理和技术指导，开展临床合理用血、科学用血的教育和培训。二级以上医疗机构设立输血科（血库），在本院临床输血管理委员会领导下，负责本单位临床用血的计划申报，储存血液，对本单位临床用血制度执行情况进行检查，并参与临床有关疾病的诊断、治疗与科研，负责临床用血的技术指导和技术实施，确保贮血、配血和其他科学、合理用血措施的执行。医疗机构应指定医务人员负责血液的收领、发放工作、认真核查血袋包装，血液包装不符合国家规定的卫生标准和要求的，应拒领拒收。

2. 血液核查

《献血法》规定，临床用血的包装、储存、运输，必须符合国家规定的卫生标准和要求；医疗机构对临床用血必须进行核查。核查内容包括血液的包装是否完整，血液的物理外观是否正常，血液是否在有效期内等。医疗机构不得将不符合国家规定标准的血液用于临床。

3. 自身储血和互助献血

《献血法》规定，国家提倡并指导择期手术的患者自身储血，动员家庭、亲友、所在单位以及社会互助献血。同时，为了最大限度地发挥血液的功效，医疗机构应当推行"成分输血"，也就是先将采集的血液按血液成分进行分离，分别储存，然后针对不同患者的不同需要输入血液的不同成分，这样既可以使血液能得以充分地利用，同时还可以减少浪费。

4. 不得买卖无偿献血者的血液

《献血法》规定，无偿献血者的血液必须用于临床，不得买卖。医疗机构不得将无偿献血的血液出售给单采血浆站或者血液制品生产单位。

5. 临时采集血液

《医疗机构临床用血管理办法（试行）》规定，医疗机构因应急用血需要临时采集血液的，必须符合以下情况：①边远地区的医疗机构和所在地无血站（或中心血库）；②危及患者生命、急需输血，而其他医疗措施所不能替代；③具备交叉配血及快速诊断方法检验乙型肝炎病毒表面抗原、丙型肝炎病毒抗体、艾滋病病毒抗体的条件。医疗机构应当在临时采集血液后 10 日内将情况报告当地县级以上人民政府卫生行政主管部门。以上条件必须同时具备，否则属于违法采血，将承担相应的法律责任。

四、血液制品的管理

（一）血液制品的概念

血液制品，是指各种人血浆蛋白制品。为了加强对原料血浆的采集、供应以及血制品的生产、经营活动的管理，预防和控制经血液途径传播的疾病，保证血液制品的质量，国务院于 1996 年 12 月 30 日发布了《血液制品管理条例》，自发布之日起施行。

（二）血液制品生产和经营管理

1. 血液制品生产单位的审批

新建、改建或者扩建血液制品生产单位，经国务院卫生行政部门根据总体规划进行立项审查同意后，由省、自治区、直辖市人民政府卫生行政部门依照药品管理法的规定审核批准。

血液制品生产单位必须达到国务院卫生行政部门制定的《药品生产质量管理规范》规定的标准，经国务院卫生行政部门审查合格，并依法向工商行政管理部门申领营业执照后，方可从事血液制品的生产活动。

血液制品生产单位生产国内已经生产的品种，必须依法向国务院卫生行政部门申请产品批准文号；国内尚未生产的品种，必须按照国家有关新药审批的程序和要求申报。严禁血液制品生产单位出让、出租、出借以及与他人共用"药品生产企业许可证"和产品批准文号。

2. 原料血浆采集

血液制品生产单位不得向无"单采血浆许可证"的单采血浆站或者

未与其签订质量责任书的单采血浆站及其他任何单位收集原料血浆。

血液制品生产单位不得向其他任何单位供应原料血浆。血液制品生产单位在原料血浆投料生产前，必须使用有产品批准文号并经国家药品生物制品检定机构逐批检定合格的体外诊断试剂，对每一人份血浆进行全面复检，并做检测记录。

3. 血液制品的生产和经营

原料血浆经复检不合格的，不得投料生产，并必须在省级药品监督员监督下按照规定程序和方法予以销毁，并做记录。原料血浆经复检发现有经血液途径传播的疾病的，必须通知供应血浆的单采血浆站，并及时上报所在省、自治区、直辖市人民政府卫生行政部门。

血液制品出厂前，必须经过质量检验，经检验不符合国家标准的，严禁出厂。开办血液制品经营单位，由省、自治区、直辖市人民政府卫生行政部门审核批准。血液制品经营单位应当具备与所经营的产品相适应的冷藏条件和熟悉所经营品种的业务人员。

血液制品生产经营单位生产、包装、贮存、运输、经营血液制品，应当符合国家规定的卫生标准和要求。

（三）单采血浆站的管理

单采血浆站，是指根据地区血源资源，按照有关标准和要求并经严格审批设立，采集、供应血液制品生产用原料血浆的单位。单采血浆站由血液制品生产单位设置，具有独立的法人资格。其他任何单位和个人不得从事单采血浆活动。为加强单采血浆站的管理，预防和控制传染病，保障供血浆者健康，保证原料血浆质量，卫生部制定了《单采血浆站质量管理规范》、《单采血浆站基本标准》；2008 年 1 月 25 日卫生部发布了《单采血浆站管理办法》，自 2008 年 3 月 1 日起施行。

1. 单采血浆站的设置审批

血液制品生产单位设置单采血浆站应当符合当地单采血浆站设置规划，并经省、自治区、直辖市人民政府卫生行政部门批准。单采血浆站应当设置在县（旗）及县级市，不得与一般血站设置在同一县行政区划内。有地方病或经血传播的传染病流行或高发的地区不得规划设置单采血浆站。

省、自治区、直辖市人民政府卫生行政部门根据实际情况，划定单采血浆站的采集区域，采浆区域选择应保证供血浆者的数量，能满足原料血浆年采集量不少于 30 吨。新建单采血浆站应在 3 年内达到年采集量不少于 30 吨。

设置单采血浆站必须具备下列条件：①符合《采供血机构设置规划》和当地单采血浆站布局、数量、规模的规划；②具有与所采集原料血浆相适应的卫生专业技术人员；③具有与所采集原料血浆相适应的场所及卫生环境；④具有识别供血浆者的身份识别系统；⑤具有与所采集原料血浆相适应的单采血浆机械及其他设施；⑥具有对所采集原料血浆进行质量检验的技术人员以及必要的仪器设备。

2. 单采血浆站执业

（1）执业原则。单采血浆站应当在规定的采浆区域内组织、动员供血浆者，并对供血浆者进行相应的健康教育，为供血浆者提供安全、卫生、便利的条件和良好的服务。单采血浆站应当开展无偿捐献原料血浆的宣传、招募工作，制定逐步减少有偿采集原料血浆的工作计划。

单采血浆站采集原料血浆应当遵循自愿和知情同意的原则，并对供血浆者履行规定的告知义务。对需要进行特殊免疫的供血浆者，应当告知特殊免疫意义、作用、方法、步骤和不良反应，征得供血浆者本人同意后，方可按照国家规定的免疫程序进行免疫。免疫情况和不良反应处理应当有详细的记录。

（2）健康检查和血样检验。单采血浆站对申请供血浆者应当按照《中华人民共和国药典》血液制品原料血浆规程进行健康状况征询、健康检查和血样检验。对健康检查合格的申请供血浆者，核对身份证后，填写供血浆者名册，报所在地县级卫生行政部门。卫生行政部门应当在本省和相邻省内进行供血浆者信息检索，确认未在其他单采血浆站登记者，发给《供血浆证》

（3）遵守有关法律、行政法规、规章和技术规范。单采血浆站开展血浆采集业务应当实行全面质量管理，严格遵守《中华人民共和国药典》血液制品原料血浆规程、《单采血浆站质量管理规范》等技术规范和标准。单采血浆站必须使用单采血浆机械采集血浆，严禁手工采集血浆。每次采集供血浆者的血浆量不得超过 580mL（重量约 600g，含抗凝剂溶液）。严禁超量采集血浆。两次供血浆时间间隔不得少于 14 天。严禁频繁采集血浆。严禁跨区域采集血浆和组织、采集冒名顶替者及无"供血浆证"者的血浆。严禁采集血液或者所采集的原料血浆用于临床。

单采血浆站应当建立对有易感染经血液传播疾病危险行为的供血浆者供血浆后的报告工作程序、供血浆者屏蔽和淘汰制度。单采血浆站必须严格执行国家有关报废血处理和有易感染经血液传播疾病危险行为的供血浆者供血浆后保密性弃血处理的规定。原料血浆的采集、包装、储存、运输应当符合《单采血浆站质量管理规范》的要求。

（4）应急预案。单采血浆站应当制定紧急灾害应急预案，并从血源、管理制度、技术能力和设备条件等方面保证预案的实施。在紧急灾害发生时服从县级以上人民政府卫生行政部门的调遣。

五、法律责任

（一）行政责任

有下列行为之一的，由县级以上人民政府卫生行政部门予以取缔，没收违法所得，可以并处 10 万元以下的罚款：①非法采集血液的；②血站、医疗机构出售无偿献血的血液的；③非法组织他人出卖血液的。

临床用血的包装、储存、运输，不符合国家规定的卫生标准和要求的，责令改正，给予警告，可以并处 1 万元以下的罚款。

血站违反有关操作规程和制度采集血液，医疗机构的卫生人员将不符合国家规定标准的血液用于患者，由县级以上地方人民政府卫生行政部门责令改正；给献血者、患者健康造成损害的，对直接负责的主管人员和其他直接责任人员，依法给予行政处分。

血站违反献血法规定，向医疗机构提供不符合国家规定标准的血液的，责令改正；情节严重，造成经血液途径传播的疾病传播或者有传播严重危险的，限期整顿，对直接负责的主管人员和其他直接责任人员，依法给予行政处分。

卫生行政部门及其工作人员在献血、用血的监督管理工作中，玩忽职守，造成严重后果，依法给予行政处分。

（二）民事责任

血站违反有关操作规程和制度采集血液，给献血者健康造成损害的，应当依法赔偿。医疗机构的医务人员违反献血法规定，将不符合国家规定标准的血液用于患者，给患者健康造成损害的，应当依法赔偿。

（三）刑事责任

非法采集血液，血站、医疗机构出售无偿献血的血液，非法组织他人出卖血液；血站违反有关操作规程和制度采集血液，给献血者健康造成损害的；血站违反法律规定，向医疗机构提供不符合国家规定标准血液，情节严重，造成经血液途径传播的疾病传播或者有传播严重危险的；医疗机构的医务人员违反法律规定，将不符合国家规定标准的血液用于患者，给患者造成损害；卫生行政部门及其工作人员在献血、用血的监督管理工作中，玩忽职守，造成严重后果，构成犯罪的，依法追究其刑事责任。

第四节　母婴保健法律制度

一、概述

（一）母婴保健法的概念

母婴保健法是调整因保障母亲和婴儿健康、提高出生人口素质活动中产生的各种社会关系的法律规范的总和。

（二）我国母婴保健立法

在我国，保障妇女和儿童的健康权利，一直受到党和政府的重视。1949 年发表的《中国人民政治协商会议共同纲领》明确规定"保护母亲、婴儿和儿童的健康"。1954 年以来的几部宪法中都规定了保护母亲和儿童的条款。为了贯彻宪法的规定，《婚姻法》、《妇女权益保障法》、

《未成年人保护法》对保护妇女和儿童的健康都作了规定。1994 年 10 月 27 日，第八届全国人大常委会第 10 次会议通过了《中华人民共和国母婴保健法》（以下简称《母婴保健法》），自 1995 年 6 月 1 日起施行。这是新中国成立以来我国第一部保护妇女儿童健康的法律，是宪法对人民的健康和对妇女、儿童保护原则规定的具体化。2001 年 6 月，国务院颁布了《母婴保健法实施办法》。卫生部制定了《婚前保健工作规范》、《孕前保健服务工作规范（试行）》、《全国城乡孕产期保健质量标准和要求》、《全国城市围产保健管理办法》、《农村孕产妇系统保健管理办法》、《产前诊断技术管理办法》、《母婴保健医学技术鉴定管理办法》、《关于禁止非医学需要的胎儿性别鉴定和选择性别的人工终止妊娠的规定》等规章。1991 年 3 月，我国政府签署了《儿童生存、保护和发展世界宣言》和《执行九十年代儿童生存、保护和发展世界宣言行动计划》两个文件，并向国际社会承诺："对儿童的权利，对他们的生存及对他们的保护和发展给予高度优先。"1992 年 2 月，国务院制定和颁发了《九十年代中国儿童发展规划纲要》。《母婴保健法》及其配套法规规章的制定，充分显示了党和政府对我国妇女儿童健康的关怀和重视，有利于提高人口素质；有利于改善农村和边远贫困地区妇女儿童的健康状况；有利于实现我国政府对国际社会的承诺；有利于发展我国妇幼卫生事业，保障妇女儿童健康，促进家庭幸福、民族兴旺和社会进步。

二、婚前保健

（一）婚前保健服务内容

婚前保健服务，是指对准备结婚的男女双方在结婚登记前所进行的婚前卫生指导、婚前卫生咨询和婚前医学检查服务。

根据《母婴保健法》及其实施办法的规定，医疗保健机构应当为公民提供婚前保健服务，对准备结婚的男女双方提供与结婚和生育有关的生殖健康知识，并根据需要提供医学指导意见。

1. 婚前卫生指导

婚前卫生指导，是指对准备结婚的男女双方进行的以生殖健康为核心，与结婚和生育有关的保健知识的宣传教育。婚前卫生指导包括：①有关性卫生的保健和教育；②新婚避孕知识及计划生育指导；③受孕前的准备、环境和疾病对后代影响等孕前保健知识；④遗传病的基本知识；⑤影响婚育的有关疾病的基本知识；⑥其他生殖健康知识。

2. 婚前卫生咨询

婚前卫生咨询包括婚配、生育保健等问题的咨询。医师进行婚前卫生咨询时，应当为服务对象提供科学的信息，对可能产生的后果进行指导，并提出适当的建议。

3. 婚前医学检查

医疗保健机构对准备结婚的男女双方可能患影响结婚和生育的疾病

进行医学检查，包括询问病史、体格及相关检查。婚前医学检查对下列疾病进行检查：①严重遗传性疾病；②指定传染病；③有关精神病。

婚前医学检查应当遵守《婚前保健工作规范》并按照婚前医学检查项目进行。经婚前医学检查，医疗保健机构应当向接受婚前医学检查的当事人出具婚前医学检查证明，并应当列明是否发现下列疾病：①在传染期内的指定传染病；②在发病期内的有关精神病；③不宜生育的严重遗传性疾病；④医学上认为不宜结婚的其他疾病。

（二）婚前医学检查意见

经婚前医学检查，对患指定传染病在传染期内或者有关精神病在发病期内的，医师应当提出医学意见，准备结婚的男女双方应当暂缓结婚，医疗保健机构应当为其治疗提供医学咨询和医疗服务；对诊断患医学上认为不宜生育的严重遗传疾病的，医师应当向男女双方说明情况，提出医学意见，经男女双方同意，采取长效避孕措施或者施行结扎手术后不生育的，可以结婚，但《婚姻法》规定禁止结婚的除外。

婚前医学检查由县级以上妇幼保健院或经设区的市级以上卫生行政部门指定的医疗机构承担，不宜生育的严重遗传性疾病的诊断由省级卫生行政部门指定的医疗保健机构负责。医疗保健机构不能确诊的，应当转到设区的市级以上人民政府部门指定的医疗保健机构确诊。接受婚前医学检查人员对检查结果持有异议的，可以申请医学技术鉴定，取得医学鉴定证明。

2003年10月新的《婚姻登记条例》实施后，婚检由"必须"变为"自愿"，婚检人数急剧减少。许多地方的婚检率由原来的95%以上下降到10%。卫生部门公布的统计数据显示，2004年全国婚检率已不到10%，个别地方不足1%。病残新生婴儿、夫妻相互传染疾病等情况增多，由此给家庭、社会及母婴健康、出生人口素质造成了一定的影响。所以，为了自己、配偶和下一代的健康和幸福，实行自愿婚检，这是社会进步、法治人性化的体现，不强制婚检并不等于不需要婚检，更不意味着婚前检查不重要。

（三）孕前保健

孕前保健，是指以提高出生人口素质，减少出生缺陷和先天残疾发生为宗旨，为准备怀孕的夫妇提供健康教育与咨询、健康状况评估、健康指导为主要内容的保健服务。孕前保健是婚前保健的延续，是孕产期保健的前移。根据卫生部2007年颁布的《孕前保健服务工作规范（试行）》，医疗保健机构应当为公民提供下列孕前保健服务。

1. 健康教育与咨询

医疗保健机构应热情接待夫妻双方，讲解孕前保健的重要性，介绍孕前保健服务内容及流程。通过询问、讲座及健康资料的发放等，为准备怀孕的夫妇提供健康教育服务。主要内容包括：①有关生理和心理保健知识；②有关生育的基本知识；③生活方式、孕前及孕期运动方式、饮食营养和环境因素等对生育的影响；④出生缺陷及遗传性疾病的防治等。

2. 健康状况检查

医疗保健机构通过咨询和孕前医学检查，对准备怀孕夫妇的健康状况作出初步评估。针对存在的可能影响生育的健康问题，提出建议。

（1）一般情况。了解准备怀孕夫妇和双方家庭成员的健康状况，重点询问与生育有关的孕育史、疾病史、家庭史、生活方式、饮食营养、职业状况及工作环境、运动（劳动）情况、社会心理、人际关系等。

（2）孕前医学检查。在健康教育、咨询及了解一般情况的基础上，征得夫妻双方同意，通过医学检查，掌握准备怀孕夫妇的基本健康状况。同时，对可能影响生育的疾病进行专项检查。①体格检查。按常规操作进行，包括对男女双方生殖系统的专业妇科及男科检查。②辅助检查。包括血常规、血型、尿常规、血糖或尿糖、肝功能、生殖道分泌物、心电图、胸部 X 线及妇科 B 超等。必要时进行激素检查和精液检查。③专项检查。包括严重遗传性疾病，如广东、广西、海南等地的地中海贫血；可能引起胎儿感染的传染病及性传播疾病，如乙型肝炎、结核病；弓形体、风疹病毒、巨型细胞病毒、单纯疱疹病毒、梅毒螺旋体、艾滋病病毒等感染；精神疾病；其他影响妊娠的疾病，如高血压病和心脏病、糖尿病、甲状腺疾病等。

3. 健康指导

医疗保健机构根据一般情况了解和孕前医学检查结果对孕前保健对象的健康状况进行综合评估。遵循普遍性指导和个性化指导相结合的原则，对计划怀孕的夫妇进行怀孕前、孕早期及预防出生缺陷的指导等。

三、孕产期保健

（一）孕产期保健服务内容

《母婴保健法》规定，医疗保健机构应当提供母婴保健指导、孕产妇保健、胎儿保健和新生儿保健，为育龄妇女和孕产妇提供有关避孕、节育、生育、不育和生殖健康的咨询和医疗保健服务。通过系列保健服务，为产妇提供科学育儿、合理营养和母乳喂养的指导，同时为婴儿进行体格检查和预防接种，逐步开展新生儿疾病筛查、婴儿多发病和常见病防治等医疗保健服务。主要包括以下内容：

1. 母婴保健指导

对孕育健康后代以及严重遗传性疾病和碘缺乏病的发病原因、治疗和预防方法提供医学意见。

2. 孕产妇保健

孕产妇保健主要包括：①为孕产妇建立保健手册（卡），定期进行产前检查；②为孕产妇提供卫生、营养、心理等方面的医学指导与咨询；③对高危孕妇进行重点监护、随访和医疗保健服务；④为孕产妇提供安全分娩技术服务；⑤定期进行产后访视，指导产妇科学喂养婴儿；⑥提供避孕咨询指导和技术服务；⑦对产妇及其家属进行生殖健康教育和科学育儿知识教育；⑧其他孕产期保健服务。

3. 胎儿保健

为胎儿生长发育提供监护，提供咨询和医学指导。

4. 新生儿保健

新生儿保健主要包括：①按照国家有关规定开展新生儿先天性、遗传性代谢病筛查、诊断、治疗和监测；②对新生儿进行访视，建立儿童保健手册（卡），定期对其进行健康检查，提供有关预防疾病、合理膳食、促进智力发育等科学知识，做好婴儿多发病、常见病防治等医疗保健服务；③按照规定的程序和项目对婴儿进行预防接种；④推行母乳喂养。医疗保健机构应当为实施母乳喂养提供技术指导，为住院分娩的产妇提供必要的母乳喂养条件。

（二）医学指导和医学意见

医疗保健机构发现孕妇患有下列严重疾病或者接触物理、化学、生物等有毒、有害因素，可能危及孕妇生命安全或者可能严重影响孕妇健康和胎儿正常发育的，应当对孕妇进行医学指导：①严重的妊娠合并症或者并发症；②严重的精神性疾病；③国务院卫生行政部门规定的严重影响生育的其他疾病。医师发现或者怀疑患严重遗传性疾病的育龄夫妻，应当提出医学意见。限于现有医疗技术水平难以确诊的，应当向当事人说明情况。育龄夫妻可以选择避孕、节育、不孕等相应的医学措施。

（三）产前诊断

产前诊断，是指对胎儿进行先天性缺陷和遗传性疾病的诊断。医疗机构发现孕妇有下列情形之一的，应当对其进行产前诊断：①羊水过多或者过少的；②胎儿发育异常或者胎儿有可疑畸形的；③孕早期接触过可能导致胎儿先天缺陷的物质的；④有遗传病家庭史或者曾经分娩过先天性严重缺陷婴儿的；⑤初产妇年龄超过35周岁的。

生育过严重遗传性疾病或者严重缺陷患儿的，再次妊娠前，夫妻双方应当按照国家有关规定到医疗、保健机构进行医学检查。医疗保健机构应当向当事人介绍有关遗传性疾病的知识，给予咨询、指导。对诊断患有医学上认为不宜生育的严重遗传性疾病的，医师应当向当事人说明情况，并提出医学意见的。

（四）终止妊娠

经产前检查，医师发现胎儿异常的，应当对孕妇进行产前诊断。如有下列情形之一的，医师应当向夫妻双方说明情况，并提出终止妊娠的医学意见：①胎儿患严重遗传性疾病的；②胎儿有严重缺陷的；③因患严重疾病，继续妊娠可能危及孕妇生命安全或者严重危害孕妇健康的。需施行终止妊娠或者结扎手术，应当经本人同意，并签署意见；本人无行为能力的，应当经其监护人同意，并签署意见。依法施行终止妊娠或者结扎手术的，接受免费服务。

（五）住院分娩

国家提倡住院分娩。医疗保健机构应当按照国务院卫生行政部门制定的技术操作规范，实施消毒接生和新生儿复苏，预防产伤及产后出血等产科并发症，降低孕产妇及围产儿发病率、死亡率。没有条件住院分娩的，应当由经县级地方人民政府卫生行政部门许可并取得家庭接生员技术证书的人员接生。高危孕妇应当在医疗保健机构住院分娩。

（六）新生儿出生医学证明

医疗保健机构和从事家庭接生的人员按照国务院卫生行政部门的规定，出具统一制发的新生儿出生医学证明；有产妇和婴儿死亡以及新生儿出生缺陷情况的，应当向卫生行政部门报告。"出生医学证明"是新生儿申报户口的证明。

（七）严禁非医学需要的性别鉴定

《母婴保健法》规定，严禁采用技术手段对胎儿进行性别鉴定，但医学上确有需要的除外。对怀疑胎儿可能为伴性遗传病，需要进行性别鉴定的，由省级卫生行政部门指定的医疗保健机构按照国务院卫生行政部门的规定进行鉴定。

四、医学技术鉴定

（一）医学技术鉴定的概念

母婴保健医学技术鉴定，是指接受母婴保健服务的公民或者提供母婴保健服务的医疗保健机构，对婚前医学检查、遗传病诊断、产前诊断的结果或医学技术鉴定结论持有异议所进行的医学技术鉴定。母婴保健医学技术鉴定工作必须坚持实事求是，尊重科学，公正鉴定，保守秘密的原则。

（二）医学技术鉴定组织

根据《母婴保健医学技术鉴定管理办法》规定，县级以上地方人民政府可以设立母婴保健医学技术鉴定委员会，负责对本行政区域内有异议的婚前医学检查、遗传病诊断、产前诊断结果和有异议的下一级医学技术鉴定结论进行医学技术鉴定。母婴保健医学技术鉴定委员会分为省、市、县三级。

医学技术鉴定委员会应当由妇产科、儿科、妇女保健、儿童保健、生殖保健、医学遗传、神经病学、精神病学、传染病学等医学专家组成。从事医学技术鉴定的人员，必须由具有以下条件的人员担任：①具有认真负责的精神和良好的医德风尚；②具有丰富医疗保健实践经验和相关学科理论知识；③县级应具有主治医师以上的专业技术职务；市级应具有副主任以上的专业技术职务；省级应具有主任或教授技术职务。医学技术鉴定委员会的组成人员，由卫生行政部门提名，同级人民政府聘任，组成人员任期 4 年，可以连任。

（三）医学技术鉴定的程序

公民对许可的医疗保健机构出具的婚前医学检查、遗传病诊断、产前诊断结果持有异议的，可在接到诊断结果证明之日起 15 日内，向当地医学技术鉴定委员会办事机构提出书面申请，同时填写《母婴保健医学技术鉴定申请表》，提供与鉴定有关的材料。医学技术鉴定委员会应当在接到《母婴保健医学技术鉴定申请表》之日起 30 日内作出医学技术鉴定结论，如有特殊情况，最长不得超过 90 日。如鉴定有困难，可向上一级医学技术鉴定委员会提出鉴定申请，上级鉴定委员会在接到鉴定申请后 30 日内作出鉴定结论。如省级技术鉴定有困难，可转至有条件的医疗保健机构进行检查确诊，出具检测报告，由省级医学技术鉴定委员会作出鉴定结论。

医学技术鉴定委员会进行医学技术鉴定时必须有 5 个以上相关专业医学技术鉴定委员会成员参加。参加鉴定人员中与当事人有利害关系的，应当回避。医学技术鉴定委员会成员在发表鉴定意见前，可以要求当事人及有关人员到会陈述理由和事实经过，当事人应当如实回答提出的询问。当事人无正当理由不到会的，鉴定仍可照常进行。医学技术鉴定会员会成员发表医学技术鉴定意见时，当事人应当回避。鉴定委员会成员应当在鉴定结论上署名；不同意见应当如实记录。鉴定委员会根据鉴定结论向当事人出具鉴定意见书。当事人对鉴定结论有异议的，可在接到《母婴保健医学技术鉴定证明》之日起 15 日内向上一级医学技术鉴定委员会申请重新鉴定。省级医学技术鉴定委员会的医学技术鉴定结论为最终鉴定结论。

五、医疗保健机构管理

医疗保健机构，是指依据《母婴保健法》开展母婴保健业务的各级妇幼保健机构以及其他开展母婴保健技术服务的机构。医疗保健机构依法开展婚前医学检查、遗传病诊断、产前诊断以及施行结扎手术和终止妊娠手术的，必须符合国务院卫生行政部门规定的条件和技术标准，并经县级以上地方人民政府卫生行政部门许可，包括：①医疗保健机构开展婚前医学检查，应当具备以下条件：分别设置专用的男、女婚前检查室，配备常规检查和专科检查设备；设置婚前生殖健康宣传教育室；具有符合条件的男、女婚前医学检查的执业医师。并经设区的市级以上卫生行政部门审批，取得"母婴保健技术服务执业许可证"。②婚前医学检查、施行结扎手术和终止妊娠手术的人员以及从事家庭接生的人员，必须经过县级以上地方人民政府卫生行政部门的考核，并取得相应的合格证书。③医疗保健机构开展遗传病诊断和产前诊断，必须经省级卫生行政部门审批，取得"母婴保健技术服务执业许可证"。"母婴保健技术服务执业许可证"的有效期为3年，期满后继续开展母婴保健技术服务的，由原发证机关重新审核认可。

六、母婴保健监督管理

（一）国务院卫生行政部门及其职责

《母婴保健法》规定，卫生部主管全国母婴保健工作，其他有关部门在各自职责范围内，配合卫生行政部门做好母婴保健工作。其主要职责是：①执行《母婴保健法》及其实施办法；②制定《母婴保健法》配套规章及技术规范，并负责解释；③按照分级分类指导原则制定全国母婴保健工作发展规划和实施步骤；④组织推广母婴保健适宜技术并进行评价；⑤对母婴保健工作进行监督管理。

（二）县级以上卫生行政部门及其职责

县级以上地方人民政府卫生行政部门负责管理本辖区内母婴保健工作，并实施监督。其主要职责是：①依照《母婴保健法》及其实施办法以及国务院卫生行政部门规定的条件和技术标准，对从事母婴保健工作的机构和人员实施许可，并核发相应的许可证书；②对《母婴保健法》及其实施办法的执行情况进行监督检查；③对违反《母婴保健法》及其实施办法的行为，依法给予行政处罚；④负责母婴保健工作监督管理的其他事项。

七、法律责任

（一）行政责任

医疗保健机构或者人员未取得母婴保健技术许可，擅自从事婚前医学检查、遗传病诊断、产前诊断、终止妊娠手术和医学技术鉴定或者出具有关医学证明的，由卫生行政部门给予警告，责令停止违法行为，没收违法所得；违法所得5000元以上的，并处违法所得3倍以上5倍以下的罚款；没有违法所得或者违法所得不足5000元的，并处5000元以上2万元以下的罚款。

从事母婴保健技术服务的人员出具虚假医学证明文件的，依法给予行政处分；有下列情形之一的，由原发证部门撤销相应的母婴保健技术执业资格或者医师执业证书：①因延误诊治，造成严重后果的；②给当事人身心健康造成严重后果；③造成其他严重后果的。

违反《母婴保健法》规定进行胎儿性别鉴定的，由卫生行政部门给予警告，责令停止违法行为；对医疗保健机构直接负责的主管人员和其他直接责任人员，依法给予行政处分。进行胎儿性别鉴定2次以上的或者以营利为目的进行胎儿性别鉴定的，由原发证机关撤销相应的母婴保健技术执业资格或者医师执业证书。

（二）民事责任

母婴保健工作人员在诊疗护理过程中，因诊疗护理过失，造成病员死亡、残疾、组织器官损伤导致功能障碍的，应根据《医疗事故处理条例》的有关规定，承担相应的民事责任。

（三）刑事责任

根据《母婴保健法》规定，取得相应合格证书从事母婴保健的工作人员由于严重不负责任，造成就诊人死亡或者严重损害就诊人身体健康的，依照《刑法》第三三五条医疗事故罪追究刑事责任。

未取得国家颁布的有关合格证书，施行终止妊娠手术或者采取其他方法终止妊娠的，致人死亡、残疾、丧失或者基本丧失劳动能力的，依照刑法第三三六条的有关规定追究刑事责任；未取得医生执业资格的人擅自为他人进行节育复通手术、假节育手术、终止妊娠手术或者摘取宫内节育器，情节严重的，处 3 年以下有期徒刑、拘役或者管制，并处或者单处罚金；严重损害就诊人身体健康的，处 3 年以上 10 年以下有期徒刑，并处罚金；造成就诊人死亡的，处 10 年以上有期徒刑，并处罚金。

第五节　计划生育法律制度

一、概述

（一）计划生育法的概念

人口与计划生育法是调整实现人口与经济、社会、资源、环境的协调发展，保障公民计划生育的合法权益，促进家庭幸福、民族繁荣与社会进步活动中产生的各种社会关系的法律规范的总称。人口与计划生育法的调整对象，包括人口发展规划的制定和实施，公民生育权的行使，计划生育管理和技术服务。实行计划生育是国家的基本国策。

（二）计划生育法的立法

为了实现人口与经济、社会、资源、环境的协调发展，保障公民计划生育的合法权益，促进家庭幸福、民族繁荣与社会进步，2001 年 12 月 29 日，第九届全国人大常委会第 25 次会议通过了《中华人民共和国人口与计划生育法》（以下简称《人口与计划生育法》），自 2002 年 9 月 1 日起施行。2002 年 8 月 2 日，国务院发布了《社会扶养费征收管理办法》。全国各省区市和军队先后完成了地方人口和计划生育条例的修订或制定工作。国家人口计生委根据实际工作的需要，制定了《计划生育技术服务管理条例实施细则》、《计划生育技术服务机构执业管理办法》《流动人口计划生育管理和服务工作若干规定》、《计划生育药具工作管理办法（试行）》等规章；卫生部制定了《女性节育手术并发症诊断标准》、《男性节育手术并发症诊断标准》等规章。上述法律、法规和规章的制定实施，使人口计生工作进入依法管理、依法行政的阶段。我国政府在制定和实施人口与计划生育法律的实践中，还坚持从本国的实际情况出发，充分考虑和遵守国际机构和组织制定的有关人口、计划生育的原则和各项规定，以确立体现公民权利和义务的统一、个人利益和社会利益的统一，反映人民根本利益和各项权益的方针、政策及措施、方法，并使之随着实际情况的变化不断完善，以解决好中国的人口问题。目前，我国已加入 17 个国际人权公约，其中涉及人口与计划生育的主要有：《消除对妇女一切形式歧视公约》、《儿童权利公约》、《经济、社会和文化权利国际公约》等。

二、计划生育技术服务管理

（一）计划生育技术服务内容

1. 计划生育技术指导、咨询

计划生育技术指导、咨询主要包括下列内容：①生殖健康科普宣传、教育、咨询；②提供避孕药具及相关的指导、咨询、随访；③对已经施行避孕、节育手术和输卵（精）管复通手术的，提供相关的咨询、随访。

2. 临床医疗服务

县级以上城市从事计划生育服务的机构可以在批准的范围内开展下列与计划生育有关的临床医疗服务：①避孕和节育的医学检查。②计划生育手术并发症和计划生育药具不良反应的诊断、治疗。③施行避孕、节育手术和输卵（精）管复通手术。开展围绕生育、节育、不育的其他生殖保健项目。④具体项目由国务院计划生育行政部门、卫生行政部门共同规定。

乡级计划生育技术服务机构可以在批准的范围内开展下列计划生育技术服务项目：①放置宫内节育器；②取出宫内节育器；③输卵（精）管结扎术；④早期人工终止妊娠术。

3. 计划生育技术服务质量控制

计划生育技术服务机构应当：①向公民提供的计划生育技术服务和药具应当安全、有效，符合国家规定的质量技术标准；②从事计划生育技术服务的机构施行避孕、节育手术、特殊检查或者特殊治疗时，应当征得受术者本人同意，并保证受术者的安全；③任何机构和个人不得进行非医学需要的胎儿性别鉴定或者选择性别的人工终止妊娠。

（二）计划生育技术服务机构和人员

1. 计划生育技术服务机构

从事计划生育技术服务的机构包括计划生育技术服务机构和从事计

划生育技术服务的医疗、保健机构。这些机构应当在各自的职责范围内，针对育龄人群开展人口与计划生育基础知识宣传教育，对已婚育龄妇女开展孕情检查、随访服务工作，承担计划生育、生殖健康的咨询、指导和技术服务。

（1）计划生育技术服务机构的审批。从事计划生育技术服务的机构，必须符合国务院计划生育行政部门规定的设置标准。设立计划生育技术服务机构，由设区的市级以上地方人民政府计划生育行政部门批准，发给"计划生育技术服务机构执业许可证"，并注明开展服务的项目。从事计划生育技术服务的医疗、保健机构，由县级以上地方人民政府卫生行政部门审查批准，在其"医疗机构执业许可证"上注明开展服务的项目，并向同级计划生育行政部门通报。

乡、镇已有医疗机构的，不再新设立计划生育技术服务机构；但是，医疗机构内必须设有计划生育技术服务科（室），专门从事计划生育技术服务工作。乡、镇既有医疗机构，又有计划生育技术服务机构的，各自在批准的范围内开展计划生育技术服务工作。乡、镇没有医疗机构，需要设立计划生育技术服务机构的，从严审批。

乡级计划生育技术服务机构申请开展《计划生育技术服务管理条例》规定的项目，应当具备下列条件，并向所在地设区的市级人民政府计划生育行政部门提出申请：①具有1名以上执业医师或者执业助理医师；其中，申请开展输卵（精）管结扎术、早期人工终止妊娠术的，必须具备1名以上执业医师；②具有与申请开展的项目相适应的闻诊设备；③具有与申请开展的项目相适应的抢救设施、设备、药品和能力，并具有转诊条件；④具有保证技术服务安全和服务质量的管理制度；⑤符合与申请开展的项目有关的技术标准和条件。

（2）从事产前诊断和使用辅助生育技术的审批。计划生育技术服务机构从事产前诊断的，应当经省级人民政府计划生育行政部门同意后，由同级卫生行政部门审查批准，并报国务院有关部门备案；从事计划生育技术服务的机构使用辅助生育技术治疗不育症的，由省级以上人民政府卫生行政部门审查批准，并向同级计划生育行政部门通报。

（3）计划生育技术服务机构执业。《计划生育技术服务管理条例》规定，从事计划生育技术服务的机构应当按照批准的业务范围和服务项目执业，并遵守有关法律、行政法规和国务院卫生行政部门制定的医疗技术常规和抢救与转诊制度。

2. 计划生育技术服务人员

计划生育技术服务人员中从事与计划生育有关的临床服务人员，应当依法分别取得执业医师、执业助理医师、乡村医师或者护士的资格，并在依法设立的计划生育技术服务机构中执业。在计划生育技术服务机构中执业的执业医师、执业助理医师应当依法向所在地县级以上地方人民政府卫生行政部门申请注册。

《计划生育技术服务管理条例》规定，个体医疗机构不得从事计划生育手术。

三、法律责任

（一）非法施行计划生育手术的法律责任

违反《人口与计划生育法》规定，有下列行为之一的，由计划生育行政部门或者卫生行政部门依据职责令改正，给予警告，没收违法所得；违反所得1万元以上的，处违法所得2倍以上6倍以下的罚款；没有违法所得或者违法所得不足1万元的，处1万元以上3万元以下的罚款；情节严重的，由原发证机关吊销执业证书；构成犯罪的，依法追究刑事责任：①非法为他人施行计划生育手术的；②利用超声技术和其他技术手段为他人进行非医学需要的胎儿性别鉴定或者选择性别的人工终止妊娠的；③实施假节育手术、进行假医学鉴定、出具假计划生育证明的。

《刑法》第三三六条规定，未取得医生执业资格的人擅自为他人进行节育复通手术、假节育手术、终止妊娠手术或者摘取宫内节育器，情节严重的，处3年以下有期徒刑、拘役或者管制，并处或者单处罚金；严重损害就诊人身体健康的，处3年以上10年以下有期徒刑，并处罚金；造成就诊人死亡的，处10年以上有期徒刑，并处罚金。

（二）伪造、变造、买卖计划生育证明的法律责任

《人口与计划生育法》规定，伪造、变造、买卖计划生育证明，由计划生育行政部门没收违法所得，违法所得5000元以上的，处违法所得2倍以上10倍以下的罚款；没有违法所得或者违法所得不足5000元的，处5000元以上2万元以下的罚款；构成犯罪的依法追究刑事责任。以上不正当手段取得计划生育证明的，由计划生育行政部门取消其计划生育证明；出具证明的单位有过错的，对直接负责的主管人员和其他直接责任人员依法给予行政处分。

（三）国家工作人员违法失职行为的法律责任

《人口与计划生育法》规定，国家机关工作人员在计划生育工作中，有下列行为之一，尚不构成犯罪的，依法给予行政处分；有违法所得的，没收违法所得：①侵犯公民人身权，财产权和其他合法权益的；②滥用职权、玩忽职守、徇私舞弊的；③索取、收受贿赂的；④截留、克扣、挪用、贪污计划生育经费或者社会抚养费的；⑤虚报、瞒报、伪造、篡改或者拒报人口与计划生育统计数据的。

（四）相关部门和组织不履行规定义务的法律责任

相关部门和组织违反人口与计划生育法律法规，不履行协助计划生育管理义务的，由有关地方人民政府责令改正，并给予通报批评；对直接负责的主管人员和其他直接责任人员依法给予行政处分。

（五）违反生育政策的法律责任

《人口与计划生育法》规定，违反生育政策生育子女的公民，应当依法缴纳社会抚养费；未在规定的期限内足额缴纳应当缴纳的社会抚养费的，自欠缴之日起，按照国家有关规定加收滞纳金；仍不缴纳的，由作出征收决定的计划生育行政部门依法向人民法院申请强制执行。按照规定缴纳社会抚养费的人员，是国家工作人员的，还应当依法给予行政处分；其他人员还应当由其所在单位或者组织给予纪律处分。

（六）拒绝、阻碍依法执行公务的法律责任

《人口与计划生育法》规定，拒绝、阻碍计划生育行政部门及其工作人员依法执行公务的，由计划生育行政部门给予批评教育予以制止的；构成违反治安管理行为的，依法给予治安管理处罚。

（七）计划生育技术服务人员违章操作的法律责任

计划生育技术服务人员违章操作或者延误抢救、诊治，造成严重后果的，依据《执业医师法》、《母婴保健法》、《母婴保健法实施法》、《计划生育技术服务管理条例》、《医疗事故处理条例》等有关法律、行政法律的规定承担相应的法律责任。

第六节　医疗器械监督管理法律制度

一、概述

（一）医疗器械的概念

医疗器械，是指单独或者组合使用于人体的仪器、设备、器具、材料或者其他物品，包括所需要的软件。

（二）医疗器械监督管理立法

新中国成立初期，主要由地方卫生、商业部门或医药公司负责医疗器械的监督管理。从 1953 年开始全国统一归口管理，曾经先后由轻工业部、化学工业部、一机部、卫生部、国家医药管理局管理。上述各部、局在主管期间对医疗器械管理工作很重视，制订了一系列医疗器械管理的规范性文件和标准。1998 年国务院机构改革后，医疗器械由国家药品监督管理局管理；2003 年由国家食品药品监督管理局管理。为了加强对医疗器械的监督管理，保证医疗器械的安全、有效，保障人体健康和生命安全，国务院于 2000 年 1 月 4 日发布了《医疗器械监督管理条例》，自同年 4 月 1 日起施行。这是我国第一部关于医疗器械监督管理的行政法规，适用于在我国境内从事医疗器械的研制、生产、经营、使用、监督管理的单位或者个人，标志着我国医疗器械进入了依法监督管理的新阶段。国家药品监督管理局（国家食品药品监督管理局）根据《医疗器械监督管理条例》相继发布了一系列规章，使医疗器械监督管

理法律制度逐步完善。

(三) 医疗器械的分类

《医疗器械监督管理条例》规定，国家对医疗器械实行分类管理。实行医疗器械分类的目的是为了区别医疗器械产品设计的不同预期目的、不同的技术结构、不同的作用方式，并使之能够列入不同的管理要求，保证医疗器械使用的安全有效。因此，对医疗器械的分类，实际上是针对医疗器械产品的使用风险，即导致人体受伤害的危险发生的可能性及伤害的严重程度进行分类。

第一类：是指通过常规管理足以保证其安全性、有效性的医疗器械。

第二类：是指对其安全性、有效性必须严格控制的医疗器械。

第三类：是指植入人体；用于支持、维持生命；对人体具有潜在危险，对其安全性、有效性必须严格控制的医疗器械。

二、医疗器械使用管理

《医疗器械监督管理条例》规定，医疗机构应当从取得"医疗器械生产企业许可证"的生产企业或取得"医疗器械经营企业许可证"的经营企业购进合格的医疗器械，并检验产品合格证明；不得使用未经注册、无合格证明、过期、失效或者淘汰的医疗器械。医疗机构对一次性使用的医疗器械不得重复使用；使用过的，应当按照国家有关规定销毁，并做记录。

三、一次性使用无菌医疗器械管理

一次性使用无菌医疗器械，是指无菌、无热源、经检验合格，在有效期内一次性直接使用的医疗器械。

《一次性使用无菌医疗器械管理办法》规定，生产无菌器械应执行国务院药品监督管理部门颁布的《无菌医疗器具生产管理规范》及无菌器械的生产实施细则。无菌器械必须严格按标准进行检验，未经检验或检验不合格的不得出厂。

经营企业应具有与其经营无菌器械相适应的营业场地和仓库；建立无菌器械质量跟踪制度，做到从采购到销售能追查到每批产品的质量情况；保存完整的无菌器械购销记录和有效证件，到产品有效期满后2年。

医疗机构应建立无菌器械采购、验收制度，严格执行并做好记录；建立无菌器械使用后销毁制度，使用过的无菌器械必须按规定销毁，零部件不再具有使用功能，经消毒无害化处理，做好记录；不得重复使用无菌器械；发现不合格无菌器械，应立即停止使用、封存，并及时报告所在地药品监督管理部门，不得擅自处理。

四、法律责任

（一）行政责任

行政责任包括：①未取得医疗器械产品生产注册证书进行生产的，责令停止生产、没收违法生产的产品和违法所得，并处罚款；情节严重的，由省级药品监督管理部门吊销生产企业许可证；②未取得医疗器械生产企业许可证生产第二类、第三类医疗器械的，责令停止生产、没收违法生产的产品和违法所得，并处罚款；③生产不符合医疗器械国家标准或者行业标准的医疗器械的，予以警告、责令停止生产、没收违法生产的产品和违法所得，并处罚款；情节严重的，由原发证部门吊销产品生产注册证书；④经营无产品注册证书、无合格证明，过期、失效、淘汰的医疗器械的，或者从无医疗器械生产企业许可证、经营企业许可证的企业购进医疗器械的，责令停止经营、没收违法经营的产品和违法所得，并处罚款；情节严重的，由原发证部门吊销经营企业许可证；⑤未取得医疗器械经营企业许可证经营第二类、第三类医疗器械的，责令停止经营、没收违法经营的产品和违法所得，并处罚款；⑥注册申报时，提供虚假证明、文件资料、样品，或者采取其他欺骗手段，骗取医疗器械产品注册证书的，则原发证部门吊销产品注册证书，年内不受理其产品注册申请，并处罚款；对已经生产的，没收违法生产的产品和违法所得，并处罚款；⑦医疗机构使用无产品注册证书、无合格证明、过期、失效、淘汰的医疗器械的，或者从无医疗器械生产企业许可证、经营企业许可证的企业购进医疗器械的，责令改正，给予警告，没收违法使用的产品和违法所得，并处罚款；对主管人员和其他直接责任人员给予纪律处分；⑧医疗机构重复使用一次性使用的医疗器械，或者对应当销毁未进行销毁的，责令改正，给予警告、罚款；对主管人员和其他直接责任人员给予纪律处分；承担医疗器械临床试用或临床验证的医疗机构提供虚假报告的，由省级以上人民政府药品监督管理部门责令改正，给予警告、罚款；情节严重的，撤销其临床试用或临床验证资格；对主管人员和其他直接责任人员给予纪律处分；⑩医疗器械检测机构及其人员从事或参与同检测有关的医疗器械的研制、生产、经营、技术咨询的，或出具虚假检测报告的，由省级以上人民政府药品监督管理部门责令改正，给予警告、罚款；情节严重的，由国家监督管理部门撤销其检测资格；对主管人员和其他直接现任人员给予纪律处分。

（二）刑事责任

《医疗器械监督管理条例》规定，违反医疗器械监督管理条例有关规定，构成犯罪的，依法追究刑事责任。医疗器械监督管理人员滥用职权、徇私舞弊、玩忽职守，构成犯罪的，依法追究刑事责任；尚不构成犯罪的，依法给予行政处分。

《刑法》第一四五条规定，生产不符合保障人体健康的国家标准、行业标准的医疗器械、医用卫生材料，或者销售明知是不符合保障人体健康的国家标准、行业标准的医疗器械、医用卫生材料，对人体健康造成严重危害的，处 5 年以下有期徒刑，并处销售金额 50% 以上 2 倍以下罚金；后果特别严重的，处 5 年以上 10 年以下有期徒刑，并处销售金额 50% 以上 2 倍以下罚金；其中情节特别恶劣的，处 10 年以上有期徒刑或者无期徒刑，并处销售金额 50% 以上 2 倍以下罚金或者没收财产。

第七节　红十字会法律制度

一、概述

（一）《红十字会法》的概念

《红十字会法》是调整保护人的生命和健康，发扬人道主义精神，促进和平进步事业，保障红十字会依法履行职责活动中产生的各种社会关系的法律规范的总称。

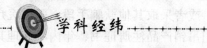

学科经纬

国际红十字会

19 世纪中叶，瑞士人亨利·杜南开创了以人道、博爱、和平、进步为宗旨的国际红十字运动。1863 年 10 月由瑞士发起在日内瓦召开了有欧洲 16 个国家代表参加的首次外交会议，并一致通过了《红十字决议》。为表示对瑞士的敬意，会议将标志定为"白底红十字"。1864 年 8 月上述国家又签订了《改善战地陆军伤员境遇之日内瓦公约》，被各国相继所承认，成为最早的红十字会法。1949 年 8 月签订的日内瓦四公约，即《改善战地武装部队伤者病者境遇之日内瓦公约》、《改善海上武装部队伤者病者及遇难船员境遇之日内瓦公约》、《关于战俘待遇之日内瓦公约》和《关于战时保护平民之日内瓦公约》及其附加议定书《关于保护国际性武装冲突受难者的附加议定书》、《关于保护非国际性武装冲突受难者的附加议定书》，进一步确认了红十字会运动的原则和精神，成为红十字会运动的国际法准则。1986 年在日内瓦召开的第 25 届红十字国际会议上通过了《国际红十字会和红新月运动章程》，将国际红十字运动改称为国际红十字和红新月运动。现在，国际红十字会（IRC）是世界上三大国际组织之一，由红十字国际委员会、红十字会与红新月会国际联合会、各国红十字会和红新月会组成，有成员国 170 多个。国际红十字会的主要活动是讨论有关日内瓦公约问题，促进和维护世界和平，如红十字与和平、红十字与裁军、禁止使用大规模毁灭性

武器等。1965 年，第 20 届红十字国际大会正式通过了国际红十字
与红新月运动人道、公正、中立、独立、志愿服务、统一和普遍的
7 项基本原则。

（二）中国红十字会

中国红十字会是一个具有广泛群众基础的国际性人道主义救助和社
会服务团体，是国际红十字会组织的重要成员。中国红十字会于 1904
年 3 月 10 日在上海创立，当时叫"万国红十字会上海支会"。1907 年改
称"大清红十字会"，1911 年改名为"中国红十字会"。1912 年被接纳
为国际红十字会会员国。1919 年 7 月 18 日又正式加入红十字和红新月
会联盟。1928 年中国红十字会改名为"中华民国红十字会"。新中国成
立后，中国红十字会在政府的关怀下，于 1950 年进行了改组，1952 年，
第 18 届国际红十字大会承认中国红十字会是中国唯一合法的全国性红
十字会。1978 年中国红十字会经国务院批准，开始恢复国内工作，并随
着国家改革开放的推进而迅速发展。为了更好地开展红十字运动，促进
和平进步事业，发扬人道主义精神，保障中国红十字会依法履行职责，
1993 年 10 月 31 日，第八届全国人大常委会第 4 次会议通过了《中华人
民共和国红十字会法》，并自公布之日起实施。这是国家首次以法律形
式确认了红十字会的宗旨、性质、地位、作用、职责等一系列重大问
题。1996 年 1 月 29 日，国务院、中央军事委员会发布了《中华人民共
和国红十字标志使用办法》。《红十字会法》及其他相关法规的颁布实
施，使中国红十字运动步入法制化建设的轨道。一百多年来，中国红十
字会奉行国际红十字人道主义理念，不断发扬光大"人道、博爱、奉
献"的红十字精神，无论是在战时、灾时，还是在平时，始终不分种
族、民族，不分宗教、信仰，致力于"改善最易受损害群体情况"。特
别是新中国成立后，在党和政府的关心支持下，中国红十字会得到了前
所未有的发展，在开展人道主义救助、救护、救援等方面做了大量卓有
成效的工作，以其突出的业绩和奉献，在国内外赢得了广泛的赞誉。

二、红十字会的职责

《红十字会法》规定，红十字会履行下列职责：①开展救灾的准备
工作；在自然灾害和突发事件中，对伤患者和其他受害者进行救助。
②普及卫生救护和防病知识，进行初级卫生救护培训，组织群众参加现
场救护；参与输血献血工作，推动无偿献血；开展其他人道主义服务活
动。③开展红十字青少年活动。④参加国际人道主义救援工作。⑤宣传
国际红十字和红新月运动的基本原则和日内瓦公约及其附加议定书。
⑥依照国际红十字和红新月运动的基本原则，完成人民政府委托事宜。
⑦依照日内瓦公约及其附加议定书的有关规定开展工作。

《红十字会法》还规定，红十字会有权处分其接受的救助物资；在处分捐赠款时，应当尊重捐赠者的意愿。在自然灾害和突发事件中，执行救助任务并标有红十字标志的人员，物资和交通工具有优先通行的权利，任何组织和个人不得拒绝、阻碍红十字会工作人员依法履行职责。

三、法律责任

（一）阻碍红十字会工作人员履行职责的法律责任

《红十字会法》规定，任何组织和个人不得拒绝、阻碍红十字会工作人员依法履行职责。在自然灾害和突发事件中，以暴力、威胁方法阻碍红十字会工作人员依法履行职责的，比照《刑法》第一五七条的规定追究刑事责任；阻碍红十字会工作人员依法履行职责未使用暴力、威胁方法的，比照治安管理处罚的有关规定处罚。

《刑法》第二二七条规定，在自然灾害和突发事件中，以暴力、威胁方法阻碍红十字会工作人员依法履行职责的，构成妨碍公务罪，处3年以下有期徒刑、拘役、管制或者罚金。

（二）违反红十字标志使用办法的法律责任

禁止滥用红十字标志。对违反红十字标志使用办法，有下列情形之一的，红十字会有权予以劝阻，并要求其停止使用；拒绝停止使用的，红十字会可以提请人民政府按照有关法律、法规的规定予以处理：①红十字会的工作人员、会员、红十字会青少年会员以外的人员使用标明性红十字标志的；②非红十字会使用的建筑物及其他场所使用标明性红十字标志的；③非红十字会的医疗机构使用标明性红十字会标志的；④不属于红十字会的物品、运输工具等使用标明性红十字标志的；⑤有违反红十字标志使用办法规定使用红十字标志的其他情形的。

违反红十字标志使用办法关于红十字标志的禁止使用规定，擅自使用红十字标志的，由县级以上人民政府责令停止使用，没收非法所得，并处1万元以下的罚款。

武装力量中的组织和人员有违反红十字会标志使用办法规定行为的，由军队有关部门处理。

第八节　初级卫生保健法律制度

一、概述

（一）初级卫生保健法的概念

初级卫生保健法是调整基层卫生服务活动中产生的各种社会关系的法律规范的总称。

初级卫生保健（primary health care，PHC），是指人群最先接触到的最基本的、人人能够得到的、体现社会平等权利的、人民群众和政府都能负担得起的第一线的卫生保健服务。

（二）初级卫生保健法制建设

作为 WHO 的发起国和主要成员国之一，我国政府于 1986 年明确表示了对 WHO 倡导的："人人享有卫生保健"全球战略目标的承诺，并与 WHO 合作，引进和完善初级卫生保健的理论和技术，推动了我国初级卫生保健工作的深入发展。

在农村初级卫生保健方面，国家有关部委制定了《我国农村实现"2000 年人人享有卫生保健"的规划目标》、《初级卫生保健工作管理程序》、《关于农村卫生改革与发展的指导意见》、《中国农村初级卫生保健发展纲要（2001–2010 年）》。2002 年 10 月，中共中央、国务院作出《关于进一步加强农村卫生工作的决定》。2003 年 1 月，国务院转发卫生部、财务部、农业部《关于建立新型农村合作医疗制度的意见》。2006 年 1 月，卫生部等部委发出《关于加快推进新型农村合作医疗试点工作的通知》；2006 年 8 月，卫生部、国家中医药管理局、国家发展和改革委员会、财政部制定了《农村卫生服务体系建设与发展规划》。

在城市社区卫生服务方面，国家有关部委制定了《关于开展区域卫生规划工作的指导意见》、《关于城镇医药卫生体制改革的指导意见》、《关于发展城市社区卫生服务的若干意见》等。2002 年，卫生部等部委联合发布了《关于加快发展城市社区卫生服务的意见》。2006 年 2 月，国务院发出《关于发展城市社区卫生服务的指导意见》。随后，卫生部等有关部委下发了《关于加强城市社区卫生服务人才队伍建设的指导意见》、《城市社区卫生服务机构设置和编制标准指导意见》、《城市社区卫生服务机构管理办法（试行）》、《关于印发城市社区卫生服务中心、站基本标准的通知》、《关于印发公立医院支援社区卫生服务工作意见的通知》、《关于城市社区服务补助政策的意见》、《关于加强城市社区卫生服务机构医疗服务和药品价格管理意见的通知》、《关于在城市社区卫生服务中充分发挥中医药作用的意见》、《关于促进医疗保险参保人员充分利用社区卫生服务的指导意见》等配套文件。

二、初级卫生保健的基本原则和内容

（一）初级卫生保健的基本原则

为了使每个人都有权享受卫生保健，初级卫生保健实行下列基本原则：①合理布局，平等合理分配卫生资源，保证人们接受卫生服务的机会均等，不能忽视乡村和城郊居民；②社会参与，社区主动参与有关本地区卫生保健的决策及部门的协调行动至关重要；③预防为主，卫生保健的主要任务是预防和保健，为增进健康服务，而不仅是治疗工作；④适宜技术，卫生保健采用的不是尖端技术，而是科学上可靠、社会能接受和适用、经济上能够负担的技术；⑤综合利用，卫生服务仅仅是所有保健工作的一部分，它与营养、教育、饮水供应、住房等同属于人类生活中最基本的和最低的需要。

（二）初级卫生保健的内容

根据《阿拉木图宣言》，初级卫生保健内容包括四个方面、八项要素。

初级卫生保健内容的四个方面是：①促进健康，包括健康教育、环境保护、合理营养、饮用卫生安全水、改善卫生措施、开展体育锻炼、促进心理卫生、养成健康生活方式等；②预防保健，在研究社会人群健康与疾病的客观规律，以及它们和人群所处的内外环境卫生、人类社会活动的相互关系的基础上，采取有效的措施，预防疾病的发生、发展和流行；③合理医疗，包括早期发现，及时提供医疗服务和有效使用药品，以免疾病发展与恶化，促进早日好转痊愈，防止带菌（虫）和向恶性发展；④社区康复，对已丧失正常功能或功能上有缺陷的病残者，要通过医学的、教育的、职业的和社会的措施，尽量恢复其功能，使他们重新获得生活、学习和参加社会活动的能力。

初级卫生保健内容的八项要素是：①针对当前主要卫生问题以及预防和控制方法，开展卫生宣传和健康教育；②改进食品供应，增进必要的营养；③提供充足的安全饮用水和基本的环境卫生设施；④开展妇幼卫生保健和计划生育；⑤积极防治传染病；⑥预防和控制地方病；⑦常见病和伤残的合理诊断与治疗；⑧保证基本药物的供应。

习　题

1. 药品监督管理机构及其管理职责是什么？
2. 什么是药品不良反应报告制度和药品召回制度？
3. 什么是食品卫生标准？我国食品卫生标准体系和管理有哪些规定？
4. 血站采供血的基本要求是什么？
5. 严禁采用技术手段对胎儿进行非医学需要的性别鉴定有哪些规定？
6. 医疗保健机构和母婴保健工作人员执业有哪些规定？
7. 计划生育技术服务的内容是什么？
8. 医疗器械使用管理有哪些规定？
9. 红十字会的性质和职责是什么？
10. 什么是初级卫生保健？

（袁金勇）

主要参考文献

［1］邱祥兴. 医学伦理学. 2 版. 北京：人民卫生出版社，2003

［2］沈明贤. 生命伦理学. 北京：高等教育出版社，2003

［3］何宪平. 护理伦理学. 北京：高等教育出版社，2003

［4］曹志平. 护理伦理学. 北京：人民卫生出版社，2004

［5］孙慕义. 医学伦理学. 北京：高等教育出版社，2004

［6］严丽丽. 护理伦理与法规. 郑州：河南科学技术出版社，2005

［7］张树峰. 医学伦理学. 北京：人民军医出版社，2007

［8］李怀珍. 护理伦理学. 北京：人民军医出版社，2008

［9］胡宜安. 现代生死学导论. 广州：广东高等教育出版社，2009

［10］宋文质，孙东东. 卫生法学. 北京：北京大学医学出版社，2002

［11］李建光. 卫生法律法规. 北京：人民卫生出版社，2004

［12］樊立华. 卫生法学. 北京：人民卫生出版社，2004

［13］赵同刚. 卫生法. 2 版. 北京：人民卫生出版社，2006

［14］张静. 卫生法学. 重庆：西南师范大学出版社，2008

［15］杨立新. 医疗损害责任研究. 北京：法律出版社，2009

［16］樊立华. 卫生法学概论. 2 版. 北京：人民卫生出版社，2009